# 事例から学ぶ
# アディクション・ナーシング
―― 依存症・虐待・摂食障害などがある人への看護ケア

松下年子・吉岡幸子・小倉邦子=編集

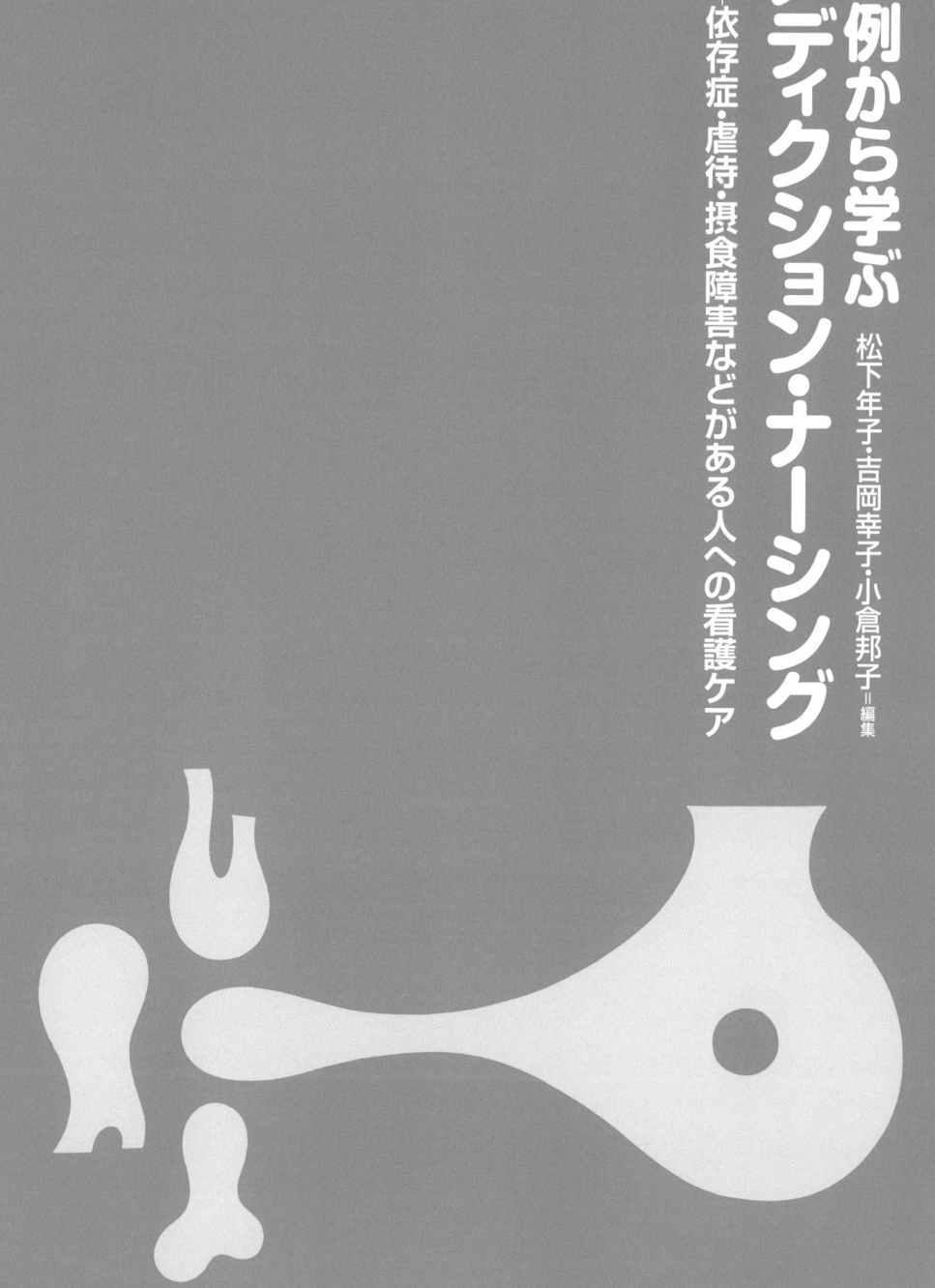

中央法規

# はじめに

　アディクション・ナーシング，つまりアディクション（嗜癖）看護は，従来社会問題視されてきたアルコール依存や薬物依存に加えて，近年さらに蔓延ないし顕在化してきたギャンブル依存や買い物依存，虐待問題や摂食障害，自傷行為などを抱えた人々に対する看護，またそれらを予防するための看護である。

　1950年代，WHOによってアルコール依存症が疾患であることが提唱されて以降，物質依存症は医学モデルの中で，どちらかというと急性期疾患としてアプローチされてきた。つまり，アルコールや薬物の解毒を目的とした急性期治療である。そしてその後は，断酒や断薬を究極の目標とした心理教育的アプローチと精神療法，セルフヘルプグループへの導入といった展開がなされてきた。しかし，最近は解毒後の断酒・断薬「継続」の段階に一層着眼した慢性疾患モデル，または生活習慣病モデルが適応されつつある。つまり，慢性疾患とそれによる支障を，生涯を通じてセルフ・コントロールしていくという発想である。したがって，それに向けての動機づけとコントロールを支えることが，急性期看護と同等にアディクション看護の主要テーマになってきた。また，ごくごく普通の大学生が薬物依存症に陥り，虐待の問題が日常的に報道される状況，女子学生の数パーセントが摂食問題を抱えているという現実等を考えると，精神保健の立場から看護職がアディクション問題に果たす役割もこれまで以上に大きい。

　そうした動向にあって，アディクション看護のあり方が今，少しずつ転換しようとしている。改めてアディクション看護の本質とその可能性を見極めることが必要といえるかもしれない。よりグローバルな視点からとらえたアディクション看護，すなわちより広い人々を対象に，より長期的展望のもとに展開されるアディクション看護でありたいし，嗜癖を抱えた人へのアプローチも，目標（回復）達成というよりはむしろ，よりよいコントロール状態を維持し続けるという発想（ハームリダクション）に基づいた看護であってもよいのかもしれない。いずれにせよ，いかなるアディクション観のもと

で，いかなる看護が実現できるかは，実際の現象や臨床，アディクションを抱えた人々の生の声に基づいて判断，再考されるべき内容であることは間違いない。

そこで本書では，アディクション（嗜癖）そのものについて，また，アディクション看護について概説した後に，臨床を含む多様な場面で看護職が出合うアディクション事例を豊富に用意した。また，事例ごとに看護のポイントを解説した。複数の事例を通じて，アディクション看護の可能性について読者の皆様にもご一考いただければ幸いである。なお，すべての事例は個人情報保護の観点から，必要に応じて，差し支えがない程度に改変している。以下に，本書の概要を章ごとにまとめる。

「第1章 アディクション」においては，アディクション（嗜癖）の概念について，嗜癖と似て非なる具体例との比較により説明した。物質嗜癖，行為（プロセス）嗜癖，対人関係嗜癖といったすべての嗜癖が，嗜癖「行動」という形でとらえられることから命名された「嗜癖行動障害」についても紹介した。また「心を病む人」が，時に社会病理や，時代が抱える精神病理を先取りすると指摘されるように，アディクションと文化，社会との関連は無視することができない。そこで，各嗜癖の歴史について時代背景を加味しながら振り返ってみた。嗜癖がいかに人間社会と密接した，時代が生み出す「人間らしい」病であるかをうかがい知ることができる。一方で，アルコール依存症が，かつて道徳モデルや触法モデルから脱却して医学モデルの「疾患」という市民権を得たように，脳科学の発展とともに，嗜癖は「脳の病」であることが多くのエビデンスをもって証明されてきた。嗜癖が疾患であることがさらに裏打ちされたわけであるが，それを踏まえつつ，嗜癖からの回復が何を意味するのかを述べた。また回復（リハビリテーション）施設の概要について，アディクション問題では日本の先を行くアメリカとの比較をもって論じた。

次に，「第2章 アディクション看護」ではまず，アディクション看護の定義と，アディクション問題に関してなぜ看護職の活躍が期待されるのかについて述べた。続いて，精神科のみならず，内科外来，救急外来，内科病棟，産科，小児科，外科・整形外科・形成外科，学校，行政機関，産業，看護教

育の場でそれぞれ遭遇することの多い嗜癖問題と，そうした問題を抱える人への看護について概説した。物質依存の解毒等に関しては，圧倒的に精神科看護師がかかわる割合が大きいと思う。しかし，嗜癖の予防や早期発見，早期介入（専門治療への橋渡し）にかかわるのは，また，アディクション看護が解毒後のコントロール支援を核とした看護にシフトしていく中，人生を通じた回復過程により頻回にかかわっていくのは，むしろ精神科以外の看護職なのではないだろうか。あらゆる領域の看護職にアディクション看護の知識・スキルの修得が求められているといえよう。さらに，嗜癖の根底に対人関係嗜癖がある限り，「援助職」と嗜癖の関連は永遠のテーマといえることから，看護職が陥りやすい嗜癖と共依存についても述べた。そして最後に，海外のアディクションの看護研究の中で，アディクション看護の可能性を示唆しているものを複数紹介した。

「第3章　さまざまな場面でのアディクション看護」では，タイトルの通り，多領域で働く看護職がそれぞれの場で遭遇した嗜癖者とのかかわりを紹介した。身体科の事例としては，外来でのアディクション看護の意義を示唆する，世代連鎖が明らかとなったアルコール依存症者の事例，アルコール・薬物依存症者の家族関係の修復を意図した，ICUでのアディクション看護の事例，内科病棟の看護師が直面しやすい，身体的回復に終着しがちなアルコール依存症看護の事例，DVから避難して産科で飛び込み出産した10代の女性の事例，小児科における，「代理によるミュンヒハウゼン症候群」の母親と子どもの児童虐待の事例などを取り上げた。

次に，地域の事例としては，飲酒問題を抱えた男子高校生に対する養護教諭の取り組み事例，（保健センター）保健師だからこそ早期発見と介入が可能となった，覚せい剤依存症の母親の事例，地域包括支援センター保健師による，加害者への支援を重視した高齢者虐待の事例，精神保健福祉センター保健師がギャンブル依存に陥った女性とその両親に，アディクション看護の視点から家族介入した事例，行政（高齢者福祉）保健師が取り組んだ高齢アルコール依存症者に対する支援事例，高齢者虐待問題に潜む対人関係依存の罠に陥ってしまった訪問看護師の事例，産業看護師が初期介入から回復まで寄り添い続けた，アルコール依存症の企業人の事例，摂食障害と対人関係の支障

を抱えた看護学生に対する，教員の取り組み事例などを取り上げた。

精神科の事例としては，薬物依存症専門病院での入院同意がない薬物乱用者の看護事例，アルコール依存症者本人ではなく，その妻の専門病院入院を通じてアプローチした看護事例，飲酒問題により家族からの支援を失ったアルコール依存症者を，長期入院を経て中間施設に橋渡しした事例，否認が生じやすい処方薬依存症者に対する，依存症専門病院での継続的なかかわり事例，依存症専門クリニックでの，うつ病とアルコール依存症の重複障害者に対する取り組み事例，連続飲酒発作から急性膵炎を起こし内科から専門病棟につながったアルコール依存症者の事例，薬物依存を抱えた看護師に対する看護管理者のアプローチ事例，摂食障害や薬物依存症など複数の嗜癖を呈した女性患者を，中間施設への入所や通所を通じて地域につなげた事例，薬物依存症から回復した精神科看護師が，ジレンマを抱えながら取り組んだ薬物依存症看護の事例を取り上げた。

そして最後に，「サバイバーの声」として，断酒し続けている精神科看護師に，自身の依存体験を踏まえてのアディクション看護観を述べてもらった。

以上であるが，こうして列挙してみると，改めてアディクション看護の領域の広さを痛感する。それだけ，アディクション看護の可能性と貢献度が大きいということであろう。これまで依存症や嗜癖問題を抱えた人にかかわってきた精神科の看護師はもちろんのこと，身体科の看護師や，地域で携わる保健師や訪問看護師，また，精神科にいてもアディクションにはさほど関心がなかった看護師の方々にも，是非本書を手にとっていただき，臨床や現場でアディクション看護の視点を生かしていただければ幸いである。

最後に，本書の構想から出版まで，常に支えてくださった中央法規出版の塚田太郎氏に，心より感謝申し上げる。

2009年10月

編者を代表して
松下年子

―― 目次 ――

はじめに

## 第1章　アディクション

1　アディクション（嗜癖）とは――――――――――――――2
　　1――嗜癖行動とそうでない行動の相違　3
　　2――嗜癖の本質　7
　　3――嗜癖の種類と定義・「嗜癖行動障害」の意味　9
　　4――脳の病気としての嗜癖　11
2　嗜癖と社会・文化の関係――――――――――――――13
　　1――アルコール依存症と社会　13
　　2――薬物依存症と社会　14
　　3――喫煙と社会　16
　　4――ギャンブル依存症と社会　17
　　5――暴力（児童虐待・DV・高齢者虐待）と社会　18
　　6――嗜癖を生み出す社会　19
3　嗜癖の各論―――――――――――――――――――21
　　1――アルコール依存症　21
　　2――薬物依存症　23
　　3――ニコチン依存症　25
　　4――ギャンブル依存症　26
　　5――児童虐待・DV・高齢者虐待　27
　　6――摂食障害　29
　　7――買い物依存症　31
　　8――対人関係依存と共依存　32
　　9――性（恋愛）依存症　35
　　10――インターネット依存症　35
4　嗜癖からの回復――――――――――――――――――37
　　1――回復とセルフヘルプグループ
　　　　　――アルコール依存症を中心に――　37
　　2――治療　41
　　3――医療の限界，セルフヘルプグループとの連携　44
　　4――回復（リハビリテーション）施設　45
　　5――回復支援のあり方
　　　　　――アメリカと日本の比較――　46

# 第2章 アディクション看護

1 アディクション看護とは ─────────────────────── 50
 1── アディクション看護の定義　50
 2── なぜ看護なのか？　50
 3── 精神科以外の場でのアディクション看護とその原則　51

2 看護職が出会う嗜癖者とアディクション看護 ──────────── 52
 1── 内科外来　53
 2── 救急外来　56
 3── 内科病棟　60
 4── 産科　63
 5── 小児科　64
 6── 外科・整形外科・形成外科　66
 7── 学校　68
 8── 行政機関　71
 9── 産業　73
 10── 看護教育の場　74

3 精神科でのアディクション看護 ──────────────────── 77
 1── アルコール依存症看護　77
 2── 薬物依存症看護　78
 3── 摂食障害の看護　79
 4── そのほかのアディクション看護　80

4 看護職が陥りやすいアディクションと共依存 ──────────── 81
 1── 喫煙・薬物　81
 2── 共依存　81
 3── リストカット・ギャンブル　82

5 アディクション看護の調査・研究 ────────────────── 83
 1── 精神疾患とアディクションの重複障害　84
 2── アディクションを抱えた妊婦・母親　85
 3── 薬物依存症の青年　85
 4── 感染症（HIV，HCV）を併発した薬物依存症者　86
 5── アディクションを抱えた肝移植レシピエントの看護　87
 6── 禁煙指導　87
 7── 看護師のブリーフ・インターベンションと動機づけ面接法　88
 8── 看護師のアディクションに関する知識・教育　89

6 おわりに ───────────────────────────── 90

# 第3章　さまざまな場面でのアディクション看護

## Ⅰ　身体科病院におけるアディクション事例　94

**事例①世代間連鎖する暴力によるコミュニケーション**
──一般外来におけるアディクション問題への対応── 94

**事例②アルコール・薬物依存症患者のクリティカルケア**
──ICUにおける患者・家族へのかかわり── 102

**事例③最期まで飲み続けたアルコール性臓器障害患者**
──断酒指導に無力感を抱く内科病棟看護師── 110

**事例④飛び込み出産をした10代の女性**
──周産期DV被害女性への看護── 116

**事例⑤小児病棟看護師が行うアディクションへのケア**
──子どもと親の双方を対象としたかかわり── 123

## Ⅱ　地域におけるアディクション事例　133

**事例⑥男子高校生の飲酒問題**
──腹痛や下痢を訴えて頻繁に保健室を訪れる生徒── 133

**事例⑦覚せい剤を使用した母親**
──未熟な親を地域で支援する── 140

**事例⑧姑に暴力を繰り返す嫁**
──地域包括支援センターの保健師のかかわり── 147

**事例⑨女性ギャンブル依存症者**
──依存症リハビリテーション施設につながるまで── 155

**事例⑩高齢のアルコール依存症者**
──地域で支援するために── 162

**事例⑪力になってあげられるのは私だけ……**
──巻き込まれる訪問看護師── 170

**事例⑫企業人のアルコール依存問題**
──産業看護職に求められる役割── 177

**事例⑬アディクション問題を抱えた看護学生**
──摂食問題と対人関係の困難感を抱えて退学した女子学生── 185

## Ⅲ　精神科病院・クリニックにおけるアディクション事例　194

**事例⑭専門病棟に入院した覚せい剤精神病・依存症患者**
──医療保護入院の薬物乱用者へのケア── 194

**事例⑮家族入院**
──妻が入院することで依存症者を変える── 203

**事例⑯中間施設につながったアルコール依存症者**
──橋渡しをする看護師── 213

**事例⑰処方薬に依存する人への看護**
──否認しやすい依存症者へのかかわり── 222

**事例⑱うつ状態に覆われるアルコール問題**
──専門クリニックでの回復── 230

**事例⑲アルコールプログラムによる患者の変化**
　　──入院中の依存症者へのケア──　240

**事例⑳アディクション問題を抱えた看護師**
　　──看護管理者の対応法──　248

**事例㉑摂食障害者の回復に向けた支援**
　　──生活訓練施設から地域につなげた困難ケース──　257

**事例㉒薬物依存症から回復した精神科看護師ゆえの課題**
　　──依存症者と援助者のはざまでのジレンマ──　265

**サバイバーの声　これまでの体験に感謝している**────────272

編集・執筆者一覧

アディクション

第1章

# 1 アディクション（嗜癖）とは

　アディクション（addiction）とは，日本語で「嗜癖」のことである。嗜癖とは，広辞苑によると「あるものを特に好きこのむ癖」と説明されるが，もう少し厳密にいうと，ある対象（物質，もの，人，行為）に対して「のめり込む」，または「はまる」こと，加えてその「のめり込み」をコントロールできなくなることである。つまり，コントロール不全のために，「好き」「好む」の程度や，その結果としての行動が，常識を逸脱した状態をいう。

　最も身近なところでは，度を越して酒を飲んでしまう"アルコール依存症"があげられる。アルコール依存症者とは，酒にのめり込んでコントロールができなくなり，酒に溺れてしまった人のことである。厚生労働省が掲げている「健康日本21」では，適正飲酒量を「純アルコールで1日20g程度（ビールで中瓶1本，日本酒で1合，ウイスキーでダブル1杯）」とし，これを遥かに越えた量を飲む人，例えば1日にビールで中瓶6本，日本酒で6合，ウイスキーでボトル半分以上を飲む人を「大量飲酒者」と定義している。アルコール依存症者とは，実はこうした大量飲酒者であるとともに（大量飲酒者であるというよりはむしろ），"自分の意志で飲酒をコントロールできなくなってしまった人"を指す。

　一方，「好きが高じてのめり込む」とは別に，もともとは人間の生命や健康を守るために，また生活や人との関係性をスムーズにするために習慣・慣習化されてきた行動が，すでにその目的とは関係なく，さらに本人の意志とも関係なく自動化し，自分では制御できなくなってしまった状況も同様といえる。"過食症"や"買い物依存症"は，生命を営むための摂食行動や，社会で生活するための購買行動が，本来の目的からはずれてその行為自体が目的化してしまったものである。

## 1 ── 嗜癖行動とそうでない行動の相違

### ❶ 「好き」の度合いと嗜癖

　ここで,「嗜癖」「嗜癖行動」とは似て非なる行動を比較してみたい。例えば,「趣味」といわれる範疇の行動と嗜癖行動を比べてみよう。

　Aさんは, スポーツジムで身体を鍛えることに精を出している。週末はもちろんのこと, ウィークデイもほぼ毎日, 仕事が終了するや否やジムに駆けつけて, 夜遅くまで汗を流す。Aさんのこのような精力的な行動は嗜癖行動といえるだろうか。また, Bさんはミニチュアカーが大好きで, それを入手するために給料の4分の1を使っている。ただし, そのために普段は徹底的に節約し, 無駄遣いをしないように心がけている。Bさんのような収集家は, 嗜癖者といえるだろうか。

　次に,「趣味」とは違うが, ある対象や行動への「傾倒」といえる現象を考えてみよう。

　Cさんはチョコレートが大の好物で, 彼女の職場の机の中には, 常に多種類のチョコレートがたくさんストックされている。彼女は接客の仕事をしているが, 特に昼の時間帯は忙しいこともあり, 昼食はたいがいチョコレートや菓子で終わらせている。このような場合, Cさんにとってチョコレートは嗜好品だろうか。それとも, Cさんはチョコレートに嗜癖しているのだろうか。さらに, Dさんはある宗教団体に属しており, 団体の布教活動に人一倍熱心な信者である。Dさんにとって自分の24時間はもちろんのこと, 自分の命も何もかもがその宗教の生き神様のために存在している。Dさんの信仰心, また生き神様を崇める気持ち, 献身の想いと活動は嗜癖的といえるのだろうか。最後に, Eさんは大変真面目な人で, 勉強することが大好きである。大学在学中はもちろんのこと, 就職してからも仕事に関連した研修会以外に, 資格取得のための養成講座やワークショップ, カルチャースクール等に参加し続けている。Eさんのスケジュール帳はこれらの予定でぎっしり埋め尽くされていて, 余白がない。Eさんにとっては学ぶことも楽しいが, こうした

スケジュールの完全な遂行自体が意義深く，快い。Eさんの研修会や講座への熱心なアクセスは，嗜癖行動とどこが違うのだろうか。

　これらの例はいずれも，普通の人と比較して「好き」の度合い，「傾倒」の程度が尋常ではない点で，「嗜癖行動」と似ているかもしれない。しかし，それだけで「アディクション」と言い切ることはできない。アディクションというからには，加えて以下のような条件を満たす必要がある。

　一つは，これらの行為を通じて，"現在，本人ないしその周辺の人に大きな支障が出ている"ことである。ジムのトレーニングに夢中のAさんであれば，ジムが好きなあまり仕事を放り出してしまうような状況，収集家のBさんであれば，ミニチュアカーを手に入れるために返済できないほどの借金を抱えてしまうような状況，チョコレート好きなCさんであれば，栄養のアンバランスから貧血になっても，チョコレートの昼食メニューを変えないような状況となれば，「嗜癖行動」と仮定できるかもしれない。

　またもう一つの条件は，支障の有無にかかわらず，"本人がその行為を自ら中止したり，頻度を少なくしたり，しばらく様子を見ることができない状態にある"ということである。その時の自分の状況にあわせて，「今日はやめておこう」「今週はこのくらいにしておこう」という調整ができない状態である。信仰心の篤いDさんであれば，風邪を引いた時や体調が優れない時に「布教活動はしばらく休んだほうがいいな」と判断し，実際に休むことができれば嗜癖行動にはならない。同じくカルチャースクールの好きなEさんも，仕事が忙しくて残業が多くなった時に「残業が多い週は欠席しよう」「月1日のコースに変更しよう」と，自分の生活や身体に負担がかからないよう選択肢を持てるのであれば，嗜癖には至らない。

　逆に，対応の選択肢が少なくなればなるほど，「嗜癖」の世界に陥っているといえる。自分の嗜好性が自他の支障にならず，自分の生活全体から見てバランスが悪くなく，自分の意志でほどほどにコントロールできるならば問題はない。自らが主体的にとっているコントロール可能な行動は，嗜癖行動には該当しない。そこには，「わかっているけれどもやめられない」といった緊迫感や，自他の支障になりつつもやめられないゆえに生じる自責感，罪悪感はない。

## ❷ 生活習慣と嗜癖

　もう一つ，生活習慣と嗜癖行動の相違をおさえておこう。正確にいうと，「度を越してしまった生活習慣」と「嗜癖」の相違である。
　度を越して問題を起こす生活習慣の例として，生活習慣病がある。例えば，食べ過ぎやその結果としての肥満が主要原因である生活習慣病として，Ⅱ型糖尿病があげられるが，これと嗜癖行動である過食症との相違は何だろうか。また，健康な人も晩酌という生活習慣が度を越せば二日酔いになったり，肝機能障害等を抱えることになる。これらとアルコール依存症との相違は何だろうか。Ⅱ型糖尿病の患者にしても，食事療法や減量を指示されたところでそう簡単に体重コントロールができるわけではない。健康診断で肝機能障害と節酒の必要性を指摘されても，自覚症状のない人が必ずしも飲酒量を100％コントロールできるわけではない。とすると，糖尿病と過食症，肝機能障害とアルコール依存症の相違は，度を越す程度の差であろうか。その答えも間違ってはいないが，最も確実な鑑別方法は，その行為が"強迫性を帯びているか否か"という点である。
　合目的的ではなくなってきていること（「食べる」目的は生きるのに必要な栄養素を身体に供給することであり，「飲酒する」目的はリラックスしたり，和んだ雰囲気を作ること），目的を果たすどころか身体に支障が生じている点，意志だけではなかなかコントロールできない点は嗜癖と共通しているが，単なる食べ過ぎは，空腹感や食欲があって食べ過ぎるのであり，身体が欲しているわけである。過食症の人のように，食べたくないのに食べているわけではない。彼らは身体ではなく心が欲しているので，そのさまが「強迫的」である。一方，ついつい飲み過ぎて二日酔いしてしまう人や，それがたたって健康診断で禁酒を宣告されてしまう人は，原則，飲みたくて飲んでいる。飲みたくなくても飲まないではいられない，といった不自然さはない。ただし，糖尿病でも肝臓病でも進行して事態が深刻化しているのに，かつ，病気の重篤性や摂生の必要性を十分承知しているにもかかわらず，危険な生活習慣を繰り返すとなると，それはもう立派な「嗜癖行動」といえるだろう。

### ❸ 強迫症状・強迫行為と嗜癖

　単なる食べ過ぎと，嗜癖行動である過食との相違が「強迫性」の有無にあるとすると，強迫性不安障害の患者の「強迫症状」や「強迫行為」と，「嗜癖行動」の相違は何だろうか。例えば，患者の精神症状としての強迫的な手洗いと，嗜癖行動の相違である。

　そもそも，"手洗い"を嗜癖対象にするという話は聞いたことがないが，その理由は，手洗い行為が一般の人にとって，強烈な快体験にはなりづらいからであろう。つまり，強迫性不安障害の患者の強迫症状と，嗜癖者の強迫的な嗜癖行動の相違は，少なくともその行為が繰り返されるようになる前段階で，本人が「快」を体験するプロセスがあったか否かである。多くの嗜癖者は，その嗜癖行動のきっかけや動機づけに相当する「快体験」を持っている。

### ❹ 自傷行為と嗜癖

　最後に，精神科の患者が繰り返す「自傷行為」と，「嗜癖的自傷行為」との相違を確認しておきたい。「快」という心身の報酬が嗜癖の核にあるとすると，嗜癖的な自虐行為は一見，その条件から外れているように見える。しかし，例えば通称「ボーダーライン」と呼ばれる境界性パーソナリティ障害の人に多いリストカットを考えてみよう。身体を傷つけて痛みを感じることが報酬に相当するとは思えないが，リストカットを繰り返す人にその理由を問うと一様に，血を見ると「ほっとする」「生きているという実感が得られる」「気持ちをリセットできる」といった答えが返ってくることから，心の報酬はあるようである。身体の痛みを伴うのに自傷行為を繰り返すのは，「ほっとできる」という報酬があるからであり，したがってリストカットは「嗜癖」の一つとしてとらえることができる。彼らは生きていることを感じるために自分の身体を傷つける。また，本来直面しなければならないことをはぐらかすために，自傷行為で現実から逃避する。一方，例えば統合失調症の患者が呈する自傷行為の多くは，妄想や幻覚等に左右された結果であり，基本的に報酬系[*1]は関与しないと思われる。

## 2 ── 嗜癖の本質

　嗜癖についての多くの著書や論文を執筆している斎藤学[1]は，嗜癖は一連の人間関係の中の苦悩を表現する手段であり，自分の空虚感や孤立感に耐えかねた人が試みる自己治療であると説明している。そして嗜癖者は，自分の苦悩そのものには直面しないで逃げていると述べている。人は成長し，いずれ子どもや思春期の心のあり方ではいられなくなる。現実を知り，自分の力量や他者との相違を認識して自己を発見していくという課題に直面する。この際に，喪失を伴うこれらの課題を無意識的に回避しようとする心性が生まれ，そこに忍び込んでくるのが「嗜癖」である。嗜癖は最も楽な逃避手段といえる。しかし嗜癖行動は，やがて嗜癖者の生活や仕事，対人関係にダメージを与え，人生そのものを破壊に導き，彼らを苦悩のどん底に陥れる。したがって嗜癖者は，人生を楽に生きているわけでは決してない。むしろ嗜癖しない人以上に，人生や生きることの意味，人とのかかわりの意義を自身に問い続けることになる。嗜癖からの回復を通じて，彼らは「自立（依存からの脱出）」という課題に一生をかけて取り組んでいくのである。もちろん，一過性で消失する嗜癖行動もあるかもしれない。しかし，アルコール依存症や薬物依存症の治療目標が，生きている限りの断酒，断薬であることが示すように，嗜癖との付き合いは長くなることが多い。

　人生は，他者とのかかわりの中で自分らしさを築いていくプロセスである。したがって関係性を持つこと自体が不得手な人，適切な関係性を維持できない人やそれが負担になってしまう人は，どうしても生きづらさを感じてしまう。また，人生とは成長し続けるプロセスでもある。そして成長とは，他者との関係性にあって自立し続けることである。そもそも自立とは関係性を想定したところでの概念であるから，他者との関係性なくして自立はあり得ない。したがって，関係性が負担になってしまう人や生きづらさを抱えやすい

---

★1──報酬系とは，ヒト・動物の脳において欲求が満たされた時，あるいは満たされることがわかった時に活性化し，その個体に快の感覚を与える神経系のことである。哺乳類の場合は，中脳の腹側被蓋野から側坐核，大脳皮質に投射するドーパミン神経系がそれに相当するといわれている。

人は，自立しづらい（依存しやすい）人でもあるわけである。

　ここで，皆さんは疑問をもたれるかもしれない。子どもや青年のテーマが自立であることはわかるが，成人や高齢者において「自立」とは何を意味するのだろうか，という問いである。答えの一つは，発達課題[*2]とはいったんクリアしたら終わりというようなものではないということ，もう一つは，人は成長するにつれてさまざまな組織や集団に属し，新たな役割を獲得していくたびに，新しい関係性やアイデンティティを積み重ねていくということである。つまり，人生のその時その時において，人は常に自立を求められている。自分のことに責任を持つことが求められる，といったほうがわかりやすいかもしれない。この場合の責任とは，広い意味での仕事，つまり子育てを含めた社会的な役割を果たすことと，自分の健康や幸福を自分で確保することを意味する。「自立」というと一般的には，人に支援を受けることなく自力で生活しているさまをイメージしやすいが，本来の「自立」とは，自分の無力を知っていることである。自分が本当に無力だということに気づいた時に初めて，人は自分ができる部分はしっかりと担い，できない部分については他者の支援を主体的に求めることができる。こうした姿が本当の意味での「自立」である。そして，この自立の対極にあるのが「依存」ということになる。

　以上より，「嗜癖」が自立や関係性という，人生や生きる上での核ともいえるテーマと密接に関係していることを理解してもらえたと思う。いかなる対象への依存も，究極的には人への依存，対人関係の依存といえる。依存の根っこのところには，親を含めた他者との関係性の病理があり，関係性の病理の中で嗜癖が形成されていくと解釈できる。

---

★2──発達課題とは，人が生物学的存在として，また社会的・文化的存在として正常に発達するために，各発達段階において到達・達成することが（社会によって）期待される能力・技能・役割のことである。次の発達段階にスムーズに移行するためには，それまでの発達課題を達成していることが望ましく，それを終えていない状況を想定して，各段階にはそれぞれの発達課題に対応した危機（crisis）が仮定されている。エリクソン（Erikson, E.H.）は人生を8段階に区分し，各段階の発達課題と危機を提言している（ライフサイクル論）。

## 3 ── 嗜癖の種類と定義・「嗜癖行動障害」の意味

　嗜癖の種類は大きく，①物質嗜癖，②行為（プロセス）嗜癖，③対人関係嗜癖の三つに分かれる。物質嗜癖にはその物質の種類によって，アルコール依存症，薬物依存症，摂食障害等があり，行為嗜癖には，ギャンブル依存，買い物（ショッピング）依存，インターネット依存，パソコン依存，仕事依存（ワーカホリック），ほかにも，いけないとわかっていてもやめられないストーカー行為や覗き癖，盗撮行為等がある。摂食障害も食行動そのものに焦点をあてれば，物質嗜癖のみならず行為嗜癖にも該当する。最後の対人関係嗜癖には，共依存や性（セックス）依存，恋愛依存等がある。ただし，いずれの嗜癖であっても，私たちが客観的に目にできるのは行動レベルの現象であり，すべての嗜癖を嗜癖行動として包括することができる。

　ICD-10（International Classification of Diseases 10th edition：国際疾病分類第10版）では，表1-1のように，記載された条件のうち3項目以上がともに存在した場合を「依存症候群」と定義している。依存症や依存症候群といった表現は，嗜癖を医学モデルでとらえたものと理解すればよい。

表1-1　依存症候群の診断ガイドライン（ICD-10）

　依存の確定診断は，通常過去1年間のある期間，次の項目のうち三つ以上がともに存在した場合にのみくだすべきである。
- 物質を摂取したいという強い欲望あるいは強迫感。
- 物質使用の開始，終了，あるいは使用量に関して，その物質摂取行動を統制することが困難。
- 物質使用を中止もしくは減量したときの生理学的離脱症状。
- はじめはより少量で得られたその精神作用物質の効果を得るために，使用量を増やさなければならないような耐性の証拠。
- 精神作用物質使用のために，それに代わる楽しみや興味を次第に無視するようになり，その物質を摂取せざるをえない時間や，その効果からの回復に要する時間が延長する。
- 明らかに有害な結果が起きているにもかかわらず，依然として物質を使用する。

融道男他監訳：ICD-10 精神および行動の障害──臨床記述と診断ガイドライン（新訂版），医学書院，p.87，2005．

表1−2 「嗜癖行動障害」の診断基準

- ある種の行動（多くは非適応的，非建設的な行動）を行わずにはおれない抑え難い欲求あるいは衝動（craving）。
- その行動を開始し終了するまで，他の事柄は目に入らず，みずからの衝動をコントロールできない（impairment of control）。
- その行動のために，それに代わる（適応的，建設的な）楽しみや趣味を無視するようになり，当該行動にかかわる時間や，当該行動からの回復（行動をやめること）に時間がかかる。
- 明らかに有害な結果が生じているにもかかわらず，その行動を続ける。

洲脇寛：嗜癖行動障害の臨床概念をめぐって，精神神経学雑誌，106（10），pp.1307−1313, 2004.

　一方，洲脇が提案する「嗜癖行動障害」の診断基準は，表1−2の通りである。また具体的には，過食症，ギャンブル癖，乱売癖，窃盗・万引き癖，過剰な性行動，性関係・性交渉の過剰，手首切傷，虐待（幼児，配偶者，高齢者）等が，「嗜癖行動障害」として列記されている。

　さて，嗜癖の行動面のみ，あるいは第三者から客観的に見える現象のみに着眼すると，いかなる嗜癖行動も究極的には「問題行動の繰り返し」として集約される。次に，背景にある文脈をすべて削ぎ落とし，「繰り返される行動」のみに焦点をあてると，それらの行動は一様に「習慣化された行動」と読み替えることができる。そして，行動の「習慣化」と「脱習慣化」という一つの切り口を得ることができる。一つの行動が習慣化されたのは，行動を可能とする条件と一定のプロセスがあったからである。今もその行動が続いているのは，少なくともそれらの条件が健在だからである。条件が消失しても行動が繰り返されているとしたら，それは現実が否認されているからである。つまり「嗜癖」は，"否認による脱習慣化不全"といえよう。

　例えば，ウィークデイの夕飯時にいつも1合の晩酌をしている男性がいたとする。1合の晩酌は，彼が健康な限り，支障のない一つの生活習慣である。しかしある日，彼が肝臓病に罹患して「半永久的に飲酒はやめてください」とドクターストップがかかったとしよう。彼はもはや飲めない身体になったわけである。彼はそのことを理解し，長年かかってパターン化した晩酌という生活習慣をやめる。もし彼が晩酌をとても楽しみにしていたとしたら，それは悲しいことかもしれない。しかし，命には代えられないから仕方がない。

それだけのことである。生活習慣とはそもそも本人にとってメリットであるからこそ，その都度いちいち考えずに済むよう自動化された行為である。自分にとってデメリットであるとわかったら（繰り返しを可能としていた条件が消失したら），習慣化された行為をリセットするはずである。「わかっているけれどもやめられない」というのは，実はその肝心なところが本当はわかっていないのである。理屈ではわかっていても，否認が働いて心の底からそれを理解することができない。そしてこの「否認」を強力に支えているのが，"自己制御不能な渇望"である。

## 4 ──── 脳の病気としての嗜癖

依存症治療の最先端にいる人に「嗜癖とは何ですか？」と尋ねると，今であれば「脳の病気」という答えが返ってくるのではないだろうか。厳密にいうと，強迫行動として顕在化する脳疾患である。近年の脳科学の発達により，渇望や依存の生理学的メカニズムは飛躍的に解明された。そして，「なぜある人は嗜癖にはまり，ある人ははまらないのか？」という部分については，Volkowら[2]）がドーパミン受容体の感度が高い人と低い人では，依存性物質であるメチルフェニデート★3に対する反応（感情体験）が異なることを明らかにしている。感度の低い人が「快」と感じる同じ量のメチルフェニデートを，感度の高い人は「不快」と感じるのである。感度のより低い人は，快も不快も感じなかったそうだ。報酬系の生理的機能に，画然とした個人差があることが示されたわけである。

嗜癖対象となる物質や薬物のほとんどは，ドーパミン系とセロトニン系のパスウェイに影響することがわかっている。特に，中脳腹側被蓋野から側坐核を経て前頭前野に投射している中脳辺縁系ドーパミン経路は，脳内報酬系の中心であることが明らかにされている（図1-1）。アルコール，モルフィン，ニコチン，ヘロイン等多くの依存性物質がこの部位のドーパミンレベル

---

★3────メチルフェニデート：ナルコレプシーや一部のうつ病，AD/HD（Attention Deficit/Hyperactivity Disorder：注意欠陥／多動性障害）に適用される。メチルフェニデートを含む医薬品として，日本ではリタリン，コンサータ（いずれも一般名は塩酸メチルフェニデート）がある。

図1-1　脳内報酬系と依存物質の作用部位

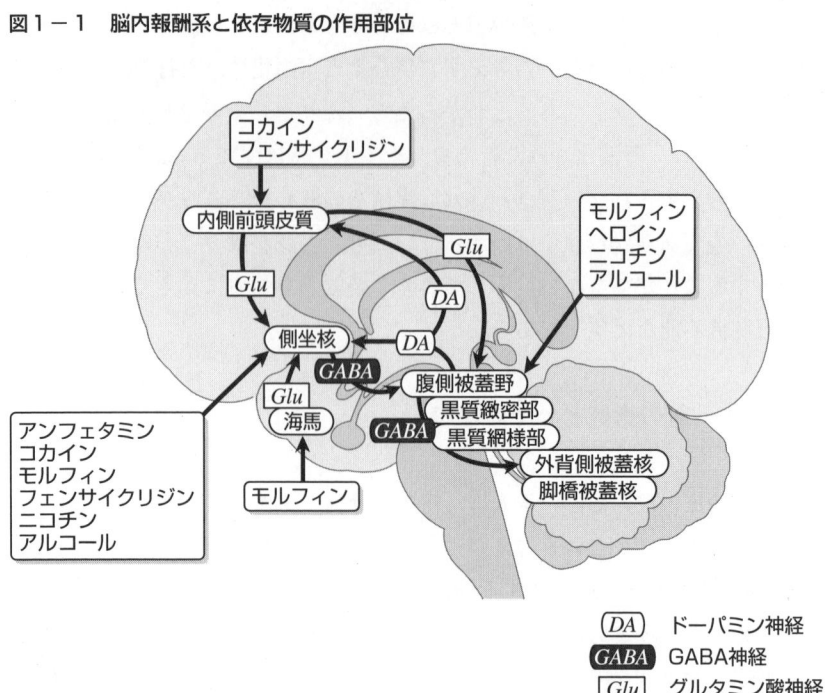

洲脇寛：嗜癖精神医学の展開，新興医学出版社，p.14, 2005.

を上昇させることや，ドーパミン受容体拮抗薬が薬物の報酬効果の発現に影響を及ぼすこと等がそれらを説明している。ほかに，GABA神経系（抗不安薬・睡眠薬もその多くがGABAの作用を増強する），グルタミン酸神経系も報酬系に関与している。なお，ドーパミンは主に報酬系（動機づけ），快（喜び，幸福感），動作機能（微調整），強迫性，耐性に，セロトニンは気分，記憶，睡眠，認知に関与している。

　さて，報酬系への刺激が人に快やその結果としての渇望をもたらすが，その強さは，美味しいものを食べたりセックスした時と，例えば薬物乱用のように直接薬物を投与した時とでは格段と異なる。後者の快感レベルは前者の数倍も高く，その分渇望も大きい。それに個人差が加わるので，快の体験を得やすい人は確実に薬物にはまることになる。

## 2　嗜癖と社会・文化の関係

### 1 ── アルコール依存症と社会

　嗜癖には，その時代や社会を生きる人々の困惑や生きづらさ，あるいは社会病理を象徴するような部分がある。一つの例として，嗜癖の典型例であるアルコール依存症の社会文化的な背景を振り返ってみたい。

　太古の昔よりアルコールは，人間や文化と深いかかわりを持ってきた。祭りや年中行事，儀礼の場において，酒を分かち飲むということが多くの社会で慣習化されていった。しかし，そうした特別の日以外にも社交の場で飲酒するようになったのは，また，一般庶民が日常的にアルコールを入手できるようになったのはいつの頃からだろうか。少なくとも，アルコール依存症者（当時はアルコール中毒者）が巷に登場し，それが認知されるようになったのは，産業革命による都市化が進んだ18世紀から，資本主義社会が登場した19世紀以降のことである。20世紀になって，世界大戦をはじめとする幾多の戦争，反戦運動，公民権運動，女性解放運動等の社会変動が続いた。何世紀もかけて生じてもおかしくないような歴史的・社会的な変化が，わずか数十年の間に，史上稀にみる勢いで押し寄せたのである。それとともに，アルコールに溺れていく人々や彼らが引き起こす弊害が，社会的な問題として顕在化していった。人々も，社会も，歴史も絶えず変化するが，重要なのは変化すること自体ではなく，その変化にどれだけの時間を要したかという点であろう。なぜなら，急激な変化はどこかで必ず歪みを生み出すものだからである。劇的な社会変動がアルコール消費量を高めるという現象は，世界に共通して認められるという。

　一方，1950年代，アメリカでは「アルコール依存症は疾患である」というキャンペーンが起き，それ以降，アルコール問題の医療化が国際的に進んでいった。それまでアルコール問題は社会的観点から「いかに法的に取り締まるか」という枠組みの中で解決法が模索されてきた。しかし医療モデルの導

入により，アルコール依存症は病気であり，これを「いかに治療するか」という枠組みに変化した。つまり，アルコールに依存する人は怠惰な者，働かない者，反社会的な者という価値観から，治癒はできないが回復可能な病気を抱えた者，ケアを要する者，という見方に転換されたのである。しかし一方で，現在も依然，前者の見方が根深く残っているのも事実である。時にそれが，アルコール依存症者の回復を困難なものにしている。

## 2 ── 薬物依存症と社会

　次に，薬物依存症の歴史と社会文化的な流れを見てみよう。日本の覚せい剤を例にとると，その依存ないし乱用が最も深刻となったのは，第二次世界大戦の敗戦後である。1951年の覚せい剤取締法成立後に迎えたピーク時（第一次覚せい剤乱用期）には，乱用者が55万人，中毒性精神障害者は20万人を超えたといわれている。覚せい剤による凶悪犯罪も出現したが，取締法等の法的対処や，薬物乱用防止の啓発運動等によりいったんは沈静する。しかし1970年代以降，2回目のピークを迎えることになる（第二次覚せい剤乱用期）。その背景には，日本の経済成長の鈍化により活発化した暴力団の動きがあったといわれている。しかしこのピークも漸減し，とりあえずいったんは落ち着くが，1995年以降，第三次覚せい剤乱用期に突入することになる。第三次覚せい剤乱用期では，これまでにない特徴として末端乱用者の増加が指摘されており，その要因の一つに，薬物の価格低下とインターネットや携帯を通じた薬物購入の容易さがあるという。後者についてはまさに，情報化社会という現代文明の産物が，薬物依存症者の増加に拍車をかけたといえるだろう。

　覚せい剤以外の薬物としてもう一つおさえておきたいのは，睡眠薬や抗不安薬をはじめとした「処方薬依存」と「市販薬依存」である。

　1950年代，抗精神病薬の開発により精神科医療は劇的な変化を遂げるが（監禁的なケアから治療的ケアへの移行），それに続いて1960年代，ベンゾジアゼピンをはじめとする数多くの抗不安薬が開発された。前者の抗精神病薬は俗にメジャートランキライザーといわれるもので，強力な抗幻覚妄想作用や鎮

静作用を持ち，主に統合失調症の治療で用いられる。一方，ベンゾジアゼピン等の抗不安薬はマイナートランキライザーと呼ばれ，精神科医療ではメジャートランキライザーと一緒に処方されることが少なくない。またベンゾジアゼピンは抗不安作用に加えて催眠作用や抗けいれん作用をもち，精神科のみならず身体科やプライマリー医療においても頻用されている。ただしここで留意すべきことは，ベンゾジアゼピンには，ほかの依存性薬物ほどではないものの，穏やかな依存形成作用があるということである。臨床用量の範囲内でも長期服用によって身体依存が形成され，退薬症状が出現することから，「臨床用量依存」ともいわれる。常用量処方の中で引き起こされたベンゾジアゼピンの耐性形成や退薬症状は，その多くが医原性といえるが，一方で，医療目的ではない不適切な使用，また医学的根拠に基づかない投与量や投与期間の使用もあり，これらは正真正銘の「処方薬依存」である。抗不安薬以外の処方薬としては，催眠薬，鎮痛薬，精神刺激薬（リタリン［塩酸メチルフェニデート］）等が，市販薬としては鎮咳薬，鎮痛薬，感冒薬等が依存対象になり得る。

　次に，薬物と社会・文化との関連を示す一例として，国による薬物対応の相違，マリファナ（大麻）の取り扱いの違いについて述べたい。

　日本では，マリファナは大麻取締法にて非合法薬に規定されているが，オランダをはじめいくつかの国では，合法薬として取り扱われている。このような国レベルの相違は何に由来するのだろうか。もし，身体に及ぼす弊害そのものをもってマリファナを違法とするならば，どこの国でも違法となるべきであろう。

　依存は身体的な依存と精神的な依存に大きく分かれる。前者については，物質使用を中断して離脱症状が出れば「身体依存あり」ということになる。ちなみに，アルコールやモルヒネ，バルビツール系薬物は身体と精神の両方に依存が生じるが，マリファナは精神依存のみである。それもあってマリファナは安易に使用されやすいのだろうが，いずれにせよ同じ薬物でありながら，国によって取り扱い方が異なることそれ自体が，薬物と社会・文化の密接な関連性を示している。

　以上より，薬物への嗜癖が蔓延するにはまず，薬物が存在することが第一

要件であるが，その次は，個人よりも社会文化的な要件が優先されるのかもしれない。たとえ薬物使用を法で規制しても，法に準じた薬物観を持たない集団であれば，薬物使用は罪責感や罪悪感を伴わない。また，米国の禁酒法がそうであったように，いくら嗜癖物質を法で規制しても，その網をかいくぐって物質を入手する者が必ず現れる。どれだけ目を光らせたところで入手ルートは作られる。なお，海外では嗜癖に対してハームリダクション（harm reduction）という考え方が浸透している。嗜癖を完全にやめることができないのであれば，嗜癖の量や機会を減らすこと，嗜癖対象を少しでも害の少ないものに変えることを目指そう，という方策である。依存を脱却することがいかに難しいかを踏まえた上での，現実的で合理的な対処法といえよう。マリファナの合法化もその基盤には，ハームリダクションというとらえ方，発想の転換がある。

## 3 ── 喫煙と社会

次は，嗜癖でありながら近年まで嗜癖としての認識を持たれずにきた「喫煙」である。科学が飛躍的に進歩した20世紀にありながら，喫煙は，それが嗜癖であることが不自然なくらいに見過ごされてきた。社会が，というよりも厳密には国がそれを一貫して否認し続けてきた。

煙草の歴史は，コロンブスが新大陸でその風習を発見し，ヨーロッパに持ち帰ったのが始まりといわれている。嗜好品として日本に渡ったのは，種子島の鉄砲と一緒というから400年以上も昔の話である。それが，1950年代には喫煙が身体に及ぼす影響の疫学的研究がスタートし，1970年代には喫煙とがんの関連や，受動煙・副流煙の害が再三指摘されるようになった。今，日本は禁煙ブームの真っ只中にある。日本たばこ産業株式会社の調査[3]によると，1965年の日本人成人の喫煙率は男性82.3%，女性15.7%だったが，1990年には60.5%と14.3%に，2000年には53.5%と13.7%に漸減したという。さらに，日本でも2006年から禁煙処方が医療保険の対象となり（禁煙外来の設置），2008年の喫煙率は男性39.5%，女性12.9%になっている。

煙草は長い間，一般庶民の生活の中で嗜好品として定着し，独自の文化を

築いてきた。例えば映画一つにしても，喫煙の映像がまったく出てこないものはほとんどないだろう。特に日本の場合，酒と煙草といえば，戦後の経済成長時代のシンボルだったといえる。それが，400年以上の長い喫煙の歴史からみればほんのごく最近になって，それもあっという間に，喫煙者はややもすると肩身の狭い思いをするような社会に変貌した。「健康日本21」の制定などもあり，喫煙排除の価値観とその体制が一気に広まったのである。善悪二元的というか，あまりにも極端であり，ここに社会自体の嗜癖的な脆さを感じざるを得ない。

## 4 ── ギャンブル依存症と社会

　社会文化的背景とあわせて考えたい嗜癖として次に登場するのは，「ギャンブル依存症」である。ギャンブルは歴史が古く，人類の文明が芽生えた頃より，娯楽やビジネスとして常に人々の生活にかかわってきた。ギャンブルは洋の東西を問わず人々を魅惑し，熱狂させ，時にその生活を破綻させた。勝負と快の世界に溺れていく人が多いことから，古代より，多くのギャンブルが規制対象になっている。アメリカのカジノも，1980年代まではラスベガスがあるネバダ州とニュージャージー州でしか合法化されておらず，日本でも飛鳥時代には，賭博としての双六に禁止令が出されている。現代は，オンラインカジノの法的規制が話題になっている。しかしどれだけ規制がしかれても，社会からギャンブルが消えることはない。不景気な時代にあっても潤っているのが，ギャンブル業界である。

　さて現在，日本のギャンブル界のトップランナーは何といってもパチンコである。もともとパチンコに関しては法規制がゆるく，都市，郊外を問わずどこにでもパチンコ店はあるので手を伸ばしやすい。そして，業界売り上げが30兆円といわれるその発展と比例するように，パチンコ依存症者や，その結果としての負債者が増加している。おそらく現代ほど，ギャンブル依存症の問題がトピックスになった時代はないだろう。なぜ，よりによって今，この時代なのだろうか。

　ギャンブルに溺れるのではなく，自己責任において主体的にそれを自分の

生活に取り入れている限り，ギャンブルに目くじらを立てる必要はないはずである。余暇行為であり，勝敗を楽しむレクリエーションでもある。その時の運や偶然が大きく関与するという特性（射幸性）のため，スリル感や緊張感もある。一攫千金の夢を見る瞬間も与えてくれる。したがって問題は，ギャンブルを楽しむ人の数ではなく，ギャンブルに溺れる人の数である。現代人がギャンブルに手を伸ばしやすくなったから，溺れる人も増えたのか，それともただ単に，ギャンブルに依存しやすい人が増えたのかは不明だが，いずれにせよ，現代社会や生活の中では十分に満たされなくなってしまった，人としての本能的なニーズをギャンブルは埋めてくれるのかもしれない。

## 5 ── 暴力（児童虐待・DV・高齢者虐待）と社会

最後にもう一つ，児童虐待やDV（domestic violence：配偶者・パートナーからの暴力），高齢者虐待等の「暴力」と，社会の関係である。有史の時代以前より人類は，同じ人類である仲間と共同しつつも，その仲間を攻撃し，倒してきた。歴史とはその繰り返しである。戦争や内乱等の戦いがあって，その結果として新しい文明や国家が生まれるのが常であった。しかしこれは，人間だけのことではない。生存競争を余儀なくされる生物集団においては，常に強者が弱者を倒すという構図がある。しかし，それを「暴力」という言葉で表すのは，人間の攻撃性においてのみである。戦争（国の暴力）にしても犯罪にしても，虐待にしてもいじめにしても，その本質は，暴力で相手を屈服させるという支配（コントロール）である。また，身体的暴力はわかりやすいが，ほかにも，目に見えない暴力，一見暴力には見えない暴力，社会が見ようとしない（認めたくない）暴力がある。そして，国やコミュニティ，組織，集団レベルの暴力のみならず，家庭の中で展開される家族員間の暴力もある。その数が少なくないという事実と，家庭内の暴力や職場のハラスメント（いやがらせ）等は，本人や周囲の者にとって見えにくいものだったり，見たくない（否認したい）ものだったりするということも忘れてはならないだろう。

2000年に「児童虐待の防止等に関する法律（児童虐待防止法）」（2007年改

正）が，翌2001年には「配偶者からの暴力の防止及び被害者の保護に関する法律（配偶者間の暴力等（DV）防止法）」(2008年改正) が成立，2005年には「高齢者虐待の防止，高齢者の養護者に対する支援等に関する法律（高齢者虐待防止法）」が成立した。その背景には，家庭内暴力の蔓延があり（ただし，高齢者虐待は家庭内で起こるものばかりではない），その延長線には校内暴力やいじめ，また職場のいじめやハラスメント等，「暴力」と「コントロール」をキーワードとした社会問題がある。これらはいずれも，力が付与された者から力のない者への支配である。暴力によって支配された者（被害者）は，特にそれが繰り返された場合，人間としての尊厳をとことん破壊されてしまう。一方で，被害者であった弱者が力を付与された時，つまり強者の立場となった時，その者は自分がされたことをそのまま，今度は加害者の立場で再現しやすいといわれている。支配やコントロールという関係性が，嗜癖化されていくわけである。他者を支配することでしか自分の存在や価値を見いだせない人が増加しているということだろうか。自分の価値を確認しづらい社会になっているということだろうか。大切にされているようでも，実は支配であったり，愛されているようでも，実は「条件付きの愛」だったりするということかもしれない。

## 6 ── 嗜癖を生み出す社会

　以上，アルコール依存症，薬物依存症，喫煙，ギャンブル依存症，暴力と社会との関係を振り返ってみたが，結局，人々の価値観，生活の裕福さや時間的なゆとり，人間関係の希薄さと密着性，生きる上での選択肢の多さ，自分の役割や自分らしさを模索する自由度等，ありとあらゆる社会文化的な要素が嗜癖の発生に関与しているといえる。そして繰り返しになるが，問題は，なぜ今の時代に嗜癖が蔓延しなければならないのか，という点である。それを説明する歴史的な出来事として，先の世界大戦と東西冷戦の終焉は大きい。その後の経済成長と経済的繁栄がもたらした生活の豊かさは，まさにこの時代の象徴といえる。さらに核家族化や少子化といった家族形態・機能の変化，コミュニティ機能の変化，高度情報化（インターネット社会）や科学技術の

発展に伴う利便性や即時性の追求等も，アディクションの蔓延や社会の嗜癖化を加速させている条件といえるかもしれない。ここでいう社会の嗜癖化とは，社会の動向（例えば政策や法規制）や人々の価値判断が極端になること（本来の目的から逸脱して統制を失ったかのように見える動き）を意味する。

　ここで，嗜癖と「ゆとり」の関係を考えてみたいと思う。仮にゆとりが得られたとしても，そのゆとりを消化できるだけの力量がなければ，人はゆとりを持て余し，時に嗜癖という罠にはまってしまう。カナダ出身の精神科医であり，精神分析家でもあるバーン（Berne, E.）は，交流分析という理論（精神分析の口語版ともいわれる）の中で，人は限りある人生をどう使うか（どう時間を構造化するか）という観点から，複数の時間の埋め方を提示している[4]。その中で，本音を出さないパターン化した交流（関係性）を「ゲーム」と称し，ゲームは自己防衛的で，時間の空費に過ぎず，当事者もゲームをしていることに気づかないと述べている。ゲームをする理由の一つは，ストローク（相手の存在や価値を認める言動，情緒的交流や働きかけ，愛撫）を得ることであり，たとえ否定的なストロークでもないよりはましなので人はそれを得ようとする，つまりゲームをするという。確かに人は，何かしらの手段をもって時間を埋めようとし，時に，自分にとってどれだけ不利益な関係性であっても，それを維持しようとする傾向がある。自傷や暴力，虚言，あえて人から疎まれることをする等のパフォーマンスは，ある意味で，否定的な評価でもよいから他者から認められたい，注目されたいというニーズに依拠しているのかもしれない。生活にゆとりができれば，時間を構造化させるために人は自ずとゲームにはまりやすくなる。

　次に，個人の自由や権利が尊重されるようになった分，個人の責任も求められるようになったことに着眼したい。自由度がアップして選択の幅が広がれば，結果として自己決定が求められる機会が増加する。自分が決めて招いた結果は自分で引き受けなければならないし，そこには常に緊張が伴う。一世代前であれば，子どもの将来はある程度決められていた。親の家業を継いで商人の子は商人に，農家の息子は親の田畑を譲り受けて農家を継ぐことが多かった。そこでは，自身の将来を決めるのに葛藤することも少なかったのである。しかし今は違う。現代人は，自己決定の機会が多く，そのたびに，

膨大なエネルギーを使って複数の選択肢の中から一つを選ばなければならない。結果を待つにあたっては、それだけの葛藤を経て決心した分、また、自分で決めたからには自分で責任をとらねばならない分、強い不安に襲われる。できればさっさと結論を得て、その不安から抜け出したいと願う。とはいえ昔であれば、そうそう簡単に結論が出るようなことはなかったが、現代は即時性、即効性の時代である。私たちは「待たなくてもよい世界」に生きている。「待つ」時間がなければ、不安や葛藤の中で「本当に自分の決定に間違いはなかっただろうか」「ひょっとしたら、もっとよい選択があったのではないだろうか」と内省したり、自分の決断を繰り返し吟味しないで済む。そもそも、自信のない決断を振り返ればますます不安になるので、「考えたくもない」「とりあえず次の話題に」「次の決断に移ろう」というパターンになる。結局現代は、人々にとって、葛藤を感じやすい社会である一方で、葛藤から脱出しやすい社会でもあるわけである。こうした社会は、嗜癖を招きやすいといえないだろうか。

## 3 　嗜癖の各論

### 1 ── アルコール依存症

　アルコール依存症とは、身体的、精神的にアルコールに依存し、飲酒が人生や生活の中で最も大切なことになってしまう病気で、「喪失の病気」「否認の病気」「家族の病気」ともいわれている。「喪失の病気」とは、酒への異常な執着からまずは心身が蝕まれていく（健康の喪失）、また、飲酒のために職場を遅刻・欠勤するようになり、業務に支障をきたして職を失っていく（仕事の喪失）、さらに、問題飲酒行動から友人や同僚を失くし、挙句の果てに家族まで失い（関係性の喪失）、最後は命まで落とす"喪失"だらけの病気とい

う意味である。

　一方,「否認の病気」とは,アルコール依存症者は,自分がアルコール依存症であることをなかなか認められないということである。問題をまったく自覚していないのではなく,半分はわかっているもののそれを無意識的に認めようとしないのである。その理由は,「アルコール依存症者（アル中)」という言葉が,「意志の弱い人」「迷惑な人」「社会からの脱落者」といったイメージを招きやすいことと,依存症であると認めたら好きな酒が飲めなくなることである。なお,以上は「第一の否認」で,以降「第二の否認」「第三の否認」が続く。

　「第二の否認」は,「確かに自分はアルコール依存症かもしれない,けれども,自分の依存症は〇〇さんほどひどくはない」という否認,「第三の否認」は,「自分はアルコール依存症者かもしれないが,アルコールの問題さえなければ立派な人生を送れる人間だ」という否認である。第二の否認では,ほかのアルコール依存症者との違いを探すことで,第三の否認では,「アルコールさえなければ……」と自分を仮想することで,現実の自己に直面することを避けている。たまたまアルコールの問題を抱えてしまった自分であって,生き方の問題を抱えた（自立していない）自分であることは否認する。医療者にとっては,これらの否認を打破することがアルコール依存症者への介入の第一歩である。

　否認という防衛を取り除くのは生半可なことではない。したがって,本人が酒のために苦い体験をして,心から「苦しい」「断酒をしたい」と決心しなければ治らないと以前はいわれていた。これが酒による「底つき体験」といわれるものである。しかし最近は,ほかの病気と同様に早期発見,早期治療が重要で,重症化する前に介入するのがより望ましいとされている。

　最後に,「家族の病気」であるが,これは,アルコール依存症が進行すると,確実に家族を巻き込んでいくという意味と,もう一つ,そもそも家族が病んでいるから,家族員であった本人が依存症になったという意味がある。後者は家族システム理論に基づく考え方で,家族やその関係性の病理が,最も弱い構成メンバー（IP：identified patient）の疾患や問題として発生するというとらえ方である。このように,個人ではなく家族を一単位として考え

ると，病気の発生や家族の変化，回復がとても理解しやすくなる。このモデルに則って進めていく介入方法を，システムズ・アプローチ（systems approach）という。

また，アルコール依存症は世代間連鎖する病気である。アルコール依存症の親を持った息子はアルコール依存症になりやすく，娘はアルコール依存症の男性を夫にしやすいという定説がある。依存する人間関係が確実に次の世代に受け継がれていくのである。そのような意味でも，アルコール依存症は「家族の病気」といえるだろう。

以前は，アルコール依存症者といえば圧倒的に中年男性が多かったが，近年は女性や若年者，高齢者の依存症者が増えている。そして，若い女性アルコール依存症者の多くは，摂食障害を併発している。高齢になって発症するケースでは，退職するまでは晩酌レベルの飲酒で普通に働いていた人が，退職後時間を持て余して日中から飲酒するようになり，あっという間に依存症になってしまったというパターンが多い。さらに，アルコール依存症の軽症化といえるのかもしれないが，「隠れアル中」といわれる人たちが増えている。これは，アルコール依存症の基本症状はあるものの，いちおう仕事は続いており，家族崩壊にも至らず，それなりの社会適応が続いている人たちのことであり，底つき体験を免れている人のことをいう。会社の健康診断で肝機能障害を指摘されるが（例えばγ-GTPが3桁半ば），自覚症状はなく，完全な断酒をすることなく過ごしている人である。仮に受診しても，入院する必要はなく外来通院で済んでいる人，セルフヘルプグループに通うこともなく，自分は生活習慣レベルの改善を求められている，といった認識しか持っていない人である。

## 2 ── 薬物依存症

近年，ごく普通の若者に増えているのが薬物依存症である。前述したように薬が入手しやすくなり，薬物使用者と依存症者の数は増加の一途を示している。薬の誘惑は，アルコールやほかの依存性物質の誘惑をはるかに凌駕し，これに打ち勝つことは難しい。薬による報酬系のドーパミン分泌量とほかの

物質のそれとでは雲泥の開きがあり，そもそもは生理的に無理な話なのである。薬物とアルコールと，ほかにもさまざまな嗜癖に陥っていた人が，薬物のパワー（誘惑と渇望）が最も強力であったと語っている。したがって，薬物依存症対策で一番大切なのは"予防"である。早期発見，早期治療も重要だが，それ以上に，「薬物に手を出してはならない」という教育が必須とされる。

DSM－Ⅳ－TR（Diagnostic and Statistical Manual of Mental Disorders, 4th edition, Text Revision：精神障害の診断と統計の手引 第4版用 修正版）[5]において，薬物依存症の診断基準は「物質関連障害」としてアルコールと包括して記されており，そのことが示すように，薬物依存症とアルコール依存症は病態的に類似している。大半のケースでは，たまたま好奇心で使用した薬物に魅惑されて，薬物の探求行動が始まる。次第に耐性が生じ，大量使用で中毒症状を起こしたり，やめようとしても断薬による離脱症状で悩まされる。ただし薬物依存症の場合は，断薬が何年か続いた後でもある日突然，ふとしたことがきっかけで離脱症状が再燃することがある。

それ以外にも薬物依存症とアルコール依存症とでは，社会的な位置づけや対応がかなり異なってくる。一つは，乱用される薬物の大半が違法薬物であるということ，もう一つは，薬物乱用が比較的若い年齢で（国によっては若者文化の一つとして）始まることから，乱用者は社会性が育まれるはずの年頃の経験をスキップして依存症になる場合が多いということである。前者の違法性（犯罪性）については，それに対応する機関は医療のみならず，法律，教育，更生と多領域に及ぶ。しかし日本のように縦割り行政であると，例えば治療が先か刑務が先かという問題から始まって，初犯の薬物依存症者を再犯につなげないようにする責任部署はどこなのか，という問題まで，機関間の連携いかんにかかわる問題が噴出しやすい。そもそも日本の刑務所は，すべての薬物犯罪者を収容するだけのキャパシティがない。刑務所の回転ドア現象（刑務を終えて出所しても再犯して戻ってくる，その繰り返し）が起きている。

薬物依存症の治療費と刑務所の費用とではどちらが安いか，といった経済的視点も大切だが，最も遵守しなければならないのは，薬物に病んだ人が回

復していかにクオリティの高い人生を送れるか，という観点であろう。そういう意味では，医療がおざなりにされるようなことがあってはならない。

次に，社会性を育む機会の欠如だが，例えばアルコール依存症者であれば，人生の一時は普通の社会人として過ごしてきた人が多い（就業経験を持つ者が持たない者よりも圧倒的に多い）。したがって，それ自体がアルコール依存症の引き金になっていない限り，その時に身につけた社会的スキルは，彼らがスムーズに社会復帰（再適応）するのを可能とする。しかし薬物依存症者の多くは，そうしたスキルを身につける前段階で逸脱してしまった人たちである。社会復帰というよりもむしろ，初めての社会適応であったりするわけである。その分きめ細やかな支援が求められる。

## 3 ──── ニコチン依存症

日本では1900年に，満20歳未満の者の喫煙を禁止する「未成年者喫煙禁止法」が制定された（ちなみに，未成年者飲酒禁止法が制定されたのは1922年である）。親権者やその他の監督者，煙草を販売・供与した者に罰則を科すことが盛り込まれており，数回の改正を経て現在に至っている。最近の改正（2000年）では，未成年者の喫煙防止に資するために原則，販売者に年齢の確認やその他必要な措置を講じることが求められるようになった。このように喫煙に関しては，社会的規制の効果が重んじられている一方で，喫煙の影響が身体と心の両面に及ぶことから，医療機関による介入への期待も大きい。医療者は誰でも禁煙支援ができる立場にあり，「健康をセルフコントロールできる人」としてモデルになることが求められている。

ニコチン依存症の症状は喫煙に対する強い渇望と，禁煙によって生じる離脱症状が特徴である。DSM-Ⅳ-TRでは，ニコチン離脱は，ニコチン使用の突然の中止または減量に続く24時間以内に，①不快または抑うつ気分，②不眠，③いらだたしさ，欲求不満，または怒り，④不安，⑤集中困難，⑥落ち着きのなさ，⑦心拍数の減少，⑧食欲増加または体重増加，のうち四つ（またはそれ以上）の徴候が認められた場合に診断されるとしている。離脱症状が生じるということは，禁煙もほかの嗜癖と同様に，意志では何ともし

がたい生理的要因をもってドロップアウトしやすいことを意味する。つまり禁煙には、他者の支援が必要なのである。禁煙を試みる者は「自分で何とかできる」という発想を捨て、「自分は他者の支援を得て禁煙することができる」「支援を求める権利がある」というとらえ方に転換するのが望ましい。

## 4 ── ギャンブル依存症

　現在、ギャンブル依存症の単独診断で治療を受けている人は少ないかもしれない。ほかの嗜癖と合併していて、そちらが主要疾患名になっているケースのほうが多いと思われる。例えばアルコール依存症者が治療を受けて断酒するようになると、喫煙本数が増えたり、治療施設に通いがてらパチンコ店やゲームセンターに寄り道する頻度が多くなる。このような現象をモグラ叩きにたとえ、いくら叩いても（一つの嗜癖を治療しても）、ほかの穴からモグラが顔を出す（新たな嗜癖対象を見つけて依存するようになる）と説明している。彼らはギャンブルの勝敗を通じて、アルコールの「酔い」に通じる心身の感覚を得ようとする。前述したように、それが度を越すようになったら、つまりギャンブルに惚けて仕事に行かなくなったり、借金をするようになったら、「モグラがもう一つの穴から顔を出した」などと悠長なことはいっていられない。ギャンブル依存症は、ICD-10、DSM-Ⅳ-TRにおいてともに「病的賭博」と命名されている。DSM-Ⅳ-TRにある「病的賭博」の定義は表1-3の通りである。

　ギャンブルとほかの嗜癖との相違は、ギャンブルは現代のように消費者ローンがある限り、また資金調達のルートが確保されている限り、際限なくその行為が続いてしまう点である。アルコールや薬物であればいずれ身体が悲鳴をあげ、器である身体が壊れてしまったら、いくら酒や薬物を注ぎたくても注ぐことはできない。摂食障害も然りである。しかしギャンブルの場合は、本人の身体が完全に失調するようなことは稀なので、早期発見や早期治療が難しい。日本には、少なくとも200万人のギャンブル依存症者がいると見積もられている[6]。

表1-3　病的賭博（DSM-Ⅳ-TR）

| |
|---|
| A　以下のうち五つ（またはそれ以上）によって示される持続的で反復的な不適応的賭博行為：<br>　1）賭博にとらわれている（例：過去の賭博を生き生きと再体験すること，ハンディをつけることまたは次の賭けの計画を立てること，または賭博をするための金銭を得る方法を考えること，にとらわれている）。<br>　2）興奮を得たいがために，掛け金の額を増やして賭博をしたい欲求。<br>　3）賭博をするのを抑える，減らす，やめるなどの努力を繰り返し，成功しなかったことがある。<br>　4）賭博をするのを減らしたり，またはやめたりすると落ち着かなくなる，またはいらだつ。<br>　5）問題から逃避する手段として，または不快な気分（例：無気力，罪悪感，不安，抑うつ）を解消する手段として賭博をする。<br>　6）賭博で金をすった後，別の日にそれを取り戻しに帰ってくることが多い（失った金を「深追いする」）。<br>　7）賭博へののめり込みを隠すために，家族，治療者，またはそれ以外の人に嘘をつく。<br>　8）賭博の資金を得るために，偽造，詐欺，窃盗，横領などの非合法的行為に手を染めたことがある。<br>　9）賭博のために，重要な人間関係，仕事，教育，または職業上の機会を危険にさらし，または失ったことがある。<br>　10）賭博によって引き起こされた絶望的な経済状態を免れるために，他人に金を出してくれるよう頼る。<br>B　その賭博行為は，躁病エピソードではうまく説明されない。|

髙橋三郎・大野裕・染谷俊幸訳：DSM-Ⅳ-TR 精神疾患の分類と診断の手引（新訂版），医学書院，pp.228-229，2003．

## 5 ── 児童虐待・DV・高齢者虐待

　児童虐待やDV，高齢者虐待の虐待者の行為と被虐待者の状況を，精神医学的な視点からとらえるとどのように定義されるだろうか。ICD-10であれば，「虐待症候群」として総括された「怠慢または遺棄」「身体的虐待」「被虐待児症候群」「被虐待配偶者症候群」「性的虐待」「心理的虐待」「小児虐待」「成人虐待」の8項目に入り，DSM-Ⅳ-TRであれば，「虐待または無視に関連した問題」の，「小児への身体的虐待」「小児への性的虐待」「小児への無視」「成人への身体的虐待（配偶者への殴打，高齢の親への虐待）」の範疇と

なる。これらは，暴力という反社会的な行為であるために法的規制をもって根絶するという観点とは別に，（暴力に至ったプロセスを精神医学的に分析して）被害者はもちろんのこと，虐待者をも治療や介入の対象としてとらえようとする医療的観点を示している。ただしこれは，暴力という反社会的行為を容認するモデルでもなければ，「病気であれば許されてしまう」という意味でもない。

　児童虐待では，被虐待児のその時点での支障も大きいが，その後の精神発達上の後遺症はさらに大きな問題となる。人間が自立するには親やそれに代わる人からの一貫した，無条件の愛情が必要とされる。しかし児童虐待の虐待者の大半は，実母や実父である（児童の最もそばにいる者であることも影響している）。つまり，被虐待児は発達課題をクリアするどころか，ケアをしてもらうはずの親から逆に虐げられ，人間としての尊厳を奪われていく。思春期になって解離性障害や不安障害（全般性不安やパニック障害，何らかの恐怖症等），摂食障害，自傷行為や反社会的行為，嗜癖行動など，さまざまな精神医学的な問題を呈するようになる。そして，最初に体験した親との関係性は，無意識のうちに脳裏に焼き付けられ，本人の対人関係の原型（モデル）となっていく。その結果，自分が親になると，自分が体験したまったく同じことを，今度は自分の子どもを相手に再現していく。

　また，親同士（配偶者間）の暴力を目にしながら育った子どもは，同じことを自分の配偶者との間で繰り返しやすくなる。夫婦の関係性や価値観（強者が弱者を支配するという関係性，夫は妻を支配してよいという価値観），暴力をもって問題解決するという対処法，暴力というコミュニケーションツールを，親から直接学習してしまう。そして，そうした子どもも虐待された子どもと同じように，精神発達的な問題（不適応行動や精神症状）を呈することになる。暴力の連鎖といえよう。

　次に，家庭内の高齢者虐待であるが，精神障害や嗜癖問題を抱えた成人の子どもによる虐待が少なくない。例えばアルコール依存症の息子や，高齢な親の年金を生活費にして暮らす息子や娘である。ただし，児童虐待とは異なって高齢者虐待の場合は，それまでの被虐待者と虐待者の関係性があるので，問題は単純ではない。例えば，親から虐待されて育った息子が成人し，衰弱

した高齢の親を虐待するというパターンや，夫の女性関係でさんざん苦労した妻が，高齢で動けなくなった夫をネグレクトするというパターンもある。必ずしも嗜癖という枠組みでとらえきれるケースばかりではない。しかし，虐待者に虐待行為をやめたいという意志があるにもかかわらず虐待が続いていたり，虐待することで虐待者の万能感が満たされ，被虐待者との歪んだ関係性が固定化しているようであれば，アディクションの枠組みでとらえて対応するのが望ましい。被虐待者に，暴力を受けていることを隠そうとするなどの共依存的な行動が認められればなおさらである。この場合は，虐待されている高齢者が認知症などの精神障害により事態を了解できず，そのために求助行動がとれないケースとの鑑別が大切である。

## 6 ── 摂食障害

　摂食障害は，その発症が圧倒的に思春期の女性に多いという特徴を持つ疾患である。DSM-Ⅳ-TRでは，神経性無食欲症（anorexia nervosa）と神経性大食症（bulimia nervosa）に区分してそれぞれの診断基準を示しているが，前者（拒食症）も後者（過食症）も同じ病態の表と裏，または，一つの病気の進行の諸相に過ぎないというとらえ方もある。実際，最初は拒食でスタートしてその後に過食に転じる人，拒食と過食を繰り返す人が少なくない。もちろん，終始拒食だけという人や過食だけの人もおり，病型はさまざまである。1689年にイギリスのモートン（Morton, R.）という開業医が，「神経性消耗病」という病名を用いて神経性無食欲症の症例を発表している。また，同じくイギリスのガル（Gull, W.）という内科医が1873年に初めてanorexia nervosaという言葉を用いて身長167cm，体重37.5kgの女性の症例を記している。それ以前の16世紀前後にも，似たような若い女性のことを書いた記事が散見されており，日本にも江戸時代に記された不食症の診療記録がある[7]。とはいえ，現代のように本疾患が蔓延（大衆化）したのは，1970年代頃からであろうか。

　発症は，学童期や思春期のダイエットがきっかけとなることが多い。ダイエットが昂じて，当初期待していた体重まで減量してもさらにダイエットを

続けたり，その結果，成長期の生理的欲求（食欲）ゆえに過食に転じ（リバウンドし），それでもダイエットを繰り返すうちに普通の食生活ができなくなる。痩せていることに絶対的な価値を置くようになり，痩せていない自分を許せなくなる。自分が理想とする体型を実現するための食行動を強迫的に維持し，次第に食べることが生活の一番の関心事になってくる。それは本人の心や身体ばかりではなく，家族を含む人間関係や学業，キャリアアップにも悪影響を及ぼしていく。しかし，なかには拒食や過食という摂食パターンを続けながらも，生活や人生を破綻させるまでにはいかず，それなりにバランスを保っているケースもある。

最初は誰もが試みるダイエットであるが，多くの人はほどほどに減量できればそれでよしとするし，食欲のほうが勝ってダイエット計画を断念することになる。病気になるまでダイエットを続けてしまう人は，ほどほどで済ませられる人と何が違うのだろうか。

一つは，ダイエットに専念し続けることで，思春期に迎えるさまざまな葛藤や自立という課題から逃避できることがある。将来どのように生きていくか，といったような深刻な問題に比べれば，食べることや体重の問題は些細なことである。そのような些細なことで手っ取り早く目標を持ち，達成できれば，また些細な悩みに没頭できれば，肝心な問題から遠ざかることができる。そもそも強迫的な食行動を維持できるということは，完全主義の傾向が強い人かもしれない。100％達成することに価値を置く，いわゆる「よい子」かもしれない。

次に，"審美観"の問題がある。摂食障害の人が望ましいとする体型，審美観の背景には，現代社会の審美観がある。思春期は周りから自分がどのように見られるかということや，容姿，流行に最も敏感な年頃で，社会の審美観に振りまわされやすい。摂食障害の人は，非常に非現実的な社会の審美観を，真に受けてしまう傾向があるということであろう。そこには，「今の自分が好きだ（今の体型をよしとする）」という感覚の欠如，自尊心の欠如がある。

なお，以前はシンプルな摂食障害のみの患者が多かったのに対し，近年はアルコール依存症を併発した人や，パーソナリティ障害（特に境界性パーソナリティ障害）など，ほかの精神疾患を抱えた人が増えている。したがって，

食行動のみならず，自傷行為や盗癖等の問題行動が少なくなく認められるようになった。一般病院や精神科病院に入院した摂食障害の患者が，食べ残しを漁ったり，ほかの患者の食べ物を盗んで問題になるという話はよく耳にする。これについては，食べものへのこだわりや強い飢餓感，合理的な思考能力の低下等がそうさせている部分もあろう。いずれにせよ，表面的な問題言動の根っこにある彼らの心の問題に，十分な関心を寄せるべきである。

最後に，摂食障害とほかの嗜癖との相違を確認しておきたい。食するという行為は，飲酒やギャンブル行為とは異なり，生きていく上で不可欠な基本的行為（生活習慣）であるという点である。人間は，眠ったり食べたりしないわけにはいかない。したがって，嗜癖行動につながるような状況に身を置かないことでリスクを避ける（環境調整でリスクを避ける），ということができない。この相違が，摂食障害からの回復を難しくしている。

## 7 ── 買い物依存症

買い物依存症は，比較的最近になって話題となった嗜癖行動といえる。というのは，それより以前には，「ワーカホリック」や「キッチンドリンカー」という言葉がマスコミを賑わしていたからである。一般的に女性は男性以上に，身につけるものや装飾品を買ったり，ウィンドウショッピングをするのが好きである。その楽しみは買う行為そのものではなく，買うことを計画したり，購入したものを着たり使うことにある。時には，希望のものを入手したという感覚が快い場合もあろう。しかし，買うという行為そのものに過度の快を感じたり，「何を買うか」ではなく「何かを買う」こと自体が目的となってしまったら，買い物依存症である。買ったものを使用することなく，そのまま箪笥や押入れにしまいっぱなしにしておく人もいれば，消費者ローンから借金をしてまで買い続けるという人もいる。なお，消費者ローンの女性の職業別顧客リストをみると，看護職がかなり上位に位置しているそうである（もちろん，借りた女性が全員，そのお金で買い物をしているというわけではない）。看護職には「一定の収入が得られる固い職業」というイメージがあって，貸しやすいという。

それにしても、どうして買う行為そのものが嗜癖の対象になるのだろうか。一つは、一定の金額以上のものを買う行為は緊張感を伴い、しかも、その商品が自分の欲していたものであれば、入手する時の満足感や達成感が高いことがあげられる。加えて、例えばデパートで一定の金額以上のものを買うとなれば、店員が丁寧にあれこれサポートしてくれるので、そのもてなしも一つの快体験（優越感）に相当する。実際、安価な日用必需品の購買に嗜癖する人は少なく、どちらかというと高価なもの、贅沢でゴージャスなものが対象となりやすい。以上の緊張感、満足感、達成感、優越感のセットは、自己認識を高めると同時に快をもたらすことから、嗜癖の誘引因子に相当する。

最後に、買い物依存症とほかの嗜癖との相違をおさえておきたい。ギャンブル依存症と同様、買い物依存症には身体がどうなるという問題はない。金が続く限りその嗜癖は継続していく。しかし、ギャンブルに特有な射幸感等の、嗜癖の強化要素は欠いており、また、あくまでも購買行為であって、ギャンブルのように紙幣が一瞬でただの紙切れになる、というのとは違う。一方、購買であれば基本的に日常の生活行動であって、食事と同様その行為をまったく避けるということはできない。豪華なものを買うのは非日常的なこと、という解釈も可能だが、普段の些細な購買からそうでない購買に移るのは容易い。

## 8 ── 対人関係依存と共依存

対人関係依存は嗜癖の中でも最もわかりづらく、嗜癖している本人さえも気づかないことが多い。これまで述べてきた嗜癖行動が、物質や行動を依存対象とするのに対し、対人関係依存は「他者との関係性」への依存なので、見えづらくても当然である。対人関係依存の典型例は「共依存」である。共依存の人の行動は一見、他者を助けているかのように、または他者のために奉仕しているかのように見える。しかし実際は、共依存の人自身が、他者の存在を必要としている。彼らは、自分で自分の人生や存在を価値づけられなかったり、他者との関係性を通じてしかアイデンティティを見いだせない人だったりする。そういう意味ではまさに、依存する人であり、自立していな

い人ということになる。

　共依存という言葉や概念が生まれたきっかけは，アルコール依存症者とその家族をケアする人たちから発せられた素朴な疑問である。それは，アルコール依存症者の夫を持つ妻は，酒癖が悪くて暴力を振るうような亭主となぜ離婚しないのか，逃げるどころか，仕事もしない夫になぜそこまで献身的に世話を焼くのか，という疑問である。そしてよくよく観察すると，妻たちの世話焼き行動は結果的に夫の飲酒行動を可能にさせ，さらには助長させていることに気づいたわけである。妻が夫の飲酒による不始末を尻拭いすることで，夫をダメ男にし続けていること，そのために妻はますます夫の世話を焼かねばならないという悪循環が明らかになってきた。

　このように，結果的に飲酒者の嗜癖行動を可能にしてしまうような行為を"イネイブリング"という。そしてそのような行為をする人を"イネイブラー"と呼ぶ。普通ならば，問題だらけの夫に愛想をつかして別れてしまうような状況にあっても，イネイブラーにはそれができない。夫に構わず，自分の生活や人生を思う存分楽しめばよいのに，それができないのである。彼女らは，自分の人生ではなく夫の人生に入り込んで，そこに自分の生きがいを見いだそうとする。これは他者の人生をコントロールすること（他者への依存）に相当する。そして共依存傾向のある人にとって，アルコール依存症をはじめとするさまざまな依存症者，嗜癖者は，格好なコントロールの対象になりやすい。なぜならば，依存症者の依存対象が物質や行動であっても，その心性の根底には人への依存があるからである。依存させてくれる人は彼らにとっても，理にかなった相手となる。したがって，こうしてできあがったペアは互いに依存し合うカップルである。同じような構造を"バタラーとバタードウーマン"（殴る男と殴られる女）の関係にも見いだせることがある。

　ただし，大切なのは，嗜癖者の家族（パートナー）がすべて共依存というわけではないという点である。特に，こうした構図やモデルを安易に暴力や犯罪問題（DVや虐待）にあてはめてしまうのは，非常に危険である。犯罪はあくまでも司法モデルの中で一貫して対応されるべきであり，その上で，暴力の被害者と加害者の心理的背景を加味したセラピーやケアがなされるべきである。共依存モデルに偏重して被害者をとらえることは，彼らの人権や

尊厳をさらに傷つけてしまうことになる。

　なお，イネイブリングについて補足すると，通常は嗜癖者の最も近くにいる配偶者や家族によるものが多いが，時に，主治医や医療者が無意識的にイネイブリングしていることがある。例えば，酒に甘い主治医が，本来ならば患者に禁酒を指示すべき診療場面で，（自分も飲むのでついつい）「ビール1本くらいならOKですよ」と説明したら，それはイネイブリング行為であり，その医師はイネイブラーに相当する。

　次に，共依存傾向にある人の献身的な行為と，ボランティアな行為の相違をはっきりさせておきたい。人を助けることやケアすること，その結果，相手から感謝されて嬉しいこと，満足すること，また人の役に立つことにやりがいや生きがいを感じることは，すべて人として自然なことである。行為そのものも望ましい社会的行為である。そこには，他者を思いやる気持ち，慈悲の心，支援を必要とする人とのかかわりを通じて何かを学びたい，成長したいなど，さまざまな内発的な動機づけ★4がある。ほどほどに自立した人が，そのような自然なニーズに基づいてボランティア活動に臨み，他者とのかかわりの中でアイデンティティを強化したり，自尊心を高めたり，達成感や喜びを得たりするのであれば問題はない。しかし，自分自身が自立していないにもかかわらず，それを埋め合わせるかのようにこれらの行為を志向するとなると，矛盾した話になってしまう。共倒れか，共依存である。

　最後に，共依存と看護の関係について触れておきたい。ケア提供者の中には，共依存傾向にある人が少なくないという。基本的に，人をケアしたり助けることが好きな人が対人援助の職業を選択しやすいゆえ，当然といえば当然な話である。しかし，前述したように，患者をケアすることでしか自分を見いだせないとなると問題は別である。例えば，患者とのかかわりの中でほどほどな距離感が持てなくなったり，必要以上に巻き込まれたり巻き込んだり，その結果，ほかのスタッフとの足並みがそろわなくなる，といった支障

---

★4──内発的動機づけとは，義務，強制，賞罰（賞は金銭・名誉・物など外的報酬を意味する）といった，外的強化に基づかない動機づけのこと。内発的動機づけ（例えば「好奇心」）に基づいた行動は行動そのものが目的であるが，外発的動機づけに基づいた行動は何らかの目的を達成するためのものである。

が生じてくる。また，患者との関係性に依存するため，掲げた看護目標が仮に「患者さんが良好な状況になること」であっても，根源にある最大の関心事は，その患者から「自分がどれだけ必要とされるか」ということになる。看護職としてのかかわり行為が軌道から逸脱してしまう。

## 9 ── 性（恋愛）依存症

　性（恋愛）依存症も対人関係依存の一つである。依存対象は恋愛相手の異性であったり，その人との性的関係そのものだったりする。普通の恋愛との相違は，まず相手との恋愛関係を通じて本人や相手，または周囲に明らかな支障が生じていること，また恋愛の様相が，次から次へと相手を変えていくパターンであったり，「（特定の）誰かを愛する」というよりはむしろ「誰かを愛さずにはいられない」という強迫性を帯びていることである。ここで注意してほしいのは，「○○さんを愛さずにはいられない」ではなく，「誰かを愛さずにはいられない」という心性である。インターネット依存と重複した性依存症もあるようだが，それも性依存の一形態といえる。

　とはいえ，今のところ臨床の場で性依存症という診断名を得ることは少ないと思われる。多くはほかの精神疾患名をもって，あるいは，さまざまな依存症を包含した依存症候群としてとらえられており，前者の場合は，感情障害，不安障害，パーソナリティ障害等に併発している嗜癖症状というとらえ方になる。実際，うつ病の患者が薬物療法を受けている間に躁転し，恋愛依存症とまったく同じような状態を呈することがある。例えば，それまで恋愛の「れ」の字も縁のなかった中年の女性が，突然人が変わったように男性を追いかけるようになることがある。

## 10 ── インターネット依存症

　インターネットにはまる人の基本的条件や傾向として，インターネット操作ができること，最初の段階で，それを嗜癖的に操作できるような（操作に没頭できるような）時間と場所があること，インターネットに特有な世界が

自分にマッチすること，例えば，人との生のかかわりよりも画面上の仮想のかかわりを好むこと（生のかかわりが苦手であること），即時性を求めること（計画や思考のプロセスよりも結果に価値を置き，結果に至るまでの人とのやりとりは排除したい傾向にあること）等があげられる。なお，ほかにインターネット依存症と類似したところでコンピューター依存やブログ依存等があるが，特にブログは，今や小学生，中学生の間ですっかり浸透し，現代っ子のコミュニケーションツールになっている。携帯電話によるコミュニケーションと同じで，自分の使用したい時に使用でき，情報を得たい時に得ることができるという融通のよさが魅力の一つである。しかし，時に危険な事態に巻き込まれる可能性もあり，自己責任が問われるツールでもある。判断能力のある人が使用するならばよいが，子どもが使用する場合は注意が必要である。

　こうして振り返っていくと，インターネットからコンピューター，ブログ，場合によっては携帯電話さえ依存対象としてとらえることが可能であるが，元々は，コントロールがきかないほどインターネットに夢中になってしまい，挙句の果てに長時間パソコンから離れられない，本来の仕事ができない，家事ができないという人たちが依存症である。すべての事象をアディクションや病気の枠組みでとらえ，何でもかんでもアディクションや病気にしてしまうことは適切といえない。

# 4 嗜癖からの回復

## 1 回復とセルフヘルプグループ
―― アルコール依存症を中心に ――

### ❶ セルフヘルプグループの必要性

　ここまでの話で，嗜癖行動が消失することが嗜癖からの回復ではないことは十分予測できるであろう。嗜癖に陥るようなもののとらえ方，考え方，気持ちの持ち方が問題なのである。したがって，嗜癖からの回復とは，嗜癖せざるを得ないような心性を，そうしなくてもよい心性にすることである。アルコール依存症者であれば，「今は落ちぶれているけれど，本当は周りの人が一目置くような自分なんだ」というような尊大な自己イメージに酔う必要なく過ごせること，今ある自分をあるがままに受け入れて，人は人，私は私というスタンスを自然にとれるようになることである。それには，自分の無力を実感し，嗜癖で生じた喪失を受け入れ，これらの体験を未来につながるステップとして意味づけること，嗜癖との付き合いそれ自体を人生に統合させることが大切である。そうすることで，これまでの自分を卑下することなく，といって尊大になる必要もなく，対等に人と接することができるようになる。これが回復の基本である。

　その前提として，まずは普通のことが普通にできるようになることが目指される。普通のこととは，人としての当たり前の生活習慣や社会的な行動のことである。奇妙な話であるが，長い間依存症であった人は規則正しい生活ができなかったり，時に基本的な挨拶ができなかったり，常識的な対応ができなかったりする。そのような人としての基本的な習慣やソーシャルスキルを学びつつ，依存する心の修正を図るわけである。そして，こうした回復プロセスの中では仲間との交流が不可欠である。なぜならば，嗜癖からの回復は生き方の修正であり，そのモデルは同じ仲間から得るしかない。また，彼らの心性を最も理解できるのも同じ嗜癖者である。仲間は回復のモデルであ

り，共感を得られる強力なパートナーかつサポーターである。先を行く仲間は後輩の回復モデルとなり，先輩をモデルとして回復したアルコール依存症者はいずれ，自分自身が後輩の回復モデルとなるわけである。

以上より，嗜癖からの回復にセルフヘルプグループ[★5]や，グループメンバーとのかかわりが不可欠であることを理解してもらえただろう。なかには，セルフヘルプグループのメンバーになることなく，院内患者会への参加のみで回復できる人もいる。患者（仲間）同士の交流がまったくなくても回復できる人も，稀ではあるがいる。しかし，登山の時に先行く人が見えたり，標識があったほうが間違わずに登れるのと同じで，セルフヘルプグループに参加して仲間と一緒に回復を目指すほうがより安全である。

### ❷ AA

ここで，嗜癖関係の国際的なセルフヘルプグループとして，AA（Alcoholics Anonymous：無名のアルコール依存症者たち）を紹介したい。AAとは1935年，米国のビルというディーラーがボブという医師と出会ってスタートしたアルコール依存症者のセルフヘルプグループである。2人ともアルコール依存症者であり，ほかのアルコール依存症者を手助けしている間は自分も酒を飲まずにいられることから，酒をやめられずにいる依存症者を探して話をするという実践を重ねて、その回復の方法を洗練させていった。以降，AAはアメリカ全土に，またヨーロッパやアジアにも広まっていった。AAの最も大きな特徴は，AA独自の回復プログラム，12のステップ[8]を持つことである（表1-4）。その構成は，大きく分けると，①自分の無力を認め（酒に対する敗北），②自分を超えたところの絶対的な存在（ハイヤーパワー）を信じ，③これまでの生活を振り返って自分の短所を見いだし，④傷つけてきた人たちへの罪滅ぼしを考え，⑤仲間に回復の道を示す，の5段階になる。

この中で出てくるハイヤーパワーとは，自分が心から信じることができる

---

[★5] self-help group：共通の障害や病気，体験，困難等を抱えた当事者同士が，「わかちあい」を通じて支え合い，体験を通じて得られた知識等を共有し合うこと，またピアサポート等の活動を経て自他による偏見から解放され，その結果，メンバーそれぞれが社会参加を果たしていくこと，以上を目的とした自助グループのことである。

表1-4　12のステップ（AA）

1　私たちはアルコールに対し無力であり，思い通りに生きていけなくなっていたことを認めた。
2　自分を超えた大きな力が，私たちを健康な心に戻してくれると信じるようになった。
3　私たちの意志と生き方を，**自分なりに理解した**神の配慮にゆだねる決心をした。
4　恐れずに，徹底して，自分自身の棚卸しを行い，それを表に作った。
5　神に対し，自分に対し，そしてもう一人の人に対して，自分の過ちの本質をありのままに認めた。
6　こうした性格上の欠点全部を，神に取り除いてもらう準備がすべて整った。
7　私たちの短所を取り除いて下さいと，謙虚に神に求めた。
8　私たちが傷つけたすべての人の表を作り，その人たち全員に進んで埋め合わせをしようとする気持ちになった。
9　その人たちやほかの人を傷つけない限り，機会あるたびに，その人たちに直接埋め合わせをした。
10　自分自身の棚卸しを続け，間違ったときは直ちにそれを認めた。
11　祈りと黙想を通して，**自分なりに理解した**神との意識的な触れ合いを深め，神の意志を知ることと，それを実践する力だけを求めた。
12　これらのステップを経た結果，私たちは霊的に目覚め，このメッセージをアルコホーリクに伝え，そして私たちのすべてのことにこの原理を実行しようと努力した。

AAワールドサービス社の許可のもとに再録

絶対的な存在を意味する。ある人にとっては自分が信仰する神であるし，ある人にとっては自然や大地であったり，人によっては先祖や親であったりするかもしれない。必ずしも宗教や信仰の神を意味しているわけではないが，「神」という言葉のイメージから，キリスト教や宗教団体と誤解されることもあるという。

　AAメンバーはこの12のステップに則って，自身の回復と成長を目指すわけだが，AAではさらに，先行く先輩がプログラムをスタートして間もない依存症者とペア（スポンサーとスポンジー）になって，プログラムの伝達を行う（回復の手伝いをする）というシステムがある。スポンジーはスポンサーに何でも相談し，スポンサーは自分のことのようにスポンジーの世話をする。こうした相互交流も，AAならではの回復に向けた有効な方策といえる。これまでAAや12ステップが世界的に広まってきたという事実が，嗜癖からの回復におけるセルフヘルプグループと回復プログラムの有用性を物語っている。

　日本にAAが紹介されたのは1950年頃で，AA日本のはじまりは1975年と

されている。また日本の断酒会は，AAのデザインを参考にしつつも，日本人の特質に合わせてAAの匿名性や非組織化，献金性といった原則を取り除いて設立された，日本独自のセルフヘルプグループである。現在，アルコール依存症のセルフヘルプグループといえば，AAと断酒会の二つが代表的である。なお，AAや断酒会はアルコール依存症者のセルフヘルプグループであるが，ほかにも多くの嗜癖関係のセルフヘルプグループが存在する。嗜癖者の家族のセルフヘルプグループもある。それらの中では，プログラムとして12のステップを用いているグループが多く，その場合，プログラムの内容や表現が，各嗜癖対象に合わせて多少修正されている。例えば，薬物依存症者のセルフヘルプグループ，NA（Narcotics Anonymous）では，12のステップの第1ステップは，「私たちは，アディクションに対して無力であり，生きていくことがどうにもならなくなったことを認めた」と表記されている。

### ❸ 家族の回復

　最後に，家族の回復について述べておきたい。家族の回復とは，もしその家族が前述した共依存の傾向を持つ人であれば，共依存からの脱出がその回復である。依存症の夫や息子の世話に追われるのでなく，自分の人生を生きることを目指す。といって，依存症の夫を排除したり，無視したりするのではなく，夫のことを気にかけつつも自分の生活や楽しみを優先するということである。そして，アルコール依存症者の子ども（狭義のアダルトチルドレン）の場合は，自分が自分（の人生）のボスになることが回復である。ここで狭義の，とあえて限定したのは，そもそも「アダルトチルドレン」とは，アルコール依存症者のいる家庭で育った成人した子どものことを意味したが，次第に機能不全の家庭の中で育った人を指すようになったからである（アダルトサバイバー）。彼らは，依存症の親と共依存の親の間に入って，不安定な家庭を崩壊させないように，近所の人に家庭の秘密が露呈しないようにと，張り詰めた毎日を送ってきた人たちである。自分がケアされる機会もなければ，自分をケアする余裕もなく，常に自分より家族や他者を優先して生きてきた人である。これまでの枠組みを壊し，自分が自分のストーリー（人生）の主人公になるには，意図的な自己変革が必要となる。

## 2 ── 治療

### ❶ 薬物療法

　精神科疾患の治療においては薬物療法が基本であるが，アルコール依存症や薬物依存症の場合は，それぞれ独自に用いられている薬物はあるものの，嗜癖や依存性そのものに対する薬物療法はほとんどないといってよい。対処療法として精神安定薬や睡眠薬等はしばしば使用されている。日本でアルコール依存症独自の薬物療法といえば，シアナマイド（シアナミド）やノックビン（ジスルフィラム）といった抗酒薬である。肝臓中のアルデヒド脱水素酵素の働きを阻害してアルコールの分解を抑え，少量の飲酒でも極度の悪酔い状態を作るために（顔面潮紅，熱感，頭痛，悪心・嘔吐等の急性症状が発現），酒が飲めなくなる。つまり，早く酔うために飲みにくくなるということである。仮に抗酒薬を飲んだ後に飲酒すると，自律神経系の大嵐のような症状に見舞われ，2度とそのような試みはしなくなる。というよりも，あらかじめ医師からその危険について十分説明されているので，普通の人ならばそのような冒険はしない。シアナマイドであれば毎日内服し，ノックビンであれば毎日内服か，1週ごとに1週間の休薬期間を設けながら内服し，断酒の一助とする。強制ではなく本人の断酒意欲を確認した上で，予防的に（お守りとして）抗酒薬を用いるのが望ましい。

　次に，薬物依存症独自の薬物療法といえば，欧米ではメサドン維持療法等が有名であるが，日本では用いられていない。メサドン維持療法（メサドン置換療法）とは，依存性の高いオピオイド依存症に対して，依存性の低いメサドンに依存対象（薬物）を切り替えていくというものである。

　欧米の依存症の薬物療法は大きく分けて，①渇望を抑制するものと，②オピオイド依存症に対するメサドン維持療法とそれに代わるブプレノルフィン（buprenorphine）維持療法がある。前者についてアメリカでは，FDA（US Food and Drug Administration）が解毒後の渇望を抑制するための薬物としてジスルフィラム（disulfiram），ナルトレキソン（naltorexone），アキャン

プロセート（acamprosate）を承認している。ナルトレキソンはオピオイドアンタゴニスト★6で，アメリカでは1984年からオピオイド依存症治療に適用され，1994年にはアルコール依存症の治療薬としても認められた。アキャンプロセートは2004年に承認されている。

### ❷ 精神療法

　精神療法では，嗜癖へのアプローチとして，動機づけ面接法（motivational interviewing）が注目を集めている。動機づけ面接法はミラー（Miller, W.R.）が開発したもので，1970年代終わりから80年代にかけて行われるようになった[9]。動機づけができていないクライエントを動機づけることを主眼としているが，これまでの先行研究では，動機づけ面接法を受けた介入群が，対照群と比較して優位であることが一貫して実証されてきた。動機づけ面接法以外にも行動療法，認知療法，認知行動療法等が有効とされている。

　また，日本独自の内観療法を取り入れている医療機関もある。内観療法とは，吉本伊信が創設した精神（心理）療法で，集中内観の場合は研修所や病院等の一室に数日間こもって（外界との接触を遮断して）行うが，日常内観は普段の生活の中で簡単に行うことができる。その内容は，例えば自分が母親，父親，身近な人から「してもらったこと」「して返したこと」「迷惑をかけたこと」を想起するというものである。そうした手続きを踏むことで自分を客観視することができ，自分がいかに人から大切にされてきたのか，それに対してどれだけの恩返しができたか，というかかわり（事実）を振り返ることができる[10]。

　集団精神療法であれば，セルフヘルプグループのところでも少し触れたが，「（自分の背中は見えないが）仲間の背中は見ることができる」という意味で，メンバーの均一性を高めた集団精神療法が効果的である。グループメンバーの語りを聴くことで気づきを得，否認を破り，真実の自分に直面し，それを

---

★6——opioid antagonist：オピオイドの拮抗薬。オピオイド受容体に働いてオピオイドの効果（鎮痛作用等）を阻害する遮断薬のこと。オピオイドとは，オピオイド受容体に結合して効果を発する物質のことで，アヘン，モルヒネ，コデイン，脳内化学物質のエンドルフィン等を指す。オピオイドアンタゴニストであるナルトレキソンは，アルコールによるエンドルフィンの効果（高揚感や陶酔）を減じる作用を持つ。

受け入れていくことができる。

　なお，セルフヘルプグループのミーティングも，枠組みを設定し，集団力動を活用し，サポーティブ（治療的）であることを目指した集団プログラムという点では，医療機関が提供する集団精神療法と共通している。アルコール依存症の治療では，外来通院と抗酒薬の内服，セルフヘルプグループへの参加が「治療の三本柱（三種の神器）」といわれているが，外来通院はともかく，セルフヘルプグループへの継続的な参加（ミーティングの出席）は，断酒や断薬の道を歩む人にとって強力な武器となる。多くの人は回復途上で複数回リラプス（再燃）するが，グループではそれを肯定的にとらえ，その体験を有効活用する。時に，たまたま行ってみたセルフヘルプグループが自分に合わない，相性が悪い，自分が求めている先輩や回復者がいない，という場合もあるかもしれないが，もしそうであれば，自分が気に入るセルフヘルプグループを自分の足で探し求めればよいのである。もちろん，その人にとって合わないセルフヘルプグループや先輩が，別の人にとってはベストであることもある。セルフヘルプグループでは，彼らが自分の足で歩き，汗を流してミーティング会場に辿り着くことが重視されている。遠ければ遠いほどよいともいう。

　以上のセルフヘルプグループに関する基本はすべて，薬物依存症者のセルフヘルプグループにおいても同様である。ただし，薬物依存症者のセルフヘルプグループはアルコール依存症者のそれほど数が多くないため，複数のグループを歩き回るといっても限界はある。

### ❸　アルコールの在宅解毒

　最後に，海外のアルコールの在宅解毒について紹介する。イギリスでは，解毒は離脱症状をコントロールするという観点から，従来入院治療を原則としていた。しかし1951年にWHOから外来治療を強調したレポートが発表され，さらに1980年代には地域にアルコール解毒チームが開発されたことから，在宅解毒がスタートした（ただしコミュニティ看護師の訪問が毎日ある）。解毒の場が病院から在宅に移行してきた背景には，入院治療の医療費が高額であること，入院治療にはスティグマ（偏見）が伴うこと，自宅で解毒するほ

うが治療や断酒が継続しやすいこと，家族を巻き込んでサポートできること，外来や在宅での解毒は安全性が高く効率的であること，入院の順番を待たなくて済むこと，等の事情があったという[11],[12]。

## 3 ── 医療の限界，セルフヘルプグループとの連携

　内科や外科では，入院してきたアルコール依存症者の身体は治せても，また入院中の飲酒行動を禁じることはできても，心の回復を図ることは難しい。精神科病院やアルコール専門病棟に辿り着くまでに，一般病院での入退院を複数回経験しているようなケースでは，入院のたびに飲める身体に治してもらい，また飲み過ぎて入院するというパターンを繰り返している。嗜癖せざるを得ない心の闇の部分には何の介入もされていない。たとえ医療スタッフから「お酒は飲まないほうがよいですよ」という助言があったとしても，嗜癖者にとってそれは，砂漠での1滴の水程度の意味しかなさないことが多い。「あなたはアルコール依存症の可能性が高い。だとすれば身体科の入院を繰り返したところで意味はありません。精神科や専門病院で治療しない限り，この病気はどんどん進行していきますよ」という説明が必要である。

　つまり，専門治療の場につなげることが鉄則である。そして運よく専門病院に入院し，専門的治療を受けたとしても，回復率（断酒率）は2〜3割というのが現状である。残りの7割は結局リラプスを繰り返し，今度は専門病院への入退院を繰り返すことになる。したがって医療者が，病院や医療機関で自分たちがかかわることによりアルコール依存症の治療が完結し得る，と考えたら大きな間違いである。そのようなことは不可能であり，医療機関や医療者ができることの限界は明らかである。そこで不可避的に，地域のセルフヘルプグループや患者会など，当事者組織との協働が必要となってくる。患者をこうした組織に結びつけることは，専門病院で働く医療者の重要な役割の一つといえる。

　とはいえ，アルコール依存症者のリハビリテーションに関して，セルフヘルプグループに結びつけることが医療者のできる唯一のこと，というのも奇妙な話である。実際，セルフヘルプグループからすれば，そのような大役を

押しつけられたら，(たとえ国からわずかな補助金がついたとしても）いい迷惑である。第一，セルフヘルプグループの有用性を認めることと，医療者が医療者としての役割を放棄することないし役割を探求しないことは，別のことである。医療機関が，依存症者のリハビリテーションを丸投げしてよいはずがない。セルフヘルプグループと医療がどのように連携できるのか，医療がセルフヘルプグループに依存するのでなく協働できること，セルフヘルプグループが期待される務めを果たせるよう，それなりの経済的・体制的・方法論的な支援を行政や医療機関が提供できることが，将来に向けての課題といえよう。

## 4 ── 回復（リハビリテーション）施設

　アルコール依存症や薬物依存症の治療において，病院を退院後，以前の生活にそのまま戻るのが難しそうな場合（再飲酒したり再使用する可能性が高い場合），リハビリテーション期間ということで中間施設を利用することがある。例えば，アルコール依存症であればマック（Maryknoll Alcohol Center：MAC），薬物依存症であればダルク（Drug Addiction Rehabilitation Center：DARC）等がそれで，嗜癖治療機関の一環として大きな役割を果たしている。それだけの役割を回復者による民間施設に丸投げしてしまってよいのか，という前述の問題はあるものの，医療機関との適切な連携を実現しているところも多い。

　なお，アメリカでは専門病院や回復施設の種類が豊富で，多様な社会階級の人がそれぞれ行きやすい病院や施設で治療やケアを受けることが可能である。例えば，バリバリと仕事をこなしていた企業人が何かをきっかけに依存症になったとする。彼は嗜癖の問題が解決すれば，比較的スムーズに社会に復帰することが可能な人である。このような人たちが，長い間収入もなくホームレスのような放浪生活をしてきた依存症者，軽い認知症のある高齢の依存症者，知的障害があって生活保護を受けている依存症者等と，同じ時空間で一緒にミーティングやプログラムを行ったり，集団精神療法を受けるのは無理がある。アメリカでは，現役の企業人が参加しやすいミーティングやリハ

ビリテーション施設がある一方で，そうでない人たちが参加しやすい施設も用意されている。このような体制や観点は，見落とされがちであるが実は大変重要なことである。

　身体の治療であればともかく，心や精神の治療において，機関が提供する文化的環境や，スタッフや入院患者が醸成する人的環境が及ぼす治療的影響は，計り知れない。ある程度均一なメンバーがそろっていれば，患者にとってその場はより居やすい場所となり，仲間や回復者モデルも探しやすくなるはずである。ただし，日本において，個別性を重んじた多様な施設群を準備できるのは，かなり先の話といえるだろう。今は，医療機関や中間施設があるか否かの次元である。

## 5 ── 回復支援のあり方 ── アメリカと日本の比較 ──

　ここで，嗜癖からの回復支援では日本の先を行くアメリカと，日本の回復支援のあり方の相違をおさえておこう。医療機関や回復施設の多種多様性もその一つであるが，最も大きな違いは，アメリカではいったん嗜癖者となっても，その後にいくらでも"サバイバー"として活躍する場が提供されるという点である。実際，多くの嗜癖回復者（リカバード）が医療やリハビリテーションの場でスタッフとして働いている。資格を獲得した専門家も多い。日本でも同じような例はあり，マックやダルク等の民間の中間施設では，サバイバーである当事者がスタッフに占める割合は非常に高い。しかし，医療機関や公的な中間施設となると，その数は極端に減少する。彼らの体験が有効活用されるような体制作りが，積極的になされているとはいえない。AAのプログラムに準じれば，リカバードは後輩を回復に導く役割を使命と認識し，その役割を果たし，それを通じてさらに成長し続けていく。そうであればそうした原理を踏まえて，回復者にとっても現在苦しんでいる嗜癖者にとっても，双方にサポーティブな仕組みを作っていくことが重要であろう。

　筆者が研修で訪問したアメリカの依存症治療センターでは，臨床心理士や看護師，ソーシャルワーカーのほとんどがリカバードであり，彼らはそれなりの学業や訓練を積み，もちろん資格も得ている。職場にはリカバードに対

する偏見のようなものは一切なく，彼らの当事者としての体験は，治療者の強みとしてとらえられている。彼らは，治療者として働く間にもAAのミーティング等に参加し続け，自身の回復をさらに固めていく。患者にとって必要とあれば，彼らは自身の体験を率直に披露しているともいう。そうしたことが自然にできる雰囲気や，個人の体験が尊重され，自由と安全が保障される文化がある。

次の大きな違いは，回復の概念がハームリダクションを基本にしていることである。前述したように，ハームリダクションとは，「嗜癖の対象を少しでも害の少ないものに移行できればよい」「嗜癖による弊害を少しでも減らせればよい」という発想である。薬物使用を根絶することができないのであれば，せめてそれに併発しやすいHIV等の感染症を予防しようと，清潔な注射器を街中で配布する取り組みの根底にも，ハームリダクションの理念がある。だからこそ，リラプスに対してもある意味で寛大である。

アメリカの下町にある依存症回復施設（ハーフウェイハウス）での話であるが，そこではまず，行政から利用者に住む場所が提供される。このような順序は，日本では考えられないことである。日本であればまずは，飲酒や薬物の使用を禁じ，それが一定期間守られ，それが確認できて初めて生活費や住む場所を保障する。しかしアメリカでは，嗜癖行動の有無を問う前に，彼らが最も必要としているものを先に提供していた。そして，その人がリラプスして施設に来なくなっても，再来所した時には温かく迎えていた。リラプスを何度繰り返しても，サポーティブな対応は変わらない。これも，最初から完璧な回復を目指さないという姿勢，「嗜癖にスマートな回復はあり得ない」という認識があってこその対応といえる。嗜癖が止まるか否かよりも，依存症者のQOLが少しでも向上するように支援する，というケア観である。

最後の相違は，お金の流れが違うということである。それは，国民の嗜癖問題への認識の相違にもつながっていく。アメリカの民間のリハビリテーション機関や中間施設等は，企業や団体から巨額の寄付金を得ており，それを施設設立の拠出金や運営資金として利用している。税制の違い，寄付に対する国民の意識の相違もあるため一概にはいえないが，日本とは比較にならない額の寄付金や国からの補助金が，嗜癖者のリハビリテーションや回復に

投入されている。ほかにも，嗜癖の治療開発に必要な調査研究に投資されている金額，患者1人に対する看護師の人数等，さまざまな面で日本との相違が認められる。いずれも日本の課題としたいところである。

**参考文献**
1) 斎藤学：嗜癖論からみたサバイバー──ACから「男らしさの病」まで，アディクションと家族，19（1），pp.34-47，2002．
2) Volkow ND, Wang GJ, Fowler JS, Logan J, Gatley SJ, Gifford A, Hitzemann R, Ding YS, Pappas N: Prediction of reinforcing responses to psychostimulants in humans by brain dopamine D2 receptor levels. Am J Psychiatry 156（9）：1440-1443，1999．
3) 日本たばこ産業株式会社：全国たばこ喫煙者率調査，各年．
4) 國分康孝：カウンセリングの理論，誠信書房，pp.210-240，1981．
5) 髙橋三郎・大野裕・染谷俊幸訳：DSM-Ⅳ-TR 精神疾患の分類と診断の手引（新訂版），医学書院，2003．
6) 帚木蓬生：ギャンブル依存とたたかう，新潮選書，p.14，2004．
7) 末松弘行：歴史からみた神経性食思不振症，現代のエスプリ232 思春期の拒食症と過食症，pp.36-43，1986．
8) AA日本出版局訳編：十二のステップと十二の伝統，NPO法人AA日本ゼネラルサービス，2005．
9) ウイリアム・R・ミラー・ステファン・ロルニック著，松島義博・後藤恵訳：動機づけ面接法，星和書店，2007．
10) 古今堂雪雄：新・あるカウンセラーのノート，財団法人関西カウンセリングセンター，pp.111-117，1996．
11) Williams S: Introducing an in-patient treatment for alcohol detoxification into a community setting. J Clin Nurs 10（5）：635-642，2001．
12) Alwyn T, John B, Hodgson RJ, Phillips CJ: The addition of a psychological intervention to a home detoxification programme. Alcohol Alcohol 39（6）：536-541，2004．

アディクション看護

第2章

# 1 アディクション看護とは

## 1 ── アディクション看護の定義

　アメリカでは，アディクション・ナーシングの明確化を目的として，1983年に，アメリカ看護協会（ANA：American Nurses Association）とアディクション関連の看護学会が調査班を結成し，それは，物質や行動への嗜癖の予防・介入における看護実践，すなわち，アディクション看護を記した「Care of Clients with Addictions : Dimensions of Nursing Practice」の発刊（1987年）となって結実した。その後もアメリカの看護界は，アディクション看護の専門性と独自性を確実に明示・発展させてきた。

　アメリカのアディクション看護学会であるIntNSA（International Nurses Society on Addictions）とアメリカ看護協会によれば，アディクション看護は，「いかなる状況にあろうと，アディクションによって苦しむ人々に提供される看護を指し，アディクションに関連した人間の生物・行動学的反応，心理・社会的反応，またスピリチュアルな反応まで，あらゆる側面を統合してケアしていこうとする極めて専門的な看護実践」と定義されている[1]。具体的には，①アディクションを抱える人々に対する直接的な看護と，②（個人のみならず集団や社会を含む）アディクション現象へのかかわりの二つに分けられ，後者には，①アディクションの予防・啓発活動，②早期発見とそのための体制作り，③社会復帰に向けての看護体制の構築，④アディクション看護の教育とその体制作りが含まれる。そして，前者の直接的なアディクション看護を展開する上では，嗜癖問題を抱えた人々との間に信頼関係を築くことが最も重要とされている。

## 2 ── なぜ看護なのか？

　アディクション問題においてなぜ，看護職に予防や早期発見，介入の役割

が期待されるのかという点であるが，①保健医療福祉の現場で最も数が多い専門職であること，②看護は対人サービスであり，看護職は関係性作り（対人関係）のプロであること，③患者やその家族を精神面，心理社会面，身体面からトータルに看ることを訓練された専門職であること（アディクション問題は精神面，心理社会面，身体面に支障をきたし，すべての面で支援を必要とする疾患である），④多職種から構成された保健医療福祉チームの中で唯一，看護職はどのような状況下にあっても，どのような問題に対しても調整役になれる立場にあること，⑤看護職は多くの場合，患者や当事者の最もそばに，最も長くいる専門職であること，⑥患者にとって看護職は，悩みや気持ちを，肩肘張ることなく，自然に，素直に話すことができる専門職であること，などが理由としてあげられる。特に，身体面のケアができる点は有利であり，身体的ケアの場は看護職にとって介入の絶好のチャンスとなる。

　看護職は常に１人の人間として患者に接する。"関係性の病"である嗜癖問題を抱えた人にとって，そうした看護職とのかかわりは，人との関係性を学習する場となり，看護職は時に彼らのモデルとなる。嗜癖者は，「その人がその人らしい」ことが許されること，それが１つの力であることを学んでいく。看護職の，他者との自然で適切な距離の保ち方や，関係を維持し時に終結するという関係性の展開は，彼らにとって生きた教科書となる。

## 3 ── 精神科以外の場でのアディクション看護とその原則

　一般の医療現場で看護職が嗜癖問題と遭遇した場合，ケアの原則は，嗜癖行動が自他の支障になっていることを本人に認識してもらうことである。その上で，彼らが嗜癖をコントロールできるようサポートすることになるが，嗜癖とはそもそもセルフコントロールの欠如ゆえにこれが一番難しい。そこで自分が無力であることや，嗜癖をやめるしか選択肢がないことを自覚してもらうことになる。嗜癖からの回復は結局，嗜癖者自身の問題であり，看護職がそれをどうこうできるものではない。このことを看護職がしっかりと認識していることも，アディクション看護の原則である。

　回復における本人と看護職の関係をイメージすると，最初は看護職が患者

の手を引っ張ってトラックのスタートラインまで誘導しても，その後は患者が1人でトラックを走り，看護職はそれを見守りながら時々「見てますよ」と声かけするという感じである。トラックを走らせようと看護職が患者の手を引っ張るわけでもなければ，一緒にトラックを走る必要もない。患者が今何周目を走っているのかを知っていること，患者に自分が見守っていることや患者が何周目を走っているのかを適宜伝えること，もし患者が転倒したら駆けつけて手当てをすること，看護職にはそれだけが求められている。一緒に走ってはいけないし（それでは依存が助長されてしまう），後を追いかけても意味はない。なお，ほかの嗜癖者も同じ方向に向かってトラックを走るが，レーンが異なるために各々のペースで走ることになる。また何周走るのかは人によってそれぞれ異なるため，ほかのレーンの人は仲間ではあってもライバルにはならない（競合するわけではない）。

　嗜癖者を見つけたらその人を専門機関につなぐことで，看護職の務めは完結するという考え方がある。しかし，それだけでは前述した看護職ならではの専門性を発揮したアディクション看護にはならない。かかわれる時間がたとえ一時であっても，アディクションを学んだ看護職であれば，彼らが嗜癖からの脱出を動機づけられるよう支援できるはずである。

## 2　看護職が出会う嗜癖者とアディクション看護

　精神科看護師に限らず，身体科の看護師，保健師，助産師と，総じて看護職は嗜癖者に出会う機会が多いはずである。総合病院であれば内科，外科，小児科，産科，精神科病棟，PICUやNICU，各科外来，救急外来等，場所によって嗜癖の種類は異なるかもしれないが，嗜癖者にまったく出会わないという部署は少ない。また，訪問看護ステーションや地域包括支援センター，保健所その他の行政機関，助産所，企業，学校，そして看護専門学校や大学等の看護師養成機関でも遭遇し得る。後半の各論で具体的な事例を紹介する

が，ここでは，部署ごとに出合いやすい嗜癖の種類と，それに対する看護を説明する。

## 1 ── 内科外来

### ❶ 内科外来でみられる嗜癖

　内科外来はあらゆる疾患の窓口となっているため，身体に支障が生じた嗜癖者は，まず内科外来を受診することが多い。その時の身体的不調は，嗜癖のために生じたものもあれば，嗜癖には関係なくたまたま体調を崩したというケースもあるだろう。もし嗜癖ゆえに身体を壊したというケースであれば，それは嗜癖がかなり進行した時点での受診ということになる。

　嗜癖が身体的な自覚症状に発展するまでには，相応の時間がかかる。例えば，長期間にわたる大量飲酒と不摂生から低栄養状態や電解質のアンバランス，脱水症状をきたして受診することがある。原因もわからず意識混濁した患者を家族が連れてきたが，ていねいに問診すると，実は朝から飲酒するような生活パターンが1か月以上続いていたというようなケースである。そのようなパターンになった経緯を尋ねると，退職してやることがなくなってからだという。

　ほかに，アルコールや薬物への嗜癖が起こす代表的な病態像として，"離脱症状"がある。長期間にわたる物質摂取があった上で一定期間，その物質を摂取しなかったために生じる身体精神症状であるが，離脱症状もそれなりのステージに至らなければ生じ得ない。そして，離脱症状の多くは急性症状として出現するため，一般の内科外来よりもむしろ救急外来で受けることのほうが多いかもしれない。

　以上のような例はあるものの，内科外来で遭遇する嗜癖者の多くは，嗜癖問題そのものでの受診というよりは，ほかに身体的問題があって受診したというケースである。例えば，高血圧症や糖尿病で内服中で，肝機能障害もあり医師から禁酒を指示されているにもかかわらず毎日5合の晩酌を続けているような外来患者である。アルコール依存症の診断を得ていなくても，嗜癖

問題を抱えていることは明らかである。

また，リウマチ疾患を抱えた患者が，リウマチ薬とは別に，長期にわたって漫然とベンゾジアゼピンの処方を受けていたとする。難治性の疼痛性疾患で治療中の患者が，相当量のオピオイドを長期間使用していたとする。このような場合も，医師や患者が気づいていなくとも，実は処方薬依存であったということがある。

さらに，受診した本人ではなく，家族に嗜癖問題がある場合もある。例えば，家族に付き添われて受診した高齢の認知症患者の身体に，不自然な打撲痕があったとする。本人に何があったのかを尋ねても，辻褄のあった答えが返ってこない。家族に確認すると，風呂場で転倒したというが，次の受診時にはまた，別の箇所に内出血が認められる。それも，普通の転倒であれば生じないような場所に複数確認できる。加えて患者は，低栄養状態で脱水もある。もともとの疾患いかんにかかわらず，普通に生活している限りこのような状態にはならないはずである。この時に外来看護師が，ひょっとしたら高齢者虐待ではないかと疑念を持てれば，それがきっかけで虐待の発覚に至る。医療機関で高齢者虐待が見逃されてしまったら，要介護状態で訪問看護師や訪問介護が入っていればまだしも，次に虐待を見つける機会はどこにあるだろうか。

### ❷ 内科外来でのアディクション看護

上記の例でわかるように，外来の看護師がアディクションに通じていることは，嗜癖問題の予防，早期発見，早期治療の点で非常に有用である。また，アディクションに通じた看護師は，アディクションの観点から本人の状態や家族関係をアセスメントすることができる。嗜癖問題において内科外来は，アディクション看護の専門性がフルに発揮され得る場であり，外来看護師が果たす役割とそれに対する期待は大きい。以下に，飲酒問題と高齢者虐待に対するアディクション看護を具体的に述べる。

内科外来に通院中の患者に飲酒問題があった場合，外来看護師ができることは，まず患者がどのような疾患を抱えていて，どのような自覚症状があり，どのような薬物治療を受けているのか，ほかにも既往歴や生活習慣等の基本

的な情報をできるだけ多く入手し，本人が飲酒をどのようにとらえているかを確認することである。その上で，何が不適切な飲酒に結びついているのかをアセスメントすることである。

　一方，患者にも，飲酒が自身の健康や生活，人生にいかなる影響を及ぼしているかをしっかり考えてもらうことが大切である。そして患者が考えたり，振り返る過程に寄り添うこと，専門病院につなげる必要性等を医療チームで検討すること，それができるように調整することが，プライマリーケアを担う外来看護師の役目となる。

　ここで，専門的な治療が必要な依存症患者なのか，プライマリーケアの節酒指導でよいのかを鑑別するのに有用なスクリーニングテストを紹介する。最も簡単な（設問数が少ない）CAGE[2]，久里浜式アルコール依存症スクリーニングテスト（KAST），AUDIT（Alcohol Use Disorder Test，WHOが開発，10設問で記入時間が2分，採点時間は30秒），MAST（Michigan Alcoholism Screening Test，24設問，採点も含めて15分で評価可）等が有名である。CAGEを表2－1に示す。

　次に高齢者虐待であるが，高齢者虐待は児童虐待と比較して発見しづらいということを，外来看護師は常に念頭に置いておきたい。もし虐待が疑われたら，高齢者の身体的な疑念について医師の診断を確認し，対処については院内のケースワーカーに相談する。その一方で，看護独自に，本人と家族から情報を入手してアセスメントする。児童虐待と異なり高齢者虐待の場合は，それまでの被虐待者，虐待者の関係性の延長線上に虐待が起こっていることが多いため，虐待者に問題ありと一概に言うことはできない。むしろ何が虐

表2－1　CAGE

| | |
|---|---|
| 1 | あなたは今までに，飲酒を減らさなければいけないと思ったことがありますか？（Cut down） |
| 2 | あなたは今までに，飲酒を批判されて，腹が立ったり苛立ったことがありますか？（Annoyed by criticism） |
| 3 | あなたは今までに，飲酒に後ろめたい気持ちや罪悪感を持ったことがありますか？（Guilty feeling） |
| 4 | あなたは今までに，朝酒や迎え酒を飲んだことがありますか？（Eye-opener） |

上記のうち2項目以上が当てはまればアルコール依存症が疑われる。

待者に虐待行為をさせてしまっているのか，という観点をもって情報収集や観察，アセスメントをする必要がある。

例えば，虐待者も過去には被虐待者から虐待されていたというケース，認知症の寝たきり状態の夫を虐待する妻は，以前は夫の暴力に悩まされていたという話もある。もちろん，だからといって今有利になった妻が虐待してよいというわけではない。ただし，情報を得る時や方策を考える時に，それまでの2人の関係性の蓄積が虐待を招いているのかもしれないという枠組みは持つべきであろう。また，このことで誰が最も困っていて，誰がケース化しようとしているのか（問題視して解決しようとしているのか），金の動きはどうなっているのか（例えば，高齢者の年金は誰が管理し，どのように使われているのか等）という点もおさえる必要がある。時には，高齢者の年金が家族の生活費となっていることもある。高齢者の財産を狙った息子，娘たちの複雑な関係性の中で，虐待が起こっている場合もある。

情報収集とアセスメントの後は，虐待者らしき人に，（虐待者は誰かわからないが）高齢者が虐待されている可能性が客観的に認められるということを率直に伝え，それについてどう思うか，何か困っていることはないかと確認していくことが必要であろう。そのようなやり取りが不可能な場合，例えば，虐待者自身が精神疾患を持っていて意思の疎通がとれないような場合は，地域の高齢者虐待の窓口である地域包括支援センターに連絡して，行政や関連機関，民生委員や市民をも巻き込んでアプローチしていく必要がある。もちろん，虐待者とコミュニケーションがとれたとしても，地域との連携は不可欠である。虐待してしまう自分を責め，それでも虐待が止まらなくて医療者にSOSを出している虐待者もいるため，あくまでもサポーティブな姿勢でかかわるのが望ましい。

## 2 ── **救急外来**

### ❶ 救急外来でみられる嗜癖

救急外来では，自殺企図や自傷行為で訪れる人が少なくない。その手段と

して用いられる過量服薬やリスト（アーム）カットは，一部の人にとって嗜癖行動となっている。また，アルコールによる急性中毒症状，前述したアルコールや薬物による離脱症状を呈した患者も，救急外来の看護師が出会う嗜癖者である。過量服薬の場合は，その多くが向精神薬（溜め込んだ処方薬等）を一気に，大量に飲んで担ぎ込まれるというパターンであるが（それに自傷行為が伴うことも多い），時に，長期間服用し続けてきた薬の副作用で，突然意識混濁になり担ぎ込まれる場合もある。

　アルコールによる急性中毒症状については，特に問題視されたのが若者の一気飲みである。大学のサークル活動の飲み会などで，先輩から一気飲みを強いられた学生が命を落とすという事件まであった。急性アルコール中毒症は，アルコールによる血糖降下作用が急激に生じることによって引き起こされる（したがって，ブドウ糖の点滴で改善する）。なかには，一気飲みで担ぎ込まれたものの実はアルコール依存症でもあったというケースもある。一般に，アルコールの血中濃度が0.1％までなら「ほろ酔い加減」，0.2％から0.3％で「酩酊」，0.4％で「泥酔」，それ以上は「昏睡」となる。血中濃度が最高度に達するには通常30〜60分かかるが，大量のアルコールを一気に飲むと血中濃度が急激に上昇し，ほろ酔いも酩酊も飛び越して，最初から泥酔や昏睡状態に突入してしまう。

　最後に，アルコールの離脱症状であるが，アルコールを毎日大量に飲んでいた人が何かをきっかけに飲酒を中止した時，または減量した時に発生する急性症状のことで，症状は手指振戦やイライラ，不眠といった軽度なものから，幻覚やけいれん発作といった重篤なものまで幅広い。断酒後6〜8時間よりふるえや落ち着きのなさ，クレイビング（飲酒渇望）が生じ，同時に発汗，頻脈等の自律神経症状，下痢，嘔気等の消化器症状，時に一過性の錯覚や幻覚等が随伴する。この段階で終了すれば早期離脱であるが，加えて，さらに著しい自律神経症状や粗大な振戦を伴った意識障害（せん妄）が生じれば，振戦せん妄（アルコール離脱せん妄）である。なかにはけいれんを起こす人もいる。せん妄は日内変動があり，幻視や幻触を伴う。幻視は小動物であることが多く，幻触も「うじ虫が腕を這っている」ような感じであるという。これらの急性離脱症状は，合併症がなければ1週間以内に治まるが，時に遷

延し，軽度の振戦と自律神経症状，抑うつ等が長期にわたって続くこともある（遷延性離脱症状）。

### ❷ 救急外来でのアディクション看護

　過量服薬やリスト（アーム）カットなど，死には至らずともアクティングアウト[*1]を繰り返す患者に対する看護は，胃洗浄や外科的処置，時に人工透析など，身体的処置が中心になるが，これらのケア行為そのものが時に，彼らの本来的なニーズを満たすことがある。看護師が包帯を巻いたり，タッチしたり，やさしい声かけをすることが彼らにとって心の癒しになる。その時の彼らは，看護師からケアされたいという無意識的なニーズを持っているといえる。だとすれば，救急外来の看護師はそうしたニーズを持つ彼らにどのように接するべきであろうか。

　過量服薬された薬物は処方薬が多く，患者はすでに精神科病院や精神科クリニックにつながっている人が大半である。医療やケアを受けているにもかかわらず，繰り返し他者に迷惑をかけていることになる。看護師にとってこうした人たちに中立的な感情を持つことは一番難しい。排他的な態度や事務的な対応になりそうなところを抑えるのが精一杯かもしれない。しかし，患者も好きでアクティングアウトしているわけではないので，その辺りの心情を汲み取ることも必要である。それを汲み取れず，病気の本質を理解できなければ，「暴れるし，やっかいだし，どうしたらよいかわからない」「だから精神科の患者さんは嫌だ」で終わってしまう。救急外来に来てまで患者はSOSを発しているという見方に転換できると，受け入れ側の気持ちもずいぶんと楽になるのではないだろうか。退院する時に「せっかく助かった命だから，大切にしてください」と患者に声をかければ，その一言を振り返る日がいずれ患者に来るはずである。どこの施設でも救急外来の平均滞在日数は2～3日，長くて1週間である。たった数日間のかかわりの中で信頼関係を築くのは難しいが，危機状況の中での一瞬の出会いと触れ合いは，時に，長期間のかかわり以上に大きな影響力を発揮する。

★1──acting out：行動化。葛藤を十分吟味することなく，また言語化できずに行動で表現すること。問題行動のこと。

次に，自傷する患者に対しては，自傷行為に依存していることを認識してもらうことが先決である。身体を傷つけることでしか自分を見いだせず，常に漠然とした不安や見捨てられ感を抱えていること，自分が他者から受け入れられていないと思っていること，患者自身にその想いに気づいてもらうことが必要である。

また，具体的なケア行為が彼らにとって癒しになるのであれば，批判することなく淡々と処置することも悪くない。ケアをしながら（患者をしっかりと受け止めながら），一方で，患者が自分の姿（自分が何をしているのか）に気づけるようにかかわることが大切である。「以前も同じことがあったようだけど，こうすることに（あなたにとって）どんなメリットがあるのだろう？（と私は思う）」「何か事情があるのでしょう。でも（私は），ここに来ても解決にはつながらない気がする」「今回のことはきっと，サポートが欲しいというあなたの心の叫びなのでしょう。でもこういった形でSOSを出しても（私たちには）意味がわからないし，助けることができない」といったメッセージを看護師が送ることで，患者は自分の行為を客観的にとらえるきっかけを得るであろう。いずれ患者がその行為を振り返られるように，「種だけは蒔いておく」という感覚である。そして，すでに精神科や心療内科等に通院している人の場合は，その医療機関にも連絡し，連携して対応すること，未受診の人には受診勧奨をすることが重要である。そうしなければ嗜癖ゆえに，同じ行為が際限なく繰り返されることになる。

急性アルコール中毒症（一気飲みなど，強制的な飲酒によるものは除く）や，大量飲酒で救急外来を受診した患者に対しては，身体管理以外のフォローアップとして，専門病院の外来受診や入院等に関する情報提供と，実際にそこにつなげるという橋渡し的な役割が，看護師に求められる。病棟のように時間をかけて患者の気持ちを聴いたり，時間をかけて関係性を構築することができず，また，救急外来の本来的な役割が優先されることから，橋渡し的な役割といっても難しいが，リエゾン看護師につなげたり，ケースワーカーに紹介したりすることは可能であろう。患者の精神状態が落ち着いた時点で，一言，二言，声をかけることもできるはずである。

## 3 ── 内科病棟

### ❶ 内科病棟でみられる嗜癖

　内科病棟は，看護師にとってアルコール依存症者に出会う頻度が最も多い部署である。アルコール依存症の診断有無にかかわらず，入院中の短期間の断酒によって離脱症状が出現することも少なくない。突然不穏になって，せん妄等の急性症状を呈する。離脱症状の対応だけならまだしも，そこから依存症治療につなげるとなると大変である。「喉元過ぎれば」ではないが，再度飲める身体に戻ったら，たとえ離脱症状の時には「二度と酒は飲まない」と決心していた人でも，実際に精神科につながる者は何割いるであろうか。また，離脱症状を起こさなくても，酒を飲みたいがゆえに無断外出や離院する患者もいる。筆者の経験では，肝硬変で内科病棟に入院していた中年男性が，病院を抜け出して近くの蕎麦屋に駆け込み，日本酒を飲んでいるところを，探し回っていた看護師に発見されるというエピソードがあった。肝機能障害や消化器疾患等で入院中の患者の中にも，アルコール依存症が隠れている場合が少なくない。アルコール性肝炎，アルコール性膵炎はもちろんのこと，肝硬変，食道静脈瘤，マロリー・ワイス症候群等も，アルコールとの関連が深い疾患である。

　また，内科病棟に限らないが，アルコール問題を抱えた家族が酔った状態で病院に来て，病棟の看護師を相手に暴言を吐くというケースがある。患者とほかの家族メンバーから聴取すると，明らかにその家族はアルコール依存症かその一歩手前の人のようである。この場合，看護師がどこまでアルコール依存症が疑われる家族に介入できるのか，難しい。暴言のみであればその対応だけでよいが，もし家族のアルコール問題が患者の治療や回復を妨げていたら，きっかけを作ってその家族に専門病院の受診を勧める必要があろう。

　次に，摂食障害の患者が小児科や精神科，心療内科ではなく，内科病棟に入院する場合がある。患者によっては，看護師との関係性に問題を起こしたり，摂食以外の問題行動を呈することがある。また，内科外来のところでも

述べたが，病棟でも，低栄養で脱水状態の認知症患者が入院したものの，家族がまったく面会に来ないといったケース，その上，患者の身体に不自然な外傷があるというケースに出会うことが少なくない。さらに，特定の家族メンバーに怯えるような様子が患者に認められたら，やはり高齢者虐待を疑わなければならないだろう。

### ❷ 内科病棟でのアディクション看護

　内科病棟の看護師は，アルコール依存症者に対して比較的じっくりかかわることが可能である。連続飲酒で食べられなくなり，脱水と低栄養状態でトイレにも行けない状態で入院した患者の場合，また，内科疾患で入院中に離脱症状を呈した患者の場合，当初は身体管理を優先する。幻視，幻聴，見当識障害，健忘等が一過性に現れることを踏まえて，安全管理の観点から対応することも求められる。離脱症状に対しては，ベンゾジアゼピン系薬物や，場合によっては抗精神病薬が投与されるので，心身の継続的な観察が必要である。そして，いったん身体症状が落ち着いたらその後は，本来の依存症治療に積極的につなげていかねばならない。依存症や嗜癖行動が何を意味するのか，嗜癖の本質について情報提供することが必要である。①アルコール依存症は病気ゆえに，それを専門とする診療科を受診するのは当然であること，②病気なので回復できること，③ただしそれは「また飲めるようになる」ことではないこと，この3点を患者に伝えることが肝心である。主治医が精神科や専門病院への紹介状を書いても無駄にならないよう，彼らが「（飲み過ぎではあっても）自分はアルコール依存症ではない」という否認を突破できるように，しっかりかかわる。なかには専門病院につなげなくとも，内科医の断酒指導でアルコールをやめられる人もおり，その見極めも大切である。

　いずれにせよ，内科病棟での介入の基本は，情報提供と教育である。あるアルコール依存症の回復者は，否認していた当時のことを振り返り，「肝硬変を指摘されても，静脈瘤が破裂しても，自分は決して酒をやめようとは思わなかったし，アルコール依存症だとは認めなかった」と語っている。そうした強固な否認を打ち消したのは，2回目の静脈瘤破裂で入院した際の，担当医（内科医）の「今度（静脈瘤が）破裂したら命の保証はできません。でも，

今からしっかり治療をすれば,命を無駄にしなくても済むことを保証します」という言葉だったそうである。命を保証できないという言葉で彼は,「命か酒か」という究極の選択を迫られ（突き落とされ），その一方で,救いの道を医師（専門家）から保証してもらったのである。その後,彼は精神科の専門病棟に紹介されて回復の道を歩み始めた。彼の場合はたまたま医師の言葉であったが,それが看護師の言葉であってもよいはずである。的確な情報をタイミングよく伝えること,たとえそれが本人を奈落の底に突き落とすことになっても,それ以上のエネルギーを持って彼を絶望の淵から救い上げればよいわけである。つまり,治療への動機づけを図ればよいのである。大切なのは,ケアの心を持ちながらも淡々と事実を伝えることである。

　なお,アルコール依存症は家族の病であり,同居する家族がいる場合は,その家族への介入も必須である。本人への介入場面にはできるだけ家族にも同伴してもらい,かつ家族のために,アルコール依存症に関する情報提供や教育の機会を設ける。教育を受けられる場を紹介するだけでもよい。退院後も外来で治療が継続される場合は,家族の情報も含めてこれまでのことを外来看護師に申し送り,その後のフォローアップを依頼しておくことが望ましい。アルコール依存症の人はいくら口で改心したといっても,飲酒渇望に襲われればリラプス（再燃）するし,嘘もつく。だから病気なのである。看護師も振り回されて,患者に反感や嫌悪感を持ったり,熱心な看護師ほどバーンアウトしがちになるが,だからこそ看護師の専門性が問われるわけである。もともとは関係性の病であり,ほかの患者との間には生じ得ないようなトラブルが生じたとしても当然なのである。そういうものだと思って看護することが,冷静に対応するコツである。看護師の一つひとつのかかわりが,その時点では何の意味もなかったように見えても,その積み重ねが結果的には,患者を回復に導いている。

　最後に,摂食障害の患者に対する看護としては,摂食行動そのものについて必要以上に問わないこと,電解質異常や脱水,栄養面の管理,問題行動へのスタッフ間の一貫した対応とチームアプローチ,家族をも対象とした支援が主軸となる。患者の心理的・精神的背景を加味したかかわりが求められ,パーソナリティ障害やうつ病など,ほかの精神疾患を合併する場合は,それ

らの疾患に特有なアプローチも求められる。適切な距離感を保つことが必須となる場合もある。リエゾン看護師や精神科看護師の助言を得ることも一方策である。

## 4 ── 産科

### ❶ 産科でみられる嗜癖

　産科でよくみかける嗜癖問題は，DV（配偶者虐待）と児童虐待である。妊婦が上の子どもを連れてきた時に，その子の仕草や表情が不自然で，親に対して怯えたり警戒心を持っているような場合，また，身体に痣や打撲の痕があり，親が語るその理由が子どもの外傷を説明し得ないような時，さらに，親のその子への対応が躾の範囲を越えて厳しいものだったりした場合には，児童虐待が疑われる。

　一方，妊婦が今回の妊娠を喜んでおらず，夫やパートナーに対して怯えるような態度が認められた場合，妊娠の経過中にパートナーからの暴力（お腹を蹴られるなど）が原因で入院になったような場合は，DVの可能性がある。いずれも人命にかかわる時は警察の介入が必要である。ただしDVの場合は，殴られている女性がパートナーと2度と会いたくないと訴える一方で，パートナーと一緒の時は別人のように振る舞ったり，ハネムーンと間違えるくらい仲睦まじい様子を披露することがある。そのダブルメッセージゆえに看護職が介入を躊躇したり，個人情報の遵守との狭間で困惑することが多々ある。

　また，飛び込み出産の場合も，DV問題が絡んでいることが少なくない。時に，薬物やアルコール問題が隠れていることもある。飛び込み出産の場合は，出産後，病院やクリニックに来院しないことが多いため，出産時だけが唯一の介入機会となる。飛び込み出産のすべてのケースがアディクション問題を抱えているわけではないが，何かしらの心理社会的な問題，脆弱性を抱えた産婦であることが多いはずである。そういった不利な状況にある女性が，生まれた子どもの母親役を務めなければならないわけであるから，看護職ならではのサポートが望まれる。

### ❷ 産科でのアディクション看護

　上述のDV被害者のダブルメッセージについては，DVのメカニズムを理解できればその矛盾も了解できる。DVの疑いを持った時の対応であるが，まずは暴力の程度を客観的にアセスメントする。次に，DV被害者の言動が一貫していないことがあるため，そうした自分の言動を自覚してもらえるようにかかわる。殴るパートナーに対しても同様である。自分の言動に対する責任感覚が欠けていることが多い。そして看護職は，対象の言動の不一致に振り回されないよう毅然として対応すること，もし自分が巻き込まれていると思ったら，それを十分意識しながら対応することが大切である。看護職がパートナーに病棟ルールを説明し，それを遵守するよう伝えると，暴言を吐くパートナーもいる。そのような時に看護職が傷つかなくとも済むような体制を作っておくこと，看護職の個人プレーではなくチームプレーで対峙していくことが重要である。もちろん，多職種によるチームカンファレンスを開催し，多職種間で問題を共有して協働することは大前提である。

　次に，未熟ゆえに母親としての機能を十分果たせない母親，また，身体的合併症やマタニティブルーズをはじめとする精神的合併症のために育児がままならない産褥期の母親に対して，いかにサポートしていくかということも大きな課題である。育児に伴う不安や負荷が，児童虐待のトリガーになることは言うまでもない。出産後来院しない母親もいることから，かかわっているその時に，いかに的を射た助言や指導，介入ができるかということが決め手になる。

## 5 ── 小児科

### ❶ 小児科でみられる嗜癖

　小児科でよくみかける嗜癖問題は，児童虐待である。虐待する人の多くは親なので，その親が嗜癖問題を抱えた人になる。子どもは被害者である。まず，虐待する親の共通した特徴であるが，虐待に対する自責感でおどおどし

ているとか,生活が貧しいなど社会的な問題を抱えていること等をイメージしやすいが,実際はそのような親ばかりではない。虐待の素振りなど微塵も見せない親だったり,夫婦そろって社会的ステータスが高く,裕福で,理知的で,子どもを過保護に育てることはあっても虐待などはとんでもない,と思われるような親だったりする。つまり,誰が,いつ,どこで子どもを虐待してもおかしくない,という心構えが看護師には必要である。

　一方,子ども側の特徴としては,身長が低い,体重が少ないといった発育不良,特に,途中までは順調な成長だったのにある時点から急に不良になったとか,言葉の発達が遅れているなど,情緒的・行動的問題を呈していることが多い。ただし,ここで注意したいのは,子どもの問題行動が自閉症等の発達障害を原因としている場合との鑑別である。なお,こうした障害があると母親の育児負担は大きく,周囲からのサポートがないとそれがきっかけで虐待様の対応をしてしまう母親が稀にいる。また,母親がもともと育児能力を持っていなかったり,精神的に不安定な場合(うつ病や育児ノイローゼ)も,求められる役割を果たせずに子どもにつらくあたってしまうことがある。以上のような場合は,母親の育児をサポートすることで危険を回避できる。

### ❷ 小児科でのアディクション看護

　小児科に外来受診した子どもや入院した子ども,またその兄弟が虐待されていることが疑われたら,医療スタッフは警察に通報しなければならない。その結果「虐待ではなかった」ということになっても,それはよしとされる。もし虐待を通報せずに事件に至ってしまったら,人命にかかわる。何はともあれ「通報する」というスタンスを貫くべきである。そして物理的に子どもの安全を確保することと,虐待者の心理社会的状況を確認し,何が虐待行為に走らせているのかをアセスメントすること,虐待者を咎めるのではなく教育的にかかわること,虐待という嗜癖から脱出する方法や,援助の求め方について情報提供し,支援機関につなげることが重要である。

　なお,相手を通報しておきながら,一方で虐待者を支援するというかかわりに看護師は戸惑いを持ちやすい。しかし,子どもを守ることと親をケアすることを両立させるという認識を持てば,矛盾はない。親であれば苦しみな

がら虐待しているケースも多い。こうした親の多くは，自分自身が被虐待者としての体験を持っている。そうであれば，目前の虐待は世代間連鎖の問題であって，現在虐待している親だけの問題とは言い切れない。ここでも，家族メンバーの1人を犯人にするのではなく，家族システムの問題としてとらえることが求められる（システムズ・アプローチ）。

しかし一方で，犯罪性の部分に対しては，厳格に処されるべきであり，そのバランスが重要である。忘れてならないのは，今虐待を受けている子どもは，何も知らない，何の罪もない，人権を踏みにじられている"1人の被害者"であるという事実である。

## 6 ── 外科・整形外科・形成外科

### ❶ 外科・整形外科・形成外科でみられる嗜癖

一般外科や整形外科，形成外科には，飲酒運転で交通事故を起こしたアルコール依存症者や，酩酊状態ゆえの転倒や火傷で負傷した人，薬物の中毒症状で暴行事件を起こして外傷を負った薬物依存症者，DVによって骨折や打撲した被害者等が受診・入院してくる。アルコール依存症者や薬物依存症者の場合は，家族を呼んでもなかなか来なかったりするが，逆に，例えば虐待していることが発覚するのを恐れて，顔を腫脹させた女性にぴったりと寄り添う男性（夫やパートナー）もいるし，虐待しているという認識がなく，女性の負傷を心底心配し，申し訳なかったと深く（その時は）反省する虐待者もいる。

また，酩酊状態で外傷を負ったケースでは，例えば熱傷で受診したのに骨折もしていたとか，ずっと後になったら硬膜下血腫が見つかったというようなこともある。稀ではあるが，手術後のICUでアルコールの離脱症状に出合うこともある。術後せん妄との鑑別が紛らわしいが，アルコール関連問題や長期大量の飲酒歴があることで区別ができる。

### ❷ 外科・整形外科・形成外科でのアディクション看護

　アルコール依存症や薬物依存症の場合は，内科病棟と同様に，身体的な治療を終えたら専門機関につなぐことが優先される。精神状態が安定した時点でのタイミングのよい，動機づけを高めるような介入が有効である。ただし問題は，その前段階において，酩酊状態の患者の言動が看護師の反感を買ったり，嫌悪感を抱かせてしまうことである。また，酩酊時の患者の言葉や記憶をそのまま信じるわけにもいかず，といってその後に正しい記憶がよみがえるかというと，ブラックアウトで受傷時の記憶をほとんど喪失している。少なくとも，酩酊状態時の言動に振り回されないこと，情報収集や心理教育的な介入は患者が素面の時に実施すること，家族を意図的に巻き込んでいくことなどを原則としたい。

　次にDVの場合は，介入といってもそれがスムーズにできるようなケースは稀である。殴られる被害者の多くは，長期間にわたって暴力を受け続けているために思考力や判断力などの精神機能が麻痺している。入院中に本人の了解を得て緊急介入したくても，その了解が得られない。被害者はほんのわずかな決断さえできなくなっているため，医療者側が身を守るための戦略を提案し，逃避するよう勧めても，実行に移せない。加害者も用意周到に虐待の事実を隠そうとする。看護師はこれらの条件を踏まえた上で助言，対応する必要がある。大切なのは，患者の身体管理とともに，患者の心理社会的背景やこれまでの家族間の関係性等を十分アセスメントすること，主治医やケースワーカーを含む多職種チームで一丸となってアプローチすることである。患者への共感的態度とともに，現実（DVである可能性が高いこと，そうだとすれば対処すべき事態であり，放置は危険であること）をしっかり伝えることも不可欠である。そして，さらなる暴力が生じる可能性が疑われたら，緊急にソーシャルワーク的な動きをとる必要がある。本人の承諾を得，被害者の実家や行政の窓口（配偶者暴力相談支援センター，女性センター等），場合によっては警察に連絡しなければならない。

　外科外来でDVや子どもや高齢者の虐待に出合った場合，看護師はまず，医師やソーシャルワーカー等に声かけをしてチームカンファレンスを持つ。

そこで事態の緊急度を評価して，介入の手続きを確認する。外傷については写真を撮り，大きさを測定し，被虐待者との意思の疎通が可能な場合は，本人を家族から離して事情を聴取する。繰り返しになるが，外科・整形外科に限らずいずれの場においても，虐待に関して，私たちには通報の義務がある。

## 7 ── 学校

### ❶ 学校でみられる嗜癖

学校保健の場では，子ども自身の嗜癖問題と，家族によるものとがある。子どもの場合は背景に必ずといってよいほど，子ども以外の家族メンバーの嗜癖問題や家庭の機能不全がある。嗜癖の内容としては，小児期や思春期であれば，アダルトチルドレン（AC）ゆえの問題行動や精神症状があげられる。この場合のACとは，「アルコール依存症の親の元で育った成人した子ども」（狭義のAC）ではなく，それをも含んだ「機能不全の家庭で育った成人した子ども」（広義のAC）である。

例えば，アルコールやギャンブルの問題を抱えた父親が，妻や子どもに暴力を振るう家庭であったならば，家庭は子どもにとって安心できる場ではなかったはずである。親から一貫した養護的な態度を期待することはできず，ネグレクトや過保護的な対応をされてきたかもしれない。否が応でも早過ぎる自立を強いられ，あるいは自立することを妨げられ，その結果子どもは多様な情緒的・行動的問題を呈するようになる。同級生に対するいじめや攻撃（その逆もある），自傷行為，不登校（引きこもり），強迫症状，また，教室でピエロ役や目立ちたがり屋を演じたりと，さまざまな形でSOSを出してくる。

ほかに，AC以外の子どものアディクション問題としては，プロフやブログを含むインターネット依存や仮想現実世界への嗜癖，ゲーム嗜癖等がある。

子どもはいずれ煙草，酒，合法・違法薬物，性の問題等，さまざまな誘惑に直面し，揺さぶられ，そうした体験を通してある意味で社会化されていく。

もし彼らが揺さぶられ以上の体験に出くわしたり，事件に巻き込まれたり，心や身体の問題を抱えることになったら，その情報は間違いなく養護教諭のもとに届くだろう。足繁く保健室に通う児童・生徒も少なくない。したがって養護教諭が，就学中の児童・生徒が抱えやすいアディクションのリスクを十分承知しているか否か，共依存や機能不全家庭，世代間連鎖のことを理解しているか否かが大きな決め手となる。アディクション看護の視点やシステムズ・アプローチの観点がなければ，子どもやその家族に起きている現象を理解し，支援するのは難しい。

一方，看護師の大半がチームプレーで仕事を進めていくのに対して，養護教諭はたいてい個人プレーである(孤立した状態にある)。看護や養護のあり方について，助言やフィードバックを職場で得る機会は少なく，時には，一般教員が多い中で養護教諭としての考えを独自に伝えていかなければならない。発達上の問題や心の問題は解決に時間がかかり，学校だけで決着できることは少ない。また，必ずしも明確な答えが戻ってくるわけでもない。自分の行為が適切だったのか不適切だったのか，結果やフィードバックも得づらい中で，養護教諭同士の連携が必要である。養護教諭を対象としたアディクション看護研修等も，今後は切に求められよう。

### ❷ 学校でのアディクション看護

子どものACに絡んだ嗜癖問題については，そのことを子どもに率直に説明するのが望ましい。できれば親も一緒になってそれに参加してもらえるとよい。家族の機能不全を当の家族に伝えることには，抵抗があるかもしれない。しかし，子どもの問題行動の背後にどのような要因があるのかを，家族と一緒に考えていくというスタンスに立てばそれも可能なはずである。「家庭が機能していません」というような言い方ではなく，「似たようなご家庭で育ったお子さんに，同じような問題行動がありました。親御さんのほうでこのような注意をして，このように子どもに接していただいたら，問題行動がずいぶん改善されました」というような伝え方がよいかもしれない。そして，アルコール依存症等の親のアディクション問題を抱えている子どもには，「お父さん（お母さん）は病気だから，なかなか自分の気持ちだけでは治せない。け

れども病気だからこそ，きちんと治療すれば治る」と保証してあげることが大切である。家族全体が嗜癖問題に巻き込まれていることに加えて，「あなたも今は苦しい思いをしている」こと，「あなたの人生はこれから，あなたが作っていくもの」であることを，その子が理解できる表現で，タイミングよく伝えることが必要である。

　なお担任教員にも，アディクションやシステムズ・アプローチのことを説明し，方針を共有しながら対応していく必要がある。例えば，父親による，母親や兄弟，自分への暴力に悩んでいる子どもに対しては，まず母親を呼んで，父親の専門機関受診を勧め，それが不可能であれば保健所に相談に行くことを勧める。また，母親自身の受診を勧めるという手段もある。子どもに自傷行為や精神・神経症状があれば，両親を呼んで子どもの受診勧奨をしなければならないし，いじめの問題が生じた時も，アディクションのことを加味して対処しなければならない。級友をいじめる自分の心理とその背景を認識できた子どもは，自分の行為が本当は自身のSOSであることを学ぶであろう。逆に，いじめられ役の子どもに対しては，どうしていじめられてしまうのかを一緒に考える。そして何よりもまずは，教員と両親が全力でその子どもをいじめから守ってあげなければならない。不登校についても同様であり，要は，大人がアディクションとシステムズ・アプローチを理解した上で，全力で子どもを守るという体制が重要である。

　ゲーム依存やネット依存等については，環境調整（生の体験を重視した学校プログラムを増やす，インターネットを使用できる場を限定するなど）と，子どもを集めてゲーム依存やネット依存が自分たちの生活や能力に，また将来にどのような影響を及ぼすのかを話し合う機会を，複数回設けることが望ましい。子どもには何でも柔軟に吸収できる能力があるゆえに，教育という手段は有効なはずである。

## 8 ── 行政機関

### ❶ 行政機関でみられる嗜癖

　保健所をはじめ行政機関の場にも，アルコールや薬物問題，ギャンブル依存，虐待や暴力などさまざまな嗜癖問題を抱えた人が登場する。そして例えば，保健所であればアルコール依存症の家族教室が実施され，薬物問題の窓口が用意されている。来所者の相談業務から啓発や予防活動（広報・教育活動・アウトリーチ等），介入（家族介入も含む），医療機関への紹介，措置までさまざまな活動がある。ここでは，具体的な活動例として，アルコール依存症と高齢者虐待の事例をあげてみよう。

　一つは，自営の会社が倒産した後，それまで晩酌だけだった夫が朝から飲むようになり，酒びたりとなって妻が困り果てて保健所に相談に来たというケースである。保健師は，夫の現在の状況とこれまでの経過を確認し，妻に家族教室の参加を勧め，保健所の精神科医の受診日に夫を来所させるよう伝える。夫を直接病院につなげるのも一つの手段であるが，おそらく夫は受診を拒否するであろうし，妻にとっても病院は敷居が高いはずである。その後妻は，アルコール依存症や共依存のことを学び，妻としての対応を改めるようになる。というのは，それまでは夫の一挙手一投足に振り回されて，楽しみであったサークル活動や子どもの世話，主婦としてやるべきことはすべて疎かになっていたのである。妻は生活を元のペースに戻し，夫のことを気にかけつつも，夫の問題と自分の問題（役割）をしっかり区分するようになる。一方，保健所の精神科医をしぶしぶ受診した夫は，アルコール依存症であることをはっきり告げられ，専門病院の受診を勧められる。その後，実際に専門病院に行くまでには時間を要したが，最終的には治療ルートに乗ることができた。

　もう一つは，地域の高齢者保健福祉機関である地域包括支援センターと保健所の保健師がかかわった例である。在宅介護支援センターのケアマネジャーより地域包括支援センターに，高齢者虐待の連絡が入る。認知症の母

親と同居する独身の長男が，母親を虐待している（身体的虐待）というケースであった。長男は以前アルコール依存症の診断を受けて通院していたが，今は医療機関につながっていない。働かずに母親の年金で生活しており，その母親には食事もほとんど与えないで（ネグレクト），時々暴力を振るう。たまたま母親が徘徊して，隣家の台所に入って残り物を食べているのを住民が見つけ通報した。その後，地域包括支援センターの保健師が介入して母親は施設入所となったが，長男については医療機関につなげる必要があるとの判断から，保健所の保健師にフォローアップの依頼がなされた。

以上二つの事例を紹介したが，病院が，動機づけられた人が自ら来院するのを待つという構えなのに対して，行政機関はリスキーなケースについて情報を得，関係機関と連携しながら公的な行使権をもって介入するというパターンである。そこで活躍する看護職は，地域住民の健康を守るべく使命を担った行政マンでもある。彼らもまた，アディクションの知識なくして適切な介入はできない。

### ❷ 行政機関でのアディクション看護

行政機関の場でのアディクションアプローチは，いかに，周囲の人にアディクションのことを理解してもらいながら動くか，ということが肝要である。そこで用いられる言葉は，ほかの保健・医療・福祉機関のスタッフにも理解してもらえなければならない。したがって，個々のケースのかかわりを通じてアディクション問題の啓発を図ることも，当事者への直接的な支援とは別に，保健師をはじめとする地域の看護職に期待される役割である。

地域の問題は多様で，さまざまな人がかかわり，複数のアディクション問題が幾重にも重なって露呈されることが多い。それらの問題を整理し，少しでもよい方向に持っていくという姿勢を継続的に持つことが大切である。完全な解決を目指しても無理なことが多く，その挫折がその後のスタッフの士気やスタッフ間の連携・協働に負の影響を与えてしまう。多職種間と機関間，地域間の連携と，問題の緊急性の見極め，長期的な展望を持つことと評価活動の継続，以上がポイントといえる。

## 9 ── 産業

### ❶ 産業の場でみられる嗜癖

　企業や産業の場では，従来最も多かったアルコール問題以外に，ギャンブル依存や買い物依存，インターネット依存など多様な嗜癖問題が散見されるようになった。アルコール依存症自体も軽症化したというか，飲酒問題を抱えながらもそれなりに勤め続けている人が少なくないという。ほかにハラスメントの問題もあるが，ハラスメントをどこまでアディクションの射程でとらえるかが難しい。ただし，加害者がハラスメントをやめたくても自分でコントロールできない状態になっていたら，それは嗜癖であり，パワーゲーム化していると考えられる。さらに，産業の場に特有な嗜癖問題といえばワーカホリックがある。実際，働かないと仕事が回らないという状況もあるかもしれない。それに対して適応的に行動するだけならよいが，常識的な判断ができなくなり，仕事へのかかわりを自分でコントロールできなくなってしまったら，それはアディクションである。朝早くから夜遅くまで，場合によっては土日や祭日も出勤して働く。働き盛りの年齢では，そうした生活スタイルにならざるを得ない時期もあると思うが，強迫性を帯びてきたり，休みの日も会社に行かないと落ち着かない，といったレベルになると心配である。
　最後に，喫煙問題がある。ここ数十年，産業の保健師や看護師にとって禁煙の啓発と指導は大きな課題であった。しかし近年は，社内の禁煙体制も定着し，あとは禁煙指導・支援のみに焦点をあてればよくなってきた。喫煙をよしとする職場風土の中で禁煙指導をするのは困難を極めるが，現在のような禁煙風潮の下での指導はやりやすいはずである。とはいえ，そうした環境下でも禁煙できない人が対象となるため，指導成果をみる困難度は変わらない。

### ❷ 産業でのアディクション看護

　産業看護職は，職員の健康診断や保健指導をはじめとする健康管理と，メ

ンタルヘルスを担う専門家である。近年はメタボリックシンドローム対策もあって、保健師による保健指導が必須となり（法的に位置づけられ），企業の保健師需要が高まってきた。メタボリックシンドロームは，喫煙や飲酒問題と切っても切り離せない関係にある。したがって，禁煙指導のスキル修得は，産業看護職にとって不可欠な条件である。しかし，いくらマニュアルが作成され，その手順が標準化されたところで，喫煙・飲酒せざるを得ない心情に着眼することなく，指導を完遂させることはできない。「身体にとって害になる」という情報だけで禁煙や禁酒を動機づけられる人も中にはいるが，そういう人が多ければ，ここまで禁煙や飲酒指導のあり方が問われることもなかったはずである。保健指導の専門家である産業看護職には，いかに短時間で本人の「やめられない気持ち」に迫り，今後の煙草やアルコールとの付き合い方を決断してもらえるか，という点で成果が求められている。

　初期のアルコール依存症者には，ライフスタイルやストレスコーピングを一緒に振り返って助言したり，入院ではなく外来通院で治療を受けられるよう調整する等の支援が可能である。ワーカホリックの人に対しては，アディクションの心理やメカニズムについて教育すること，ライフスタイルを見直し，本人が人生で本当に求めているものは何なのかを一緒に検討することができる。ワーカホリックの人がなぜそこまで仕事に囚われなければならないのか，そこには不安や焦燥，生きることに対する空虚感や不全感など，負の感情が絡んでいるかもしれない。または込み入った家庭の事情があるのかもしれない。いずれにせよ，働くことでそれらの葛藤から逃避しているとすれば，いつになっても問題は解決しない。短期間の逃避であればまだしも，それを長く続ければ身体や家族との関係性に悪影響を及ぼす。

## 10 ── 看護教育の場

### ❶ 看護教育の場でみられる嗜癖

　看護教育の場における嗜癖問題は，主に学生自身によるものである。看護学生は思春期の女性が多いので，当然のことながらその年代の女性が抱えや

すいアディクション問題が多くを占める。

　まずは摂食問題である。摂食障害とまではいかなくても，ダイエットや初めての自炊で食習慣が変化したのをきっかけに，食べたり食べなかったりという問題が生じる。その背景には，はっきりとした家庭問題や個人的な悩みがある場合もあるが，そうした気配がまったく認められないケースもある。適切な保健指導やカウンセリングを受けることで大事に至らずに済むケースも少なくない。自傷行為やリストカットの問題も看護学生といえども同様である。リストカットをしながら実習に出ている学生もいれば，リストカットをしながら実習するのがストレスで，実習に出られなくなる学生もいる。

　次に，恋愛依存がある。常に誰かと恋愛関係にないと落ち着かないという学生である。この恋愛依存は，普通の恋愛感情とは明らかに異なるものである。また，恋愛依存とは微妙に異なるパターンとして，交際相手との共依存関係がある。DV（デートDV）まではいかないが，付き合っているボーイフレンドから精神的な暴力を受けながらも離れられない学生がいる。また，薬物依存も大きな問題である。違法薬物は少ないかもしれないが，処方薬や市販薬への依存がある。都会の街中で売られている睡眠薬（本来は処方薬）等を入手して常用する学生，鎮咳薬や感冒薬を購入して常用する学生がいる。ギャンブル依存もある。スロットやパチンコに取り憑かれて，授業中に抜け出してゲームセンターに行ってしまう学生もいる。

　最後に，教員との依存関係について触れておく。自立した大方の学生は，学業に専念する中で何かあれば友人に相談し，勉強に関連した助言を求める時は，その内容によって教員を選別して相談するが，時に，1人の教員のみにすべてを相談し，依存し，一方の教員もその学生の世話にはまり込んでしまうということがある。もともと看護教員は教員として，また看護職として，人をケアすることに生きがいを感じやすい人であり，自分1人に頼ってくる学生に対して心血を注ぎたくなるのも然りである。学生指導自体は悪いことではないが，それが度を越してしまったり，境界が見えなくなってしまったり，ほかの業務を差し置いて1人の学生のために時間を割く，というような事態に至れば，学生に巻き込まれていることを意味する。まさに，共依存関係である。

いずれも看護学生に特有な問題というわけではないが，前述したように「他者をケアしたい」という気持ちが強い学生という意味では，他者との関係性において，若干特異的であってもおかしくはない。「ケアしたい」という気持ちとは一見矛盾するが，看護学生はケアを求める心性が高いという指摘や，精神的に脆い高校生が自らケアされることを求めて看護師になろうとするケースが少なくないという指摘もある。

### ❷ 看護教育の場でのアディクション看護

　看護教育の場で学生の嗜癖問題に遭遇したら，教員はまず学生に，アディクションの機序と結果について教育すべきであろう。それでも改善の余地がない場合は，嗜癖行動をやめる動機づけの過程と，その遂行過程を，過保護にならない程度に支援していくことが求められる。関係性の病理があることを忘れずに，適切な距離を保ちつつ，それでも率直で養護的な態度でサポートすることが大切である。学生は嗜癖の体験からさまざまなことを学び，力をつけていくことができる。自分が無力であることを知り，そういう弱い自分を受け入れ，他者の支えを受け入れ，感謝できる体験は貴重である。ある意味で，無力を学んだ看護師ほど有能な看護師になれるのかもしれない。いかに「弱い立場にいる人」に寄り添えるか，というところで看護師の力量が問われるならば，弱者であることを体験し，それを心底受け入れた者こそが，その力を最も身につけることができるからである。本当の自立というものを学んだ人が，他者の自立を援助できるからである。

　共依存については，どこまでが教育的なかかわりで，どこまでが養護的なかかわりで，どこまでが巻き込まれなのか判断が難しいが，少なくとも客観的にみて教員が通常業務を果たせなくなるほど1人の学生の世話焼きに没入していたら，共依存ととらえてよいであろう。その関係が続けば，学生はいつまでたっても自分で考えて自分で解決する（ここでいう「自分で解決する」とは，どこまで他者の支援を受けるかを自分で判断することも含む）ということを会得しない。卒業後も，同じ対処パターンと同じ対人関係パターンを繰り返していくことになるであろう。

# 3 精神科でのアディクション看護

## 1 ──── アルコール依存症看護

　日本の専門病棟でのアルコール依存症治療（看護）といえば，久里浜式が有名である。1963年，国立久里浜病院（現・独立行政法人国立病院機構久里浜アルコール症センター）にアルコール専門病棟が設置されたが，そこでスタートした治療方式とプログラムのことである。久里浜病院以外のアルコール依存症の治療施設でも同じようなことが試行されていたが，たまたま久里浜病院の名前とともにその治療モデルが全国に広がった。プログラム（ARP：Alcohol Rehabilitation Program）の特徴は，当時アルコール依存症の病棟といえば閉鎖病棟だったのを，原則開放病棟とし外出も可としたこと，3か月という入院期間を決めて集団（精神）療法と自助グループへの参加をプログラムに組み入れたこと，その中で，自分の酒歴を発表するセッション等を設けて，患者の飲酒問題の振り返りと，気持ちの言語化を促したこと，他者の前で自分を語る訓練を課したこと，などである。当然，アルコール依存症看護もそれに則った看護となっていった。つまり，身体的看護とともに集団（精神）療法や自助グループ，病棟行事（生活療法）に着眼した看護である。

　ほかの看護の展開例としては，アルコール依存症の離脱症状に対して，離脱評価スケールであるCIWA－A（Clinical Institute Withdrawal Assessment for Alcohol scale）を導入し，定期的にCIWA－A得点を算出して，得点によって一定量のジアゼパムを処方する，という看護手順もあれば，家族を対象に教育プログラムのみならず入院サービスを提供したり，アルコール依存症の親を持つ子どもを対象とした教育プログラムを実施しているところもある。また，アルコールのみならず薬物依存症も含めて，病院周辺の学校（啓発活動）や，セルフヘルプグループ，アルコールリハビリテーション施設等との密着した連携プレー（セルフヘルプグループのメッセージ活動の導入，アルコールリハビリテーション施設からの依頼（契約）で解毒のみに対応するな

ど）もある。

　以上，精神科領域のアルコール依存症看護を概観すると，ARPを除けば，その内容は施設ごとにかなり多様であるとの印象を受ける。一つ関心深いのは，看護師に限らず1人の担当者（医療者）が一貫して1人の患者を担当していくシステムである。スタッフが職種を越えてアディクションケアに関する共通の知識・スキルを持つことと，どの職種が担当者になっても同じレベルのケアを提供できることが求められることから，欧米でいうところのクロストレーニング[2]が自然に実現されるというわけである。アディクション看護の特徴の一つが，多職種による強力な連携プレーであるという観点からすると，クロストレーニングという教育システムは非常に有効であり，このようなシステムの導入は確実にアディクション医療や看護のレベルアップにつながると考える。

## 2 ── 薬物依存症看護

　薬物依存症については，薬物依存症の専門治療病棟を持つ独立行政法人国立病院機構下総精神医療センターを紹介したい。病床数は40床である。通常の依存症病棟では大半がアルコール依存症者で，薬物依存症者は数％というところが多いが，ここでは入院患者の大半が薬物依存症者で，覚せい剤が約半数を占める。患者の社会的背景は，4割が暴力団に現在ないし過去にかかわりを持ち，3～4割が刑務所や少年院の入所経験を持ち，暴走族出身者も多い。薬物を院外から持ち込まれるのを防ぐために施設内，中庭にはカメラ等の装備がなされている。しかし，いくら重厚な設備にしてプログラムを充実させても，精神科医療には限界があるという考えから，ダルクとの連携を重視している。また，クリニカルパスの中で，薬物依存症者の「否認」の打開に焦点を置いた看護を実施している。さらに，センターの病棟医は，薬物需要削減のための取締処分と援助の「∞型連携」[3]（図2-1），つまり，規

---

★2 ── cross-training：ここでいうクロストレーニングとは，アディクションに関連した知識や技術を，異なった職種や領域の者が一緒に学んで共有すること。他領域が専門としているアディクション関連の教科をともに学ぶこと。

図2-1　薬物需要削減のための取締処分側と援助側の∞型連携

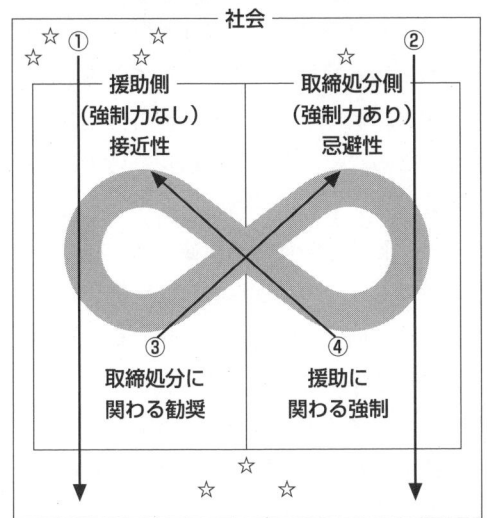

∞型連携は社会内にいる薬物乱用者☆を，援助側からは受容的に，取締処分側からは強制的に対応体系に導入し，各領域の働きかけにより∞型の流れにのせる。

①援助側の単独の働きかけ
②取締処分側の単独の働きかけ

平井愼二：刑事司法体系の対象者に対する援助側施設による働きかけ，作業療法ジャーナル，42（10），p.1016，2008．

制薬物反復乱用者の「犯罪性」と「疾病性」の両側面への働きかけを通じて支援するモデルを提唱している。この発想に則って，下総精神医療センターでは麻薬取締官が毎月訪れ，希望する規制薬物反復乱用者に面接し，法による抑止力を処遇に組み込むことを定着させている。

## 3 ── 摂食障害の看護

　精神科治療を受けている摂食障害患者に対する看護は，身体管理とともに集団精神療法，個人カウンセリングを中心に進める。依存症と同じように入

★3 ──「∞型連携」とは，規制薬物の反復乱用者が持つ「犯罪性」と「疾病性」への働きかけを示したモデルである。取締処分と援助（医療，教育，福祉等）がそれぞれの機能（取締処分は強制と法による抑止力，医療は受容と援助）を発揮することにより，薬物乱用者は規制薬物から離れることができるとしている。二領域の差異は，薬物乱用への対応において「強制力を持つか持たないか」であり，この特性をめぐって両領域はそれぞれの効果をもち，片方に欠落する効果をもう片方が補完する。

退院を繰り返すことが少なくないが，特に入院を要する患者の場合は，ほかの合併症（アルコール依存症やパーソナリティ障害，不安障害，うつ病等）を持つことがあり，それなりに治療も看護も複雑になる。それでも基本は，異常な摂食行動も問題行動もアクティングアウトととらえ，言語化を促すこと，一貫して受容的，教育的な態度をとること，その人の成長を見守る気持ちでかかわることである。その基本姿勢がないと看護師は，度重なる入退院に対して「治らないのではないか」と，絶望感や徒労感に襲われることになる。複数回入院を繰り返している患者でも，その都度症状は軽症化していたり，一見停滞しているようでも次の改善に向けた助走だったりすることがある。長い目で見ると，彼らの成長を確信することができる。

　嗜癖という病は，医療者のアイデンティティを揺るがす。医学モデルでとらえられてはいても，薬物療法が即時に，確実に奏効するわけではない。時には，看護師のかかわりが有害である（依存を助長する）と指摘され，患者の回復を確認できず（自分の看護行為に対する明確なフィードバックがなく），巻き込まれては患者に陰性感情を抱き，その挙句に自責の念を持つに至る。そのような経験を通じて，看護師としてのアイデンティティが不安定になっても当然であり，だからこそアディクション看護なのである。患者の成長を長い目で見守ることが不可欠であり，それには，子育てではないが，「待つ」ことが求められる。看護師にとっても「しんどい」仕事である。

## 4 ── そのほかのアディクション看護

　ギャンブル依存症や買い物依存症，ワーカホリックの人が，それぞれの単独問題で医療機関に登場することは少ないが，クリニックレベルで多様な嗜癖問題を対象に，充実したプログラムを提供しているところがある。そこでは，セルフヘルプグループと連携しながら集団精神療法に力を入れる一方で，訪問看護にも力を入れている。ギャンブル依存や買い物依存に対する看護も，基本的にはアルコール依存症や薬物依存症の看護と同じである。家族を巻き込んでいることが多いため，家族にも教育プログラムに参加してもらうことや，家族の気持ちをケアすることが求められる。

# 4 看護職が陥りやすいアディクションと共依存

## 1 ── 喫煙・薬物

　日本の看護職で最も多い嗜癖問題は，何といっても喫煙である。看護師の喫煙率の高さは日本のみならずアメリカをはじめとする諸外国でも共通している。2001年度の「看護職とたばこ・実態調査」[3]と2006年度の「看護職のたばこ実態調査」[4]によると，男性看護師の喫煙率が，2001年度から2006年度にかけて54.4%から54.2%と減少，女性看護師のそれが24.5%から18.8%に減少しているものの，一般人口と比較すると依然高い喫煙率である（ちなみに，2008年度の一般人口における喫煙率が男性39.5%，女性12.9%）[5]。また2001年度の上記データを診療科別で比較すると，精神科看護師は特に高く，男性看護師が52.0%，女性看護師は39.5%である[3]。さらに興味深いことに，喫煙する看護師の多くが看護師として就業する前から喫煙していることが明らかにされている[6]。

　なお，日本ではさほど問題視されていないが，海外では看護師の薬物問題に対する予防，防止，介入の諸策が講じられている。日本でも近い将来，間違いなく訪れる事態であろう。看護師の薬物乱用・依存が多い要因であるが，一つは薬物が身近にあるという物理的条件，もう一つは薬物を取り扱う機会が多いことであり，いずれも職務特性といえる。さらに，薬物に依存したくなるほど職場がストレスフルであるという可能性，嗜癖に陥りやすい人柄や性格があるとしたら，それが看護師に多いという可能性，看護の仕事に就くとそうした性向が醸成されやすいといった可能性などが推察できなくはない。

## 2 ── 共依存

　次に，看護職のアディクションとして見逃せないのが共依存の問題である。

第2章　アディクション看護

その対象は患者である場合もあれば，ほかの医療者である場合もあるが，大半は前者のケースである。よく耳にするのは，年若いがんの末期患者に恋愛感情に似た気持ちを抱え，不自然なくらいに献身的に尽くすとか（献身的に看護をすることは望ましいことではあるが），相手の気持ちいかんにかかわらず，自分の一方的な思い入れで行動してしまう（その結果，相手を振り回してしまう）という話である。死期が近い人に恋愛感情を持ってはいけないとか，患者と私的な関係になってはいけないというのではなく，その関係に依存するのが危ないということである。患者が相手の場合は，普通の恋愛関係の時以上に，看護師は大義名分を持ってその人に尽くすことができる。共依存の構造ができやすいわけである。

## 3 ── リストカット・ギャンブル

さらに，看護学生のところでも触れたが，リストカットをしながら働く看護師がいる。看護師のストレス調査の多くが，看護師の主要なストレス要因として人間関係（患者との関係のみならず同僚や上司，他職種との人間関係も含む）を指摘している。看護師の仕事が対人サービスであり，すべての看護行為が人間関係を通じて展開されることを考えると当然ではあるものの，一方で深刻な問題を示唆している。そもそも人を対象とした仕事であることや，チームワークで働く点が看護の醍醐味であったはずであるが，それが今や苦悩の根源になりつつあることを意味するからである。人間関係がストレスになる背景にはおそらく，現代医療が多忙になり過ぎたこともあると思われる。それも，単に時間的に多忙というだけではなく，高い専門性や緻密性が求められる中での余裕のなさである。人間関係もギスギスしたものになる。そうした職場環境下にあってストレスや生きづらさを，リストカットという手段で対処または誤魔化している看護師がいるということになる。彼らは，血管を深く切らなければ，また感染を起こさなければ，その行為が身体の長期的なダメージにはつながらないことを知っている。

確かにリストカットは，深刻な身体的ダメージや離脱症状を生じない点でアルコールや薬物への依存とは根本的に異なる。といって，金銭的に破綻す

るわけでもないので買い物依存とも違う。では実際，看護師のリストカットによって誰が，何が困るのであろうか。こうして振り返ると，リストカットをする看護師の気持ちの奥底に，上司やほかの看護師への依存の心性があることを否定できない。傷を目にした上司やほかの看護師は何を思うであろうか。時に，患者もその傷を見るかもしれない。患者は何を思うであろうか。ケアを求める人にケアを求めても，弱い立場にいる人によりかかろうとしても無理がある。

　最後に，ギャンブルの問題がある。看護師は勤務時間が変則的なので，一般の人が働いている時間帯に自由な時間をとりやすい。夜勤明けにパチンコやギャンブルにふける看護師が少なくないというが，そうした時間帯だから目立ってしまうというだけのことなのだろうか。職場の話題はいつもギャンブルであるという病棟の話や，ギャンブルにはまった看護師が借金地獄で苦しんでいる，というような話はよく耳にする。

## 5　アディクション看護の調査・研究

　海外のアディクション看護の研究をレビューした。具体的には，医学データベース「PubMed」と看護学データベース「CINAHL」にて，「アルコール依存症」「薬物依存症」「物質乱用」「看護」といったキーワードでヒットする文献（2000年から2007年）を集約した。その結果，特徴的なテーマ群として，①精神疾患とアディクションの重複障害，②アディクションを抱えた妊婦・母親，③薬物依存症の青年，④感染症（HIV，HCV）を併発した薬物依存症者，⑤アディクションを抱えた肝移植レシピエント，⑥禁煙指導，⑦看護師のブリーフ・インターベンション（brief intervention）と動機づけ面接法，⑧看護師のアディクションに関する知識・教育，が見いだせた。その一部を紹介する。

## 1 ── 精神疾患とアディクションの重複障害

　大うつ病とアルコール依存症の重複障害者は，それぞれの疾患を単独で罹患した者と比較してより重症化しやすく，問題を抱えやすいことが指摘されている。また，アルコール乱用はうつ症状をきたしやすく，ゆえに大うつ病との鑑別が難しいこと，うつ病患者はそうでない者よりもはるかにアルコールを乱用しやすいことが報告されており，うつ病患者のアルコール乱用を治療前にスクリーニングすることが課題となっている。一方，両疾患の治療体系やアプローチがそれぞれ大きく異なることから，両治療を同時に提供することは困難であるという見方がある。

　そのような中でWadellら[7]（スウェーデン）は，重複障害者に対しては，看護師が信頼関係を構築しづらくなることや患者の感情を害することを恐れて，アルコールの話題を避けやすいことを明らかにした。また看護師は，重複障害について以下の二つの見解を持っていることを示した。一つは，患者は抑うつや不安を和らげるために飲酒するというとらえ方（自己治療）で，これは現存するアルコール問題を過小評価することにつながる。もう一つは，アルコール乱用や依存が抑うつを招いたというとらえ方である。さらに，患者にアルコールについて尋ねることは自分の役割ではないととらえる看護師の背景には，倫理的ジレンマとトレーニングの欠如があると論じている。

　一方，Ambrogne[8]（アメリカ）は，うつ病と物質依存の重複が女性に多いこと，彼女らにとって抑うつ症状は物質依存に先行すること（男性はその逆）を背景に，抑うつ症状に悩む物質依存症の女性患者について調査した。その結果，彼女らの抑うつ症状は物質使用とは独立していること，うつ病の治療中に物質を使用しても，看護師はそれについて触れなかったこと，その一方で，依存症治療施設のスタッフは，物質使用を中止すれば抑うつ症状は軽減するという認識ゆえに，抑うつには対応しなかったことを明らかにしている。

　次に，うつ病に限らず広く精神疾患とアディクションの重複障害者へのケアについて，Coombesら[9]（イギリス）は，地域の精神保健看護師を対象に，また，Deansら[10]（オーストラリア）は地域の精神保健スタッフを対象に調査

している。その結果，前者は対象看護師が，重複障害者のケアは時間がかかって回復が困難であり，アセスメントが難しく高度な知識と技術，サポートが必要であるととらえていること，また，重複障害者をケアするにあたっては同僚からの偏見や否定的な態度，またサービス機関の無関心等に対峙しなければならないととらえていること，最後に，重複障害者にはこれまでの医学モデルが役立たないととらえていることを明らかにした。一方，後者は，スタッフの重複障害に関する不十分な知識とトレーニングが，重複障害者との関係性を否定的なものにしていること，重複障害者の看護は依存症看護と同様に困難であり，明確な方法論は確立されていないことを示した。

## 2 ── アディクションを抱えた妊婦・母親

妊娠中・産後の薬物依存症者への看護に関する研究の一つとして，Lardenら[11]（カナダ）は，薬物依存症の妊婦を対象に，毎日20分間のセラピューティックタッチを7日間以上実施した介入群と，対照群（毎日同じ時間だけ看護師と一緒に活動する時間を持つ群と，従来のケアのみの群）の不安と離脱症状を比較した。その結果，離脱症状の程度と推移は3群間で異ならないものの，不安は開始後3，4，5日目時点において介入群がほかの2群よりも有意に低かったとし，ハームリダクション（母親を批判することなく本人と胎児のリスクの軽減を目指す）の観点からアプローチする意義を考察している。

またPorterら[12]（アメリカ）は，薬物依存症の母親がアディクションの悪循環を突破するには，出産後早期より母親と乳児の関係性構築に向けた介入が必要であるとの考えから，乳児のマッサージを組み入れた養育強化プログラムとその効果を紹介している。養育強化プログラムは，物質依存の母親が養育の知識やマッサージの技術を学ぶことを通じて，認知行動面の変化を起こして回復できるよう支援するプログラムである。

## 3 ── 薬物依存症の青年

Vourakis[13]（アメリカ）は，薬物依存症の青年を対象とする治療プログラ

ムについて調査し，プログラムのドロップアウトに関連する入院時要因として，大うつ病や放火等の反社会的行動が，一方のプログラム終了と関連する要因として，仲間による治療機関の紹介が見いだせたことを明らかにしている。そして，治療以前に大うつ病がある青年には独自の治療が必要であることと，薬物依存症の青年には仲間による教育や治療の紹介システムが有効であることを述べている。

またCorteら[14]（アメリカ）は，反社会的アルコール依存症の青年，その回復者である青年，対照群を対象に自己概念等を調査し，反社会的アルコール依存症の青年群は対照群と比較して肯定的なセルフスキーマ★4が低く，否定的なセルフスキーマが高い傾向にあること等を明らかにしている。反社会的アルコール依存症青年への看護介入では，彼らの自己概念を変化させることを目指したいと結んでいる。

## 4 ── 感染症（HIV，HCV）を併発した薬物依存症者

Moserら[15]（アメリカ）は，HIV感染と薬物乱用の両診断を受けた女性が増加しており，AIDS患者の4割が静脈注射による薬物注入を感染因としている背景を受け，HIV感染と薬物依存症の両治療を受けている女性にフォーカスグループインタビューを実施した。そして，①HIVの診断が彼女らの人生を積極的にも消極的にもし得ること，②重複診断を得た彼女らは，身体面と精神面を統合した独特なケアニーズを持っていること，③こうしたケアニーズに応えられるのは，また彼女らの身体的，心理社会的問題に介入するスキルを有するのは精神科看護師や精神保健看護師であること，④特に貧困層の女性に特化した，彼女らが利用しやすい薬物の治療プログラムを開発する必要があること，⑤薬物治療プログラムはHIV治療を包含する統合的なサービスである必要があることなどについて言及している。

★4──self-schema：自己についての知識の表象，自己概念。

## 5 ── アディクションを抱えた肝移植レシピエントの看護

Newton[16]（アメリカ）は，成人肝移植レシピエントは肝移植後の禁酒が求められるにもかかわらず，飲酒するレシピエントのリラプスの指標を明らかにした。レシピエントの体験として五つのテーマ，すなわち①生きられることが嬉しい，②活動を楽しめる，③仕事や経済的なことが心配（職がない，経済的な負担），④合併症や副作用，移植とは直接関係していない身体的問題，⑤ひどい人生（移植が患者に新たな負担を加えた）を示し，もしレシピエントが後者二つのテーマを抱えていた場合は，アルコールのリラプスが生じやすいと述べている。またNewtonは，看護師には，すべてのレシピエントに禁酒カウンセリングを行うという認識を持つことが求められており，それが看護の課題であると提言している。

## 6 ── 禁煙指導

喫煙に関する看護研究は数知れず，ここでは，看護師の喫煙を対象としたものと，喫煙問題における看護師の役割について論じたものを紹介する。

Bialousら[17]（アメリカ）は，国全体の禁煙推進の下，看護師の役割が期待される中で看護師の喫煙者が少なくないことから，元喫煙者と現在喫煙者の看護師を対象としたフォーカスグループインタビューを実施した。その結果，喫煙する看護師は一般の人と同じ禁煙ニーズを有し，看護師の公共イメージを背景に，自身の喫煙に関して羞恥心や罪悪感を抱えていること，そのような気持ちと喫煙を隠したい気持ちを加味したサポートを望んでいること，さらに，彼らは非喫煙者の仲間と上司から，禁煙にはサポートが必要であることを理解されていないととらえていることなどを明らかにしている。

次に，Cataldo[18]（アメリカ）は，禁煙は可能でその効果が大きいにもかかわらず，精神科看護師がほかの医療職のように一貫して患者の禁煙対策をとっていないこと，実際に，精神科患者やアディクション患者の喫煙率が高いことから，アドバンストプラクティス精神科ナース（APPNs：Advanced

Practice Psychiatric Nurses)が喫煙者の健康を守るユニークな立場にあるとし，APPNsの役割可能性について論じている。

## 7 ── 看護師のブリーフ・インターベンションと動機づけ面接法

アディクション領域では予防や早期介入という観点から，ブリーフ・インターベンション（brief intervention）の役割をプライマリーケアや（救急）外来の看護師に求めてきた。Lockら[19]（イギリス）は，プライマリーケアの場でアルコールのブリーフ・インターベンションが有用であるにもかかわらず，なかなか浸透しない理由を明らかにするために，ブリーフ・インターベンションに対する看護師の態度等を調査した。その結果，アルコールの介入機会は多くても，看護師側の準備が不十分であること，アルコール問題を指摘された患者の反応が，看護師に否定的な感情をもたらしやすいことを明らかにした。そして，適正飲酒量等の知識や介入技術に関する教育，介入に対する自信を強化するようなファシリテーション，患者の否定的な反応に対する介入を支持するサポートがあって初めて，看護師は患者にアルコール指導ができるとした。

次に，Bendtsenら[20]（スウェーデン）は，救急外来でコンピュータを用いたアルコールスクリーニング・介入を試み（患者は看護師からアセスメントされた後に，タッチ式のコンピュータスクリーニング・介入を試みるよう指示される），その有用性と看護師のアルコール介入に対する態度等の変化を評価した。結論として，本スクリーニング・介入が容易で時間的に節約ができ，かつ，看護師の仕事量を増やさないことから，従来のスクリーニングと比較して救急外来部門により導入しやすいと述べている。

最後に，Beckham[21]（アメリカ）は，低所得者向けのコミュニティヘルスセンター利用者の，危険飲酒群に対する動機づけ面接法の効果を明らかにするために，縦断的調査を実施した。まずはAUDITで危険飲酒群をスクリーニングし，該当者を家族看護のナースプラクティショナー（nurse practitioner）による動機づけ面接（45〜60分）を受ける介入群と，対照群に分けて，その後の飲酒量，血液データ等の経過を追った。その結果，介入群は有意に1日

飲酒量と血清γ-GTP値が低下し，Beckhamは，多くの人は何をすべきか（「飲酒をやめなければならない」）を他者から言われることに抵抗するが，動機づけ面接法では「変化する」ことを自らが動機づけるので抵抗がないと述べ，ナースプラクティショナーは動機づけ面接法の技術を修得すべきであるとしている。

## 8 ── 看護師のアディクションに関する知識・教育

一般の人のみならず看護師にも物質依存症者に対する否定的な態度や価値観が認められ，その背景にはアディクションに関する知識の欠如があると報告されている。Owensら[22]（イギリス）は，GP（general practitioner：家庭医）のところで働く，外来業務を主とする看護師（プラクティスナース）を対象にアルコール乱用に関する知識を質問紙調査で評価した。その結果，彼らがアルコール問題に関する効果的な助言を行うためには，知識と技術面においてギャップがあることを示した（看護師から適正飲酒量について正しい助言を受けた患者は，女性が2名中1名，男性が3名中1名であった）。対象看護師にアルコール問題を抱えた人を支援したいという意欲はあるものの，それに見合う知識が不足しており，適切なトレーニングや医師，ほかの職種からのバックアップが必要であることを示唆した。またLeino-Kilpiら[23]（フィンランド）は，看護の継続教育の課題を明らかにするために，卒業後5年が経過した看護師を対象に基礎看護技術，介入技術，カウンセリング技術等を調査し，彼らが介入技術，特にアルコールや薬物のアディクション問題を持つ者への介入技術に自信がないことを明らかにした。その結果を踏まえて，今後の継続教育のあり方を論じている。

一方，基礎教育についてはMartinezら[24]（アメリカ）が，物質乱用者に対して否定的な態度をとるのは看護師とて例外ではなく，これまで看護師が乱用者をステレオタイプに，勧善懲悪的に，悲観的にとらえていたという先行所見や，その背景には依存症に関する不十分な知識と教育があったという先行所見を受けて，看護学生のアディクション教育のあり方と，アディクションに対する信念との関連を調査した。具体的には，対象学生を講義のみの群

と，講義とアルコール依存症の回復者との討論を組み合わせた群（介入群）に区分し，両群のアルコール依存症者に関する知識と信念を講義前後と，3か月後の時点で評価した。その結果，両群とも教育後は知識，信念の両面で効果が認められたが，特に介入群のそれが大きかったと報告している。

## 6 おわりに

　第1章，2章を通じて，身近な嗜癖問題とアディクション看護について，精神科領域の看護師のみならず，一般病棟や外来の看護師，行政や企業，学校といった地域看護・保健領域の看護職にも知ってもらいたく，また，アディクションを抱えた人に対して看護職ならではのケアが提供可能であることを理解もらいたく，筆を進めてきた。一方で，精神科であっても嗜癖問題は自分の専門外ととらえている人が少なくないと思い，精神科の依存症治療についても簡単に説明した。さらに，海外のアディクション看護の研究動向についても紹介した。

　今後，日本でもアメリカを追うようにアディクション問題が蔓延していくとしたら，そこで果たす看護職の役割は大きい。看護職がアディクションの本質を理解し，アディクションに陥った人の自立を支援できること，特に，自立した心を有する看護職が彼らのモデルになることは，最も自然で有効な介入となる。ここでいう「自立」とは，自分が無力であることを知り，完全でないことを受け入れて，その中でできることを誠実に実行していくことである。また，このような自立や関係性の基本的な理解があって初めて，看護職は本来の「人間対人間の看護」を実現できるのではないだろうか。

　続く第3章では，各現場での実際のアディクション事例と，そこで展開された看護を紹介する。

**参考文献**

1 ) International Nurses Society on Addictions & American Nurses Association: Scope and standards of addictions nursing practices. American Nurses Association, 2004.
2 ) 北村俊則：精神症状の測定の理論と実際, 海鳴社, 1995.
3 ) 社団法人日本看護協会専門職業務部・調査・情報管理部：2001年「看護職とたばこ・実態調査」報告書, 社団法人日本看護協会, 2002.
4 ) 社団法人日本看護協会：2006年「看護職のたばこ実態調査」報告書, 社団法人日本看護協会, 2007.
5 ) 日本たばこ産業株式会社：平成20年全国たばこ喫煙者率調査, 2008.
6 ) 山口恵・松下年子：精神看護師のアディクション―精神科看護師を対象とした喫煙・飲酒習慣と依存度調査, アディクション看護, 4（1）, pp.11－20, 2007.
7 ) Wadell K, Skärsäter I : Nurses' experiences of caring for patients with a dual diagnosis of depression and alcohol abuse in a general psychiatric setting. Issues Ment Health Nurs 28（10）：1125－1140, 2007.
8 ) Ambrogne JA: Managing depressive symptoms in the context of abstinence: findings from a qualitative study of women. Perspect Psychiatr Care 43（2）：84－92, 2007.
9 ) Coombes L, Wratten A: The lived experience of community mental health nurses working with people who have dual diagnosis: a phenomenological study. J Psychiatr Ment Health Nurs 14（4）：382－392, 2007.
10) Deans C, Soar R: Caring for clients with dual diagnosis in rural communities in Australia: the experience of mental health professionals. J Psychiatr Ment Health Nurs 12（3）：268－274, 2005.
11) Larden CN, Palmer ML, Janssen P: Efficacy of therapeutic touch in treating pregnant inpatients who have a chemical dependency. J Holist Nurs 22（4）：320－322, 2004.
12) Porter LS, Porter BO: A blended infant massage-parenting enhancement program for recovering substance-abusing mothers. Pediatr Nurs 30（5）：363－372, 2004.
13) Vourakis C: Admission variables as predictors of completion in an adolescent residential drug treatment program. J Child Adolesc Psychiatr Nurs 18（4）：161－170, 2005.
14) Corte C, Stein KF: Self-cognitions in antisocial alcohol dependence and recovery. West J Nurs Res 29（1）：80－99, 2007.
15) Moser KM, Sowell RL, Phillips KD: Issues of women dually diagnosed with HIV infection and substance use problems in the Carolinas. Issues Ment Health Nurs 22(1)：23－49, 2001.
16) Newton SE: Alcohol relapse and its relationship to the lived experience of adult liver transplant recipients. Gastroenterol Nurs 30（1）：37－42, 2007.
17) Bialous SA, Sarna L, Wewers ME, Froelicher ES, Danao L: Nurses' perspectives of smoking initiation, addiction, and cessation. Nurs Res 53（6）：387－395, 2004.
18) Cataldo JK: The role of advanced practice psychiatric nurses in treating tobacco use and dependence. Arch Psychiatr Nurs 15（3）：107－119, 2001.

19) Lock CA, Kaner E, Lamont S, Bond S: A qualitative study of nurses' attitudes and practices regarding brief alcohol intervention in primary health care. J Adv Nurs 39 (4): 333-342, 2002.
20) Bendtsen P, Holmqvist M, Johansson K: Implementation of computerized alcohol screening and advice in an emergency department —— a nursing staff perspective. Accid Emerg Nurs 15 (1): 3-9, 2007.
21) Beckham N: Motivational interviewing with hazardous drinkers. J Am Acad Nurse Pract 19 (2): 103-110, 2007.
22) Owens L, Gilmore IT, Pirmohamed M: General practice nurses' knowledge of alcohol use and misuse: a questionnaire survey. Alcohol Alcohol 35 (3): 259-262, 2000.
23) Leino-Kilpi H, Solante S, Katajisto J: Problems in the outcomes of nursing education create challenges for continuing education. J Contin Educ Nurs 32(4):183-189, 2001.
24) Martinez RJ, Murphy-Parker D: Examining the relationship of addiction education and beliefs of nursing students toward persons with alcohol problems. Arch Psychiatr Nurs 17 (4): 156-164, 2003.

さまざまな場面での
アディクション看護

第3章

## I　身体科病院におけるアディクション事例

**事例①**

## 世代間連鎖する暴力によるコミュニケーション

——一般外来におけるアディクション問題への対応——

　1日の外来患者数や病院の規模，医療体制によって，その病院の外来や救急外来に訪れる患者の状態・病態レベル，救急対応レベルはおおよそ予測できる。アディクション関連のケースにおいても同様である。とはいえ，どこの病院においても，外来のアディクション事例はリストカットやドラッグ，過量服薬，自殺企図（墜落・飛び込み・焼身・大量服薬）が圧倒的に多い。ほかに，身体的な症状は呈さない買い物依存やパチンコ依存，ギャンブル依存，インターネット依存も時に見られる。

　さて，彼らの多くは身体の異常を訴えて外来に訪れる。したがって身体が改善していく過程は客観的に理解することができるが，アディクションのような精神的な部分はとらえがたく，回復に向かっているのか否かさえ判断が難しい。アディクションの回復のステージを評価するには，「自分は病気である」という本人の自覚や，「アディクションから脱却したい」という本人の目覚めの有無が第一のポイントである。さらに，その家人が「患者である夫や妻，あるいは子どもは病気である」ととらえることができているか否か，が第二のポイントである。家族関係に問題があることを本人も家族も理解できていないことがある。

　ここでは一般内科病棟への入院を機に精神科受診に至ったケースを通して，アディクション看護について考えを深めたい。

## 事例概要

> ○Aさん，45歳，男性。
> ○独身で，家族は父（70歳）と母（65歳）と妹の4人。
> ○妹は家庭を持っており，他県で生活している。子育てに忙しく実家へ帰ることは少なく，時折電話連絡がある程度。

**肝機能障害で入院**

Aさんは大学卒業後中規模企業に入社し，主に営業を担当していた。数年後退職し，その後も数回転職を繰り返している。

Aさんは仕事柄接待での飲酒が多かったが，酒を飲むこと自体は嫌いではなかった。また独身で仕事中心の不規則な生活を送っていた。

会社の健康診断で肝機能障害を指摘されたAさんは，当院の内科に来院した。顔色は浅黒く，痩せていた。口数は少なく，おとなしい真面目な印象であった。診察の結果，全身倦怠感，肝機能障害，腹水貯留のために内科病棟へ約1か月間の入院となった。入院の経過は順調で，体調も整い，検査データも正常になって1か月後，予定通りの退院となった。その後内科外来にてしばらく定期治療を続けていたが，症状や検査データがさらに改善したことから，3か月後，他院で継続治療するという条件で当院への外来受診は中止となった。

**母親への暴力**

しかし3年後，再び入院となる。今回は「アルコール性肝炎」と診断名も付いていた。仕事は新しい勤務場所に移って半年が経過していたが，入院時は休職中であった。見るからに痩せ，腹部の膨瘤は著明であり，顔色は黄疸を呈していた。入院後は生活リズムが整い飲酒もできなかったために，前回同様症状はすぐに安定し，1か月で無事退院となった。なおこの時は，交際

している女性がいた。

その後も内科外来を定期的に受診していたが，不眠，気力低下，倦怠感などを主訴に精神科を受診し，「うつ病」と診断された。内科と精神科を定期受診することとなり，母親に付き添われて通院していた。

再入院から約1年がたった頃，精神科の外来に救急隊から搬送依頼の電話が入った。Aさんが大量に飲酒して母親に暴力を振るい，母親は警察を呼んで仲裁を依頼したという。Aさんと母親は救急車で来院したが，母親の顔には痣があり，手には血痕が付着していた。

母親の話では，Aさんはもともと物を投げるなどしてうっ憤をはらすタイプだったが，数年前から母親に暴力を振るうようになっていた。ひどくなったのは半年前からで，その頃よりAさんは昼間から飲酒をするようになっていたという。また，Aさんが幼少の頃から自分と夫の間で喧嘩（夫婦喧嘩）が絶えず，自分は夫から暴力を受け続けてきたこと，現在は夫と別居生活をしていることを語った。

### 事例のまとめ

Aさんは母親が父親よりドメスティックバイオレンス（DV）を受ける中，つまりDV環境の下で成長した。大学卒業後就職したものの，一つの職場で長続きすることはなく，女性とは交際しても結婚せずに，一人暮らしを続けていた。営業という仕事柄飲酒機会が多く，仕事中心の不規則な生活から食事や健康管理もできず，結局，大量飲酒も重なって体調を崩し，入退院を繰り返していた。アルコールに依存した生活を続けながら自分がアルコール依存症という「病気」であることは認識せず，そのうちに不眠や倦怠感などを訴えてうつ病と診断された。

着眼したいのは，Aさんが自分の感情を，物を投げたり，母親に暴力を振るうことで，コントロールしていた点である。暴力によるコミュニケーションは父親からAさんへと，間違いなく世代間連鎖していた。

## 看護・援助のポイント

### ❶ 内科外来の問診を活用する

　内科外来では初診時の患者全員に簡単な問診を行う。問診には飲酒に関する項目があり，特に肝機能障害で訪れる患者に対して，外来担当看護師は，飲酒歴等をしっかりと聴取する。飲酒にかかわる情報は，その後の治療や生活指導にて，大いに活用されるからである。さらに，飲酒量や飲酒回数などに加えて，アルコール依存症の簡単なスクリーニングであるCAGE（p.55，表2－1参照）の設問項目も必要である。外来看護師はCAGEを用いて患者が依存症であるか否かを簡易判断し，今後の看護支援に方向性を見いだすことができる。またCAGEの結果は，外来受診時の栄養指導や生活習慣指導，健康教育の機会にも利用できる。

　本事例では，2度目の入院時の病名は「アルコール性肝炎」であったが，入院が決定する前段階にて外来看護師がアセスメントする中で，「アルコール依存症」を思い描くことができたか否かがポイントである。日頃より患者や家族の飲酒状況を把握し，本人および家族の依存傾向の有無を確認できることが望ましい。

### ❷ 家人からの情報収集とその評価

　家族が一緒に来院した時は，家族からアディクションに関連した情報を得る。「母子関係」「父子関係」「家族の機能状況」などを把握することがポイントである。アディクションに認められる世代間連鎖は，子ども時代に刷り込まれた体験を親となった自分が，自分の子どもへ再び刷り込むことに起因する。家族から情報収集することで，親自身がアディクション家庭で育っていたことや，兄弟にアディクションが存在していたことが発見される。その上で看護師は，患者の症状や状況に関して，観察から計画，立案，ケアという一連の看護過程を展開する。さらに家族を視野に入れた観察（家族関係の状況），計画立案も必要である。

### ❸ 各外来間での情報共有

　各外来間での情報の交換と共有が，対象者をサポートしていく中で重要である。事例のAさんはアルコール性肝炎で内科のフォローアップを受け，うつ病で精神科の治療を受けている。内科外来の看護師は，内科担当医以外にも精神科外来看護師にAさんの状況や問題（図1）を提示して，協力を得ることが求められる。

### ❹ 精神科外来との連携

　精神科外来の看護師も，Aさんと母親それぞれとの間にある程度の信頼関係が確立されてから，両者よりそれぞれの状況を尋ね，Aさんの子ども時代や青年時代についても確認する。母親自身についても語ってもらい，患者との関係や家族関係の情報を得ることが重要である。母親あるいは父親はどのような家族関係の中で人格形成され，それが現在につながっているのか，アディクション看護ならではの重要な確認事項である。

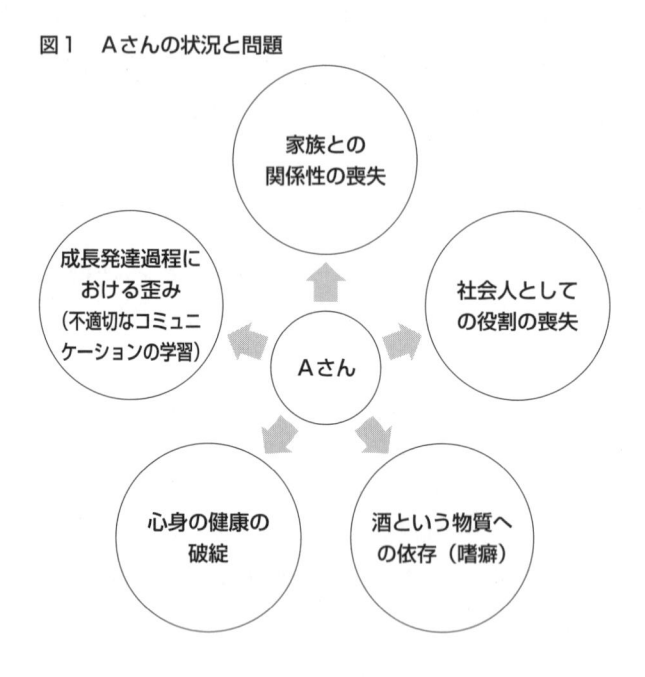

図1　Aさんの状況と問題

- 家族との関係性の喪失
- 社会人としての役割の喪失
- 成長発達過程における歪み（不適切なコミュニケーションの学習）
- 心身の健康の破綻
- 酒という物質への依存（嗜癖）

（中心：Aさん）

なお,「依存」という病気であることを本人・家族が理解して,受け入れることが治療を進める上で重要となる。本人・家族がしっかりと「依存に向き合う」ことができなければ,病状や現状を変えることは困難である。また,精神科での受診状況を内科担当医師や看護師に情報提供し,お互いにサポートできる体制をとりたい。また,アルコール専門医や施設を紹介したり,自助グループの情報を提示して参加を勧めること,そして看護師自身がアディクションの学習を積み重ねていくことが求められる。

### ❺ ライフサイクルを踏まえた保健指導

患者がライフサイクルのどの段階に位置しているのかを把握し,それを踏まえて保健指導をする必要がある。Aさんは年齢45歳(壮年期から中年期への移行期)であり,家庭生活や社会生活をバランスよく両立させて生活すること,健康面において無理をしやすい時期なので,定期健診を確実に行うこと,毎日の食生活や生活リズムを崩さずに,睡眠時間をしっかり確保すること等が重要となる。さらにこの時期は,家庭内においては子どもの進学問題

図2　一般的な45歳の人とAさんの比較——ライフサイクルを踏まえた生活像
○一般的な45歳の場合

| 問題がある中でも家庭生活と社会生活のそれぞれのバランスを確保 | 健康の自己管理(食生活や睡眠など,適切な生活習慣の確保) | 今後求められる社会的・家庭的役割(子どもの進学支援,両親の介護,会社での責任ある立場など) |

○Aさんの場合

| 家庭生活・社会生活のアンバランス | 健康の自己管理の破綻(不規則な(食)生活,アルコール性肝炎,うつ病) | 今後の社会的・家庭的役割が見いだせない(数年毎の転職,両親との物理的・心理的な隔たり) |

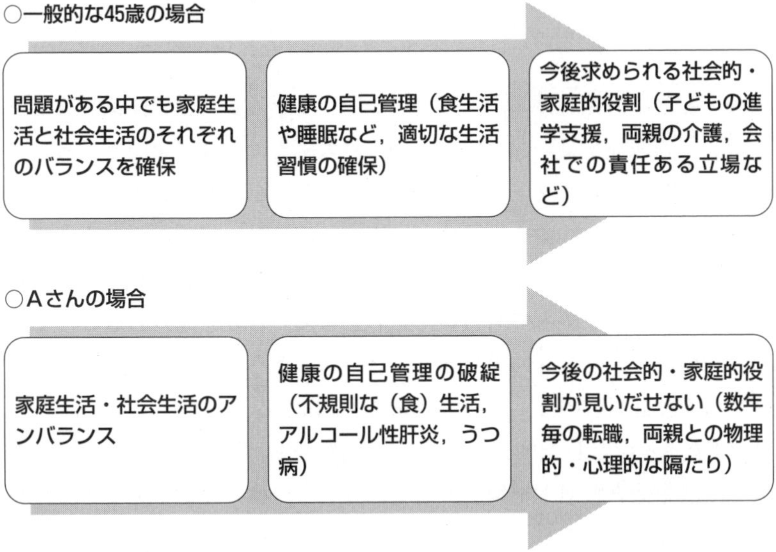

や両親の老いに伴う介護問題,社会生活においては重要な役割を請け負う等,家庭的社会的責任や負担が大きくなる時期である。患者とともに,ライフサイクルの視点をもって生活を全体的にとらえることが重要である。図2に,壮年から中年に移行する時期にある人の典型的な生活像とAさんの状況を示す。

### ❻ 発達課題を踏まえたアセスメント

人は子ども時代,青年時代,成人以降と,それぞれの時期に確立すべき課題を抱えている。エリクソンの発達段階によると,子ども時代は信頼感や自律性を,青年時代には仲間・集団からの学びを通して自己同一性を,成人以降には親密性や統合性を獲得していくことが望ましいとされている。Aさんの場合,子ども時代には両親の不和があり,親の顔色を見て育った可能性がうかがえ,また母親が夫からの暴力を受ける場面を度々目にしてきたことから,スムーズに発達課題をクリアしてきたとは考え難い。社会人になったAさんの仕事に対する考え方や,酒という物質に依存していった過程を,そうした観点をもってアセスメントし,Aさんのセルフケアをサポートしていくことが大切である。

### ❼ 入院中のケア

内科入院中は病棟看護師が,毎日のかかわりを通して信頼関係を築く機会が多い。信頼関係を築いた上で本人から再入院までの経過を聞き,再入院に至った原因をアセスメントし,飲酒に関する核心をつかむ。入院中は本人の生活リズムが整い,肝臓をはじめとする身体の休息期間となるが,同時に自己と直面する期間にもなる。日々の看護行為を行う中で看護師は,患者に幼少時代や青春時代を語ってもらい,患者が過去の自分を見つめることで現在の自分を内省し,未来への手掛かりを見つけるようにかかわりたい。

さらに看護計画の中で「アルコール依存症による問題」をかかげることで,「依存」をテーマとしたアディクション看護につなげる。「依存」の観点から本人の生活や健康状態を把握し,病気に対する認識の程度を評価し,社会とのかかわりなどを分析したい。そして何よりも,それらの結果とそれに対応

する看護を，外来看護師につなげていきたい。

## おわりに

　内科外来やその他の外来において，精神疾患を伴う患者の受診が増加傾向にある。そのような中，身体科外来の看護師が「依存」や「アディクション」を認識できることが求められている。患者にかかわる際に「依存」という「病気」ではないかと疑念を持ち，認識できることが重要である。病気であると認識できれば，その原因があり，その過程があり，その回復があると考えることができるからである。

# I 身体科病院におけるアディクション事例　事例②

## アルコール・薬物依存症患者のクリティカルケア

――ICUにおける患者・家族へのかかわり――

　ICUや救命救急センターにおいて，アルコール・薬物依存症患者が搬送されることは少なくない。また，このような患者は全身性の疾患を併発していることも多く，重篤化しやすい。クリティカルケアにおいては，重篤である患者を生命の危機的状態から脱するよう援助する一方で，家族看護も並行して行われる。アディクション患者の家族は，アディクション家族に特有な感情を持ち，その心理的側面を理解して支援することが必要となる。ここでは，アディクション問題を抱えた患者の終末期におけるアディクション家族とのかかわりについて振り返り，アディクション看護のあり方を検討する。

## 事例概要

- ○Bさん，32歳，男性。
- ○家族は，父親，母親，兄（長男），妹（長女）との5人家族だが，父親は母親の再婚相手であり，兄は近隣に世帯を持ち，妹も一人暮らしをしている。よって現在は，義理の父親，母親，Bさんの3人で暮らしている。

**覚せい剤とアルコール…**

　Bさんは無職で，自宅の自室にこもって毎日飲酒していた。家族も本人との接触は避け，Bさんの部屋へ入ることはなかった。

Bさんは10代から覚せい剤を使用し，2度の逮捕後28歳で服役を終え出所。その後は，覚せい剤の使用に加えてアルコールを飲む回数も増えていった。後に飲酒運転にて事故を起こして近医入院。その際にアルコール依存症とアルコール性肝障害を指摘されるが，退院後もアルコール摂取量は増す一方であった。しばらくは，覚せい剤使用による神経障害治療のために近医の神経科病院を，また，アルコール性肝障害治療のために内科を受診していたが，ここ数か月はいずれの受診も途絶えていた。また，アルコール依存症施設の入所を勧められるも，家族，Bさんともに施設見学に行こうとはしなかった。

**ICU搬送**

　ある日，数日間自室から出てくる様子もないBさんをみかねて母親が部屋へ入ったところ，ぐったりしているBさんを発見，近医を受診するが，全身黄疸著明，腹水出現，採血データを総合して劇症型肝炎が疑われ，救急病院の消化器内科へ緊急搬送となる。治療開始後も尿量減少，呼吸状態の悪化が認められ，入院当日に集中治療室（ICU）へ搬送され，酸素投与および持続透析が開始された。ICU入室後，Bさんのバイタルサインは安定し会話もできていたが，肝性脳症を併発し，アルコールの離脱症状もあって幻聴などの幻覚が起こった。

**家族が治療を拒否する**

　ICU入室時，義理の父親，母親には医師から急性腎不全を合併し透析が必要であること，劇症型肝炎治療として血漿交換が必要であることが説明された。また，治療経過中に多臓器不全，感染症などで急変し死亡に至るおそれがある状態であることも話された。父親，母親は医師の説明を淡々と聞き動揺する様子はなかった。
　説明後，医師は，両親に対し透析，血漿交換の同意および延命治療の有無を確認した。すると母親が「この子には散々迷惑をかけられてきた。これ以上迷惑をかけられるのは嫌です」と言った。医師は母親の意見に対し，「透析，血漿交換をしなければ息子さんは死亡に至ります」と話した。すると母親は「何もしなくていいです。お金も出す気になりません」という返答であっ

た。医師・看護師は，もう一度家族の気持ちを整理するよう促しその場を離れた。数十分後，両親から「透析，血漿交換をしてください」との返答があった。また，延命治療に対しては「呼吸状態が悪化しても，呼吸器にはつながないでください。血圧を上げる薬だけ使ってください。心臓マッサージはしないでください」という意見だった。看護師が面会するよう促すと家族は面会を拒否し帰宅した。

**容態の悪化**

入院2日目，Bさんの状態は平衡状態を保っていた。両親が1回面会に訪れた。面会時，母親はBさんに「大丈夫？」と話しかけていた。Bさんは母親の問いかけに対し，「うん」と返答していた。母親はBさんと積極的に会話する様子はなく，父親は一言も話さなかった。受け持ち看護師は，Bさんと家族の関係に疑問を感じつつ家族に対し，ゆっくり面会するよう伝えた。

入院3日目，Bさんの意識レベルの低下が認められた。時折覚醒し，興奮したように暴れることもあった。慢性膵炎の増悪も見られ，「腰が痛い。何とかしろ」と叫ぶこともあった。この日，医師による症状説明もあることから午前中の面会時間に両親が面会に訪れた。面会時，目の前で痛みに苦しんでいるBさんに対し母親は，心配そうな表情で「どこが痛いの？ 苦しくない？」と声をかけていた。Bさんは「もう治療はいいよ。早く家に帰らせてくれ。頼むよ」と必死に訴えていた。父親もその訴えを深刻な顔で聞いていた。面会を終え，両親は医師の症状説明に向かった。医師からは「朝方から意識が低下してきていて，いつ急変してもおかしくない状態です。もう一度確認しますが，急変時，心臓マッサージ，挿管，人工呼吸器は望みますか？」と問いかけた。すると両親は「望みません」と返答した。

**死亡**

面会を終えた約1時間後，Bさんの意識レベル，血圧，心拍の低下が見られた。直ちに家族へ連絡をとり，酸素量を増やし，昇圧剤が開始された。家族への連絡後数十分で両親，妹が到着した。家族が到着した時，Bさんは昏睡状態となっており，昇圧剤を使用していても血圧は低下し，下顎呼吸をし

ていた。Bさんのベッドサイドへ来た両親の表情は強張っていた。Bさんに何か話しかけたいけれど話せないようにも見えた。看護師は、両親をBさんの近くへ呼び寄せた。そして、「手を握ってあげてくださいませんか。Bさんも安心されますから」と声をかけた。母親はその言葉に戸惑いを見せつつも、Bさんの手を握った。そして、目に涙を浮かべながらBさんの名前を呼んだ。看護師は「Bさん、ほら近くにお父さんもお母さんもいますよ。お母さんの声が聞こえたら手を握ってみて」と声かけした。父親に対しても、「お父さん、しっかりBさんを見てあげてください。そして手を握ってあげてください」と話した。いつも沈黙していた父親は、Bさんの頭をさすりながら、入院後初めてBさんの名前を叫んだ。

　家族が到着して数十分後、Bさんは両親に手を握られながら息を引き取った。母親は「あんたの面倒を見られるのはお母さんだけなのよね。ごめんね。お母さんがいけないのよ。ごめんね」と涙を流し話した。看護師は、家族に対して別れの時間をとれるよう配慮した。

## 事例のまとめ

　Bさんのアルコール性肝障害は劇症型肝炎へと移行した。生命の危機的状況にある患者に対し、家族は延命治療を望まず、患者との面会も拒む状況であった。その背景には、アディクション患者を持つ家族の心理的葛藤があった。Bさんと家族は、最期の時を迎える時になって、ようやく本来あるべき家族の姿に戻った。

## 看護・援助のポイント

　アルコール依存症、薬物依存症で救命救急センター、ICUに搬送される患者は、依存症による全身の合併症を併発していることが多い。また、その合併症は本事例のように重症化して運ばれてくる事例が少なくない。アルコール、薬物関連で運ばれてくる患者を看護する際、依存症という診断がなくてもアディクションの視点を踏まえて患者情報を得ることが必要である。また、

本事例のように患者が生命の危機にある場合，患者ケアはもちろんのこと，その家族に対してもアディクションの視点から家族ケアにあたることが重要である。

### ❶ クリティカルケアにおけるアディクションの視点

(1) 家族機能

　家族の一員が突然，生命の危機に置かれた場合，通常の家族においても，普段なら機能するはずの家族機能（家族構成員各々が支え合う働き）が破壊してしまうことがある。しかし，アルコール依存症や薬物依存症患者の家族の多くでは，もうすでにこの家族機能が欠如していることが多い。アディクションを持つ患者は，自分中心の生活を繰り返し，アルコールや薬物使用のためなら家族をも犠牲にしてきた。身体的，心理的，経済的に追い込まれた家族は家族機能の崩壊に至る。家族機能の欠如とは，コミュニケーション不足に伴う構成員の感情表現の低下，信頼関係の欠如に伴う協働作業の減少などである。依存症の患者を持つ家族は，依存症になった患者について世間には知られたくないという思いがあって，家族のことについて自ら話さないことも多い。また，体裁を取り繕い家族関係を良好に見せることもある。アディクション患者の家族機能をアセスメントする際には，家族機能の欠如があることを前提とした観察が必要となる。

(2) キーパーソン

　依存症の患者を持つ家族構成員各々の特性として，責任感の強さと自責の念がある。本事例では患者本人との関係性が強い母親がキーパーソンとなった。母親は患者の死後，「私しかこの子の面倒を見られる人はいないの」「私がいけないの」というように，自分に責任の所在を向けていた。また，家族間においても，責任をアディクション患者と最も近い近親者へ向けることがある。責任の所在を向けられた者は自責の念を強め，やがて家族から孤立することになる。また，前述したように，その近親者は，世間体や支援機関を知らず誰にも相談できず孤独感を強めている状態にあって，さらにその上，家族から孤立するのである。キーパーソンが家族内でこのような状態に置かれている場合，看護師はその者と信頼関係を構築することが必要となる。本

事例では，看護師に依存症の患者を持つ家族特性についての知識が乏しかったため，母親に対する早期介入やケアが十分とはいえなかった。母親と個別にゆっくりと話を聞く体制作りが必要であった。

### ❷ 治療方針決定のためのケア

　突発的な生命の危機をきたすことが多いICUや救命救急センターでは，今後の治療方針や処置をどこまでするかなど，延命治療に関することを意識のない患者に代わり，家族に判断を求めることになる。依存症の患者の終末期，特に突発的な事態により生命の危機的状況が訪れた際は，家族に慎重な判断が求められる。アディクション患者の家族は，患者に対して散々迷惑をかけられてきたという怒りや憎しみがある。また，何度もアルコールや薬物を繰り返す患者に，裏切られてきたという想いや恨みもある。そのような想いがある家族へ延命処置などの治療決定の判断を求める際は，家族のその感情を理解して対応することが必要である。本事例では，患者の治療方針の決定に関して家族から「あの子には散々迷惑をかけられた。何もしなくていい」という言葉が聞かれた。また，重篤な状態にある患者と面会もせずに帰宅する姿からは，かなり患者と家族の関係が悪い状態にあることが判断できた。ここでアディクションの視点がない看護師はおそらく，「なんて薄情な親なんだ」と批難の目で見るであろう。しかし，この家族の反応には，その家族が依存症の患者とともに過ごしてきた壮絶な背景があることを看護師が理解していなければいけない。そして看護師は家族が少しでも患者との距離が縮められるよう支援することが望ましい。

(1) 治療方針の決定をめぐる援助

　恨みや憎しみがある状態の家族へ延命治療の有無の決定を促したところで，最良な返答が返ってくることは少ないであろう。患者がこれまでとってきた言動は依存症という病気がそうさせたのであって，患者自身を恨むことは適切ではないことを家族にわかってもらう必要がある。それには看護師間で，家族へのかかわり方および家族が現在どのような気持ちなのかなど情報を共有できるようにし，医師，臨床心理士などの他職種を交えてのカンファレンスを開き，援助方法を考えることが重要である。

看護師は，症状説明等について，この治療を行わなければどのくらいの期間でどのような状態になるかを具体的に提示する。また，治療方針，延命治療の確認は１回だけではなく，家族の気持ちの変化も考え，その都度確認することも必要である。医師との治療説明や治療法の決断の際には看護師もその場に同席し，家族の気持ちの変化はないかなど，家族の言動を観察する。また，医師の説明に対して，家族構成員各々が意見を家族内で発言できるように介入することも必要になることがある。家族内での決定事項を誰か一人の決断でされてしまった際，家族の典型的でもある責任転換が起こっていると考えることができる。よって，家族が治療方法や延命治療の決定をした際，家族間で十分な話し合いが持たれたかを確認する必要がある。

(2)　患者と家族の溝を埋める支援

　本事例では患者の家族関係が悪く，家族は面会するのも拒んでいた状態であった。しかし，最初から家族関係が悪かった訳ではない。生命の危機的状態にある患者との面会場面だからこそ，患者と家族のそれまで築き上げた思い出を語ることができるよう促したい。その中では依存症という病気が引き起こした嫌な思い出も回想されるであろう。しかし，それも一つの出来事であったことを認識し，その出来事は患者本来の姿ではなく，依存症という病気が患者をそうさせたことを再認識してもらうことが必要である。さらに，この回想から患者の家族としての存在価値を感じてもらい，その人が亡くなった時の喪失感を想定できるよう支援することも必要とされる。

　本事例を振り返ると，最期の時になって初めて両親は患者の手を握り，涙を見せた。父親，母親ともにその表情は，大切な息子との最期の別れを惜しむ悲しい表情であった。患者に対して，怒りや憎しみの念を持ったまま別れてしまうと，それが残された家族の重荷となりいつまでも離れることはない。本事例の家族は患者との最期の別れの時，本来の家族の姿に戻ったと考えられる。

(3)　家族に対するケア

　本事例では患者の死後，母親の「あんたの面倒を見られるのはお母さんだけなのよね。ごめんね。お母さんがいけないのよ」と自分自身を責める姿がみられた。これまでの患者の人生をすべて自分の責任にすることで，患者の

死，延命治療の決定に関する責任などを受け入れようとしているのである。依存症の患者を持つ家族は，アディクション患者中心の生活であった。看護師は家族が患者の死を受容できるよう，家族それぞれの役割が果たせたことを認められるように支援を行う。また，残された家族各々が，これからの人生について見つめ直すことができるようケアすることが必要である。

## おわりに

突然生命の危機が訪れた際には，患者ケアとともに家族ケアが重要となる。特に，クリティカルケアの状態では延命治療など，治療の決定を家族が行うことが多い。依存症の患者を持つ家族は，家族機能が欠如している状態である。家族には，それまでのその家族間のかかわりの経緯があり，家族史がある。看護師は，依存症の患者を持つ家族の特性を理解しケアすることが必要である。また，家族が患者の死後も自責の念にとらわれ続けないよう，患者の死を受容できるよう支援をすることが重要となる。

I　身体科病院におけるアディクション事例　　　事例③

## 最期まで飲み続けたアルコール性臓器障害患者

──断酒指導に無力感を抱く内科病棟看護師──

　内科病棟には，さまざまな疾患を持つ患者が入院してくる。何らかの身体症状があって受診し，入院加療が必要と診断された場合，内科病棟に入院するケースが多いからである。その中には，アディクション問題を有する患者が少なからず存在する。特にアルコール依存症者は，その多くが専門的治療機関につながる以前に，身体合併症で内科の受診・入院経験を持つことから，上記ケースに潜在している可能性は高い。猪野[1]によると，アルコール関連疾患で一般医療機関に初めて入院した者の77％が，その時点で既にアルコール依存症の診断基準を満たしていたということである。石井ら[2]の全国調査（2001）では，国民の飲酒量の増加とともにアルコール性肝障害の比率も増加していることが示されており，内科病棟に潜在するアルコール依存症者数は今後も漸増するものと予測される。

　精神科領域でアルコール依存症看護を実践している看護師からすると，アルコール依存症者の身体の回復を主眼とした内科的ケアは，「依存症者を飲める身体にして，再飲酒のチャンスや，飲酒の免状を与えている」という解釈になるが，当の内科病棟看護師は，例えば「アルコール性肝障害」を持つ患者への看護という枠組みの中で，患者のために，真摯に日々看護しているのである。

　本稿では，アルコール依存症者の平均死亡年齢といわれている50歳代前半で亡くなった依存症患者の事例を通じて，内科病棟におけるアディクション看護のあり方を検討する。

## 事例概要

○Cさん，52歳，男性。
○家族は妻と娘（高校生）1人。
○会社員。
○温厚で真面目な性格。

**職場でもアルコール臭を放つ……**

　Cさんは，高校卒業後，機械部品関係の会社に就職した。真面目な性格ではあったが，20歳前から家でも外でも毎晩のように飲酒し，時には二日酔いの状態で出勤することもあった。それでも30歳代までは職場で，外勤や身体を動かすような仕事も任されていた。40歳で職場の定期健診で初めて肝機能障害を指摘され，それ以降度々受診勧奨を受けるようになったが，Cさんはあまり気にとめなかった。その結果，飲酒量はますます増え，早朝から職場でもアルコール臭を放つ姿が頻繁に見かけられるようになった。上司からは外勤や接客をしないように指示され，対外的な仕事からは外された。肝機能障害を理由に，デスクワークや単独作業が多くなった。

**入退院を繰り返す**

　Cさんは，45歳の時に上司の命令で内科外来を定期受診し，46歳で内科病棟に入院した。1回目の入院の診断名はアルコール性肝炎で，入院が初めてであったCさんは口数少なく，時に不安や焦燥感のある様子もうかがえたが，基本的に看護師の説明や指導には従順で，節酒すること（週2回の休肝日設定）を約束して退院となった。しかしその後も節酒はできず，不定期的に入院しては淡々と2週間程の薬物療法を受け，肝機能が回復すれば退院するということを繰り返した。入院のたびに担当看護師は代わったが，その誰もがその都度，本人の飲酒量や日常生活状況をアセスメントし，いろいろ工夫し

ながら熱心に個別指導や退院指導（断酒の勧め）を行った。しかし，その際でもCさんは表情に乏しく，必要最小限のことしか話さないため，看護師は無力感に陥ることが少なからずあった。家族の面会はまったくなく，それに対して看護師は疑問を感じたが，自宅が遠いことや，Cさんの「妻は働いており娘は部活動がある」という説明に納得していた。

### 死亡

Cさんは肝硬変の診断を受け，52歳を迎えた直後に14回目の入院をした。入院中のCさんは特に症状は訴えないが，倦怠感があるのか一日中臥床して過ごしており，ほかの患者との会話も見られなかった。看護師は，妻から情報を収集したり，妻に保健指導する必要性を認識して連絡をとったが，妻は多忙を理由に来院せず，Cさんのことは「病院の先生におまかせしていますから」の一点張りであった。職場の上司に問い合わせると，欠勤もあり仕事らしい仕事はしていない状況であること，上司として本人の受診状況だけは確認していたという事実を把握できた。

最後の退院時，看護師は本人に，「肝臓がいよいよ悪くなっており，このまま飲酒を続ければ生命に危険が及ぶ」ことを説明，Cさんは「こんな身体じゃ飲みに行けませんよ」といって断酒を約束した。

しかし，退院して1か月半後，自宅近くの駐車場の自家用車の中でCさんが死亡しているのが発見された。以前から，酔って深夜に帰宅した際に，自家用車の中でさらに飲酒をしたり，そのまま就寝していたということであった。

## 事例のまとめ

Cさんは，人生の大半を飲酒することで費やし，アルコール依存症の診断名が言い渡されることなく一生を終えた。入院中の言動や職場での様子は，慢性大量飲酒によるアルコール性認知症の症状であった可能性も示唆している。Cさんにとって入院した内科病棟は，飲める体制を整えてくれる場であり，入院中おとなしくしていれば帰ってまた飲めることを保障してくれる場

であった。家庭では完全に孤立し、妻や娘は本人がアルコール依存症という「病気」であるという認識は持たず、「だらしのない夫」「頼りにならない父親」と見放していた。Cさんの死亡の知らせに、担当だった看護師は、強い徒労感と無力感を抱いた。

## 看護・援助のポイント

アルコール性臓器障害の患者が内科病棟に入院すると、安静、食事療法、輸液などの全身管理を行って、肝機能が改善されるよう援助し、あわせて生活指導を実施する。看護においては、アディクションとしてのアルコール依存の視点を持ち、「臓器障害は回復へ、依存症は悪化へ」という逆方向への進路をとらないようにする必要がある。

### ❶ アセスメント時にアディクションの視点を

主要疾患の原因、誘因に、アディクションが関連していないかを探ってみる。アルコール以外にも喫煙（ニコチン依存）やパチンコ、競馬（ギャンブル依存）、処方薬乱用（薬物依存）、摂食障害、虐待などのアディクションがないか確認する。

本事例は、アルコール依存があることは明白であったが、依存症という診断名はあがってこなかった。依存症であれば、「飲酒が原因だから断酒をすればよい」という視点だけでは解決はできない。飲酒をやめたくてもやめられないことが原因であり、それに着目したアプローチが必要である。断酒の必要性を理解していることと、行動できることは別であることを認識してかかわっていくことが大切となる。

### ❷ アルコール依存症のスクリーニング・評価

アルコール依存症を同定するスケールは各種あるが、CAGE（p.55、表2－1参照）は、「4項目の質問のうち、二つ以上が当てはまればアルコール依存症が疑われる」という簡便なスケールであり、すぐに実施することができる。

### ❸ 家族や関係者からの情報収集

アルコール依存症者は,「合理化」「正当化」「言い訳」で飲酒問題を否定する。また,泥酔するまで飲むため,本人が何をどれだけ飲んだかを把握していないことも多い。「否認の病」であることを念頭に,飲酒量や酩酊状況について家族から情報を得ることが重要であり,とくに配偶者(パートナー)から話を聞くことで,パートナーの,当事者の飲酒問題への態度も見えてくる。アルコール問題がある患者は,家族との関係が悪化している場合があり,家族の面会がないこともある。必要に応じて病棟から家族に連絡をとり,状況を把握する。

### ❹ 患者の人間関係の取り方への着目

Cさんは,家庭でも職場でも人間関係を上手に築けていなかった。嗜癖行動は周囲の人々との良好な関係を次々に崩していく。「関係性の病」という視点で,患者の対人関係を観察することが大切である。

### ❺ 入院や医療側の援助が飲酒の支え手になっていないか

結果的に,入院が本人に対して「飲める身体に回復させる」ことだけになっていないかを振り返る必要がある。再入院してきた患者に「なぜ飲んだのか?」と直接的,間接的に責めるような態度や言動をとらなかったか,感情的に振る舞わなかったかを確認する。看護師自身が,何とかして患者の飲酒をコントロールしようとしていないだろうか。看護師が「アルコール依存症者の飲酒をコントロールすることはできない」と認識することは,アルコール依存症看護の原則といえる。

### ❻ 変化に向けた準備への支援

アディクションを抱えた人は,自分自身がそのことを自覚して行動修正に動機づけられない限り回復を望めない。しかし,自覚して行動を修正し続けていけば確実に「回復する病」である。断酒を指導しても従わなかったり,専門医の受診を勧めても一向に行く様子がなかったりすると,看護師は無力

感を感じやすい。しかし，内科病棟に入院した患者は臓器障害を持ち，医療機関とつながっている分，回復への扉に近づいてきたともいえる。身体の回復からいかに心の回復に連結させていくかは，内科病棟の看護師の手腕にかかっている。

### ❼ 専門治療機関・地域の社会資源に関する情報の把握

依存症については，看護師としてのみならず医療チームとして，依存症患者の専門治療機関との連携，併診の調整などの役割が期待され，退院後の家族に対しては，相談先の紹介などのアフターケアも求められる。必要に応じて具体的情報が提供できるように，地域の断酒会・AAなどの情報も，病棟で把握しておくべきである。

## おわりに

内科病棟で出会うアルコール性臓器障害の患者に対しては，臓器障害への看護のスキルに，アルコール依存症の臨床でこれまでに培われてきたアディクション看護の英知を重ね，バランスよく対応することが大切である。今後同ケースが増加してくることを考えると，クリニカルパスの使用も検討する必要があるだろう。

**参考文献**
1）猪野亜朗：アルコール性臓器障害と依存症の治療マニュアル，星和書店，1996．
2）石井裕正他：アルコール性肝障害に関する最近の知見，日本消化器病学会雑誌，100(10)，pp.1187-1197，2003．

# I　身体科病院におけるアディクション事例　事例④

## 飛び込み出産をした10代の女性

――周産期DV被害女性への看護――

　ドメスティック・バイオレンス（配偶者・パートナーからの暴力, DV）については，アメリカでは，1980年代には各州でDV防止に関する立法が行われ，1994年には女性に対する暴力防止法（Violence Against Women Act）が制定されている。日本では，2001（平成13）年になってようやく，配偶者からの暴力の防止及び被害者の保護に関する法律（DV防止法）が制定・施行された。この法律において，「配偶者の暴力」とは，配偶者（婚姻の届出をしていないが事実上婚姻関係と同様の事情にある者を含む）からの身体に対する暴力（身体に対する不法な攻撃であって，生命または身体に危害を及ぼすもの）または，これに準じる心身に有害な影響を及ぼす行動とされている。また，「被害者の保護」では，配偶者からの暴力を受けている者を発見した場合，医師および医療関係者が配偶者暴力相談支援センター（以下，支援センター）または警察官に通報できることや，被害者に対して，支援センター等の利用について情報を提供する努力義務が条文化されている。

　妊産婦のDV被害は，妊婦への影響とともに，胎児へのリスクも高く，深刻な問題である。妊娠前からDVを受けていた妊産婦は，医療機関への受診が遅れる傾向があることや，流産や早産が多いことが指摘され，低出生体重児を出産する確率も高いとされている。妊娠期におけるDVの原因はさまざまであり，妊娠そのものが性的暴力による結果であることも少なくない。妊娠期間中は，夫やパートナーがストレスや不満を募らせ，それが暴力として妊婦へ向かうことが考えられ，ストレスの要因としては，性的交渉の制限や，女性の妊娠による体調不良に対する苛立ちなどがあげられる。また，胎児の性別が判明した途端に，暴力が始まる場合もある。い

ずれのパターンであっても，閉鎖的な環境の中で生じる問題であることから，顕在化しないまま出産に至る場合が多いと考えられる。DVが長期化している中で妊娠したケースでは，女性がすでに学習性無力感（暴力から逃れようとするとさらにひどい暴力やネグレクトを受けるために，無抵抗となる）に陥っていたり，「子どもが産まれれば，暴力は振るわなくなるのでは」と，非現実的な期待をもって事態を否認していることもある。

　本稿では，出産前に一度も健診を受けないまま医療機関に駆け込んで出産する，いわゆる「飛び込み出産」で入院してきた10代の女性の事例を通じて，周産期病棟におけるDV被害女性への看護のあり方を検討する。

## 事例概要

○Dさん，19歳，女性。
○無職。
○両親は幼少時に離婚し，母親と妹の3人家族。

**妊娠・結婚**

　Dさんは，高校入学後から友人と遊び歩くようになり，朝起きられないことから欠席が多くなり，高校2年の途中で中退した。その後，飲食店のアルバイト先で知り合ったEさん（22歳）と交際を始め，自宅とEさん宅を行き来する生活となる。Eさんは交際当初から，些細なことで感情を爆発させることがあり，Dさんは自分の言ったことで不快にさせられたとEさんから責め立てられ，傷つくような言葉で怒鳴られることがしばしばあった。いわゆる「キレる」状態に至るたびに，Dさんは強い恐怖感を持ったが，事態が収束するとEさんが元の状態に戻って，「もうあんなことは言わないから」と言うため，Eさんのその言葉を信じて交際を継続していた。

　交際半年で妊娠が判明する。妊娠12週くらいまでDさんはつわりがひどく，その間，体調が悪い中でEさんから罵倒されることがしばしばあり，結婚そ

のものに対して不安に思った。しかし，双方の家族で話し合い，親から経済的援助を受けられるようになって，妊娠4か月で入籍，同居を始めた。

**身体的暴力からの避難**

当初Dさんは，結婚したことでEさんが落ち着いて，優しくなったと感じていた。ところが，Dさんのおなかが大きくなり，家事を億劫に思うようになった頃から，Eさんが不満を募らせるようになり，再び暴言を吐くようになった。さらに，それまで身体的暴力はなかったのが，例えば，Eさんが夜遅く帰宅してすでに入眠していたDさんに怒り，下肢を蹴り上げるというような行動が見られるようになった。その後も，暴力は徐々にエスカレートしていった。

ある日，Eさんが感情的になり，大声を発し，台所に立っていたDさんの背中を蹴り，それが腹部を圧迫してDさんは激痛を覚えた。その時，Dさんは強い危機感を抱き，初めて母親にEさんの暴力について相談した。それを聞いて驚いた母親は，Eさんの不在時にDさんを連れ出して実家に戻った。さらに，Eさんが訪ねてくるのを警戒し，Dさんは出産まで母親の妹（Dさんの叔母）の家に身を寄せて過ごすこととなった。

**出産と騒動**

Dさんは予定日より早く破水があり，近医に受診し，男児を出産した。入院時に，Dさんの母親から病棟看護師へ，「事情があって夫は出産には立ち会えない，病院にも来ることができない」と話があった。

出産の2日目に，情報を知ったEさんが病院に来て，Dさんに会わせろと大声で叫ぶ騒ぎがあり，初めてDさん自身の口から，DVの状況が看護師に伝えられた。その場は，医師がEさんに，現在面会はできない状態であることを説明し，帰宅してもらった。

**母子の安静を最優先にした看護**

Dさんは，再度Eさんが来るのではないかと動揺していたため，病棟看護師は，Dさんの安静が保たれるよう配慮し，面会者に気をつけるとともに，

夜間の病院管理者に監視を厳重にするよう依頼した。

　Dさんを受け入れた病棟で看護師は，出産直後の母子の安静を看護の最優先とした。Eさんが病院に来たことで，落ち着かないDさんの心情を理解し，担当看護師が話を聞いてDさんが不安を表出できるようにした。Dさんの新生児への対応については，愛情を持って接しているか否か，より注意深く観察した。退院後の生活については具体的に決まっていなかったが，しばらくは実家で過ごすとのことであったため，Dさんの母親と一緒に沐浴指導などを実施した。また，病院のソーシャルワーカーとともに，Dさんと母親に，DVの相談機関等，利用可能な社会資源について情報提供した。幸い退院日までにEさんが病院に来ることはなく，母子はDさんの実家に帰っていった。

### 事例のまとめ

　Dさんは妊娠期のDV被害者であるが，出産で入院するまで，関係機関（医療機関，警察，支援センター等）とのつながりはまったくなかった事例である。また，Dさんは妊娠後，2回妊婦健診を受けていたが，その後住居を変更し，隠れるように生活していたために健診を受けておらず，出産する病院も決めないうちに破水し，緊急入院となった。そのため周産期病棟では，Dさんの事前情報がなく，産後にEさんが来て騒動になったことで初めて，Dさんを取り巻く状況が明らかになったのである。Dさんの母親もEさんの暴力を問題視し，Eさんから引き離してDさんの出産が無事済むように援助はしていたが，周囲に相談したり，関係機関へ通報したりはしていなかった。担当看護師は，落ち着かない様子のDさんの態度が気がかりで，DVの被害を受けている女性はパートナーとの関係を絶とうとする一方で，元の鞘に戻りやすいことから，退院後Dさんがまた E さんのもとに走るのではないかと懸念していた。産まれてきた子どもへの虐待が起こらないことをただ祈る気持ちで，釈然としないままDさんの退院を見送ったのである。

## 看護・援助のポイント

　本事例では、妊婦が外来受診をしていないため、看護師が妊娠中のDVに介入できない状況にあった。ここでは、周産期におけるDV被害者への看護について、早期発見、早期対処のための援助と、看護師としての支援環境の整備について考える。

### ❶　外来でのDVスクリーニング

　最も望ましいのは、妊娠期に外来で、全員にDVについてのスクリーニングを行うことである。全員を対象とするのは、ハイリスク妊婦（頻回に妊娠している、中絶回数が多いなど）や、DVに関連していると思われる症状（外傷、不定愁訴など）を呈している妊婦のみに限定してスクリーニングを行うことは、妊婦にとって、「私にだけ問われている」という思いを募らせやすいからである。医療者への不信につながり、事実が隠蔽されてしまう可能性がある。一方、全員にスクリーニングを行う場合は、その説明文書に目的を明確に記載し、全員に実施していることを明示したり、必要に応じて口頭説明を加えること、また、質問紙への記入はプライバシーが確保された場所でできるよう配慮することが大切である。

　ところで、外来で全員のスクリーニングを実施するには、施設全体の方針や準備を整える必要があり、その実現は容易ではない。スクリーニング尺度を用いたスクリーニングができない場合は、せめて外来の医師や看護師が、妊婦のDV被害に一時でも早く気づき、被害を最小限にとどめること、そうした役割を自分たちは担っているという意識を持つことが必要となる。

### ❷　DV被害を受けていると思われる妊婦への支援

　DVスクリーニングで陽性であった場合、看護師は、DV被害者がその被害を他者へ話すことに強い抵抗を持つことに配慮しつつ、事実確認する必要がある。DVを受けていることへのマイナス感情や、話すことで夫から報復される恐怖感などから、打ち明けることを躊躇していることを理解する。さら

に，一方的な情報提供や，支援センターへの通報の告知などは避けるべきである。また，医療者側の威圧的な態度は，医療者と妊婦が上下関係を形成することとなり，加害者との支配関係の再現となる危険性がある。DV被害者が安心感を得て，自らの意志を表出できるような関係作りを目指すべきである。

### ❸ 警察または支援センターへの通報

DV防止法により，医療者がDV被害を発見した際には，支援センターに通報することになっている。被害者の生命の危険性が高い場合や，軟禁状態にあると判断された場合は，安全を確保するために，本人の意志を確認後，早急に警察もしくは支援センターへ通報する。一般には，緊急性が高い場合は警察に，支援を求めたいという希望がある場合には，支援センターに通報する。

### ❹ 社会資源の情報提供

社会資源としては，DV防止法により，各都道府県に設置されている支援センターが中核的な支援機関であり，DV被害者のための公的な専門相談窓口となっている。電話でも相談を受け付けており，シェルターなどの情報を得ることもできる。保護命令を申し立てた場合に，被害者が事前に支援センターで相談した事実があると，暴力の状況や支援内容などが裁判所に連絡されるので，そういう意味でも相談は被害者にとって有益となる。支援センターはDVに関する最新の情報を有しているので，医療機関は，当該者の地域の支援センターに問い合わせることで情報を得ることができる。

支援センターの機能を担う施設としてほかには，婦人相談所や，都道府県が設置している女性センターがある。必要に応じて，児童相談所や警察の連絡先も提示するとよい。なお，上記に示したのは公共の施設であるが，民間の施設として，地域のシェルターや相談機関，民間団体によって運営されている児童虐待防止施設などもある。

### ❺ DVを看護の対象としてとらえ，チームアプローチする

　DVは，夫婦間のトラブルや家庭内の問題として認識されやすく，看護の対象としてとらえることに違和感を抱く傾向があるといわれる。最も重要なことは，妊産婦にかかわるすべての職種が，DVについての理解を深め，虐待を受けている妊産婦をDV被害者として支援するとともに，産まれてくる子どもを保護すること，それが自身の責務であるという意識を持つことである。根源は家庭内の問題であっても，そこから生じた症状は，看護の対象であり，援助の対象である。

　また，パートナーがほかのアディクション（アルコール，ギャンブルなど）を抱えており，被害者は共依存の状態に陥っているなど，さまざまな問題を有している事例も多い。担当看護師が1人ですべてを引き受けようとすると，バーンアウトしてしまう可能性があり，ほかのアディクションと同様，チームでの対応が重要である。女性として出産を迎える妊婦を尊重し，自己決定を支援できるようなかかわりをしていくことが求められる。

## おわりに

　妊娠期の女性は，健診で医療機関に定期的に来るため，産科外来がDV被害の発見の場となる可能性が高い。しかし，女性のDV被害を未然に防ぐためには，産科外来のみならず周産期医療全体における，アディクションを視座に入れた取り組みが求められる。

# I　身体科病院におけるアディクション事例

事例⑤

## 小児病棟看護師が行うアディクションへのケア

――子どもと親の双方を対象としたかかわり――

> アディクションは，子どもよりその母親や父親が抱えていることが多い。なぜならば，アディクションには物質嗜癖，過程嗜癖，人間関係の嗜癖とあるが，いずれもどちらかというと大人がとりやすい行為の問題だからである。しかし，子どもがアディクションを抱えないわけではない。例えば，父親にアルコール依存症があり，小学生の頃から飲酒を強要され，中学生になる頃には飲酒がやめられなくなった子どもがいる。その他，勉強ができない，家庭や学校で人間関係がうまくいかない子ども，両親の期待などからストレスを感じ，薬物や喫煙などの問題行動を起こす子ども，恋人や友人に依存的になる子どももいる。これらは，子どものストレス対処行動ともとらえることができるが，一歩間違えるとアディクションへと発展する。したがって，子どもがアディクションを抱える可能性を念頭に置きつつ，子どもが健全な成長発達を遂げるよう援助することが必要となる。

## 事例①概要

> ○F君，8か月の男児，第1子。
> ○低酸素脳症で入院。

**授乳・オムツ交換・沐浴のできない母親**

　入院時，F君の母親は，憤怒けいれんを今回も起こしたと思い，様子を見ていたと状況を説明した。出生時には問題なかったが，その後の経過につい

第3章　さまざまな場面でのアディクション看護

ては母子手帳への記載がない。母親は順調だったと言っている。入院時の身長，体重，胸囲，頭囲の成長は月齢相応。発達面では，喃語があり，定頸しておらず寝返り，お座りはできない。おもちゃの移動に対する追視や，音のする方向に眼球を動かすことはできる。

母親は自身がDVを受けた経験を持ち，今回の子どもの父親は不明。乳児健診には来所せず保健師の訪問を受けていた。入院中，母親は子どもをあやしはしていたが，授乳やオムツ交換，沐浴は看護師に頼りきっていた。

**子どもの安全を第一にしたケア**

F君は低酸素脳症で脳萎縮を呈していたため，看護師は子どもの意識レベルやけいれん発作の有無の確認，バイタルサインの測定を中心とした身体観察を行い（異常の早期発見），さらに服薬管理を徹底して子どもの治療や検査がスムーズに遂行されるよう努めた。

**遊びを中心にした援助**

F君の状態が落ち着いている時は，看護師は遊びを中心に援助をした。これは，F君の精神運動発達の再獲得を目指しての援助であった。音や物の移動に反応があったため，色々な方向から手を叩く，名前を呼ぶ，おもちゃで音を出すことを行った。また，色々な遠近の距離を持って，F君の視界で，さまざまな大きさや色のついたおもちゃを移動させて遊んだ。寝返りやお座り，ハイハイなどは，理学療法士の介入を得て行い，その際にベッドサイドで看護師が行えるリハビリテーション方法を確認し，継続的なリハビリテーションを行った。

**母親に子どもへの関心を持ってもらう**

F君が急性期の時は，母親にその状態や今後のことを理解できるまで説明した。説明は，できる限り担当看護師と担当医師で行い，内容によっては，理学療法士などの同席のもとに行った。F君が急性期を脱したリハビリテーション期には，母親も一緒にF君と遊んだり，理学療法士の指導のもとリハビリテーションにも参加した。また母親は，オムツ交換，沐浴，授乳や食事

の援助にも看護師の指導のもと，少しずつ参加した。その他，母親の気分転換のための買い物やカウンセリングの時間を設けて，母親の心理状態の安定を図った。その間，F君は看護師が預かった。これらすべてのかかわりにおいて看護師は，母親の訴えを傾聴し，受容的かつ共感的態度で接するように努めた。

**母親への教育指導**

母親とF君二人の生活に向けて，母親が育児を行えるように教育的なかかわりをした。この際，部分的な介入から始め，自立後もしばらくは見守りを続けた。母親が育児を自立してできるようになったところで，病棟内外泊を行い，その時の状況を母親と看護師，医師，ソーシャルワーカー，保健師などで話し合った。その後実際の外泊を数回繰り返し，外泊後は必ず，その時の状況を全員で把握し，改善すべき点があれば母親に教育指導した。

### 事例①のまとめ

本事例では，経過とともに子どもの状態が落ち着き，発達面も月齢に追いついてきた。母親は，子どもの回復に合わせて，子どもと接する時間を長くし，子どもの反応をよく観察するようになった。また，自ら育児も行うようになった。これは，子どもの回復過程が順調であったこと，母親が入院期間中に自分自身のことをするゆとりを持てたこと，看護師や他職種との密なかかわりを通じて母親が，自分には協力者がいることを認識できたこと，その結果，DVで受けた心の傷や育児不安を母親が克服できたことによる。

### 事例②概要

○G君，5歳男児，兄弟あり。

**代理によるミュンヒハウゼン症候群の疑い……**

　G君は，H病院に入院中，尿中に大量の女性ホルモンが検出された。入院中はG君と母親の関係は良好で，母親は献身的にG君を看ていた。代理によるミュンヒハウゼン症候群が疑われ，母親との分離および保護，精査目的でG君はI病院に入院となった。I病院入院時，G君は母親以外は誰も受けつけず，一人でベッドの隅にいた。会話はなく，泣いているか，看護師を叩くなどの暴力行為や自傷行為が見られていた。その後の情報から，母親はこれまでに数十の病院を転々としていたことがわかった。

**子どもの人間関係の構築**

　I病院入院当初，G君は母親を求めるのみで，看護師や医師とかかわろうとはしなかった。援助や診察なども拒むことが多かった。今回，G君の主症状は身体症状ではなく，心理的に不安定であったことから，看護師は積極的にG君の名前を呼び，身体に触れ（タッチング），抱きしめることを心がけた。また，子どもが泣いている時は，側にいて見守り，声をかけながら訴えを傾聴した。この時，看護師からは母親についての話題は出さないようにした。それは，G君が母親の愛情を強く求めても，分離している状況であり，その欲求を満たすことができないためであった。その他，病室をナースステーションに近いところにして，誰かがいつもG君を見守っている環境にした。

　G君が自傷行為をした時は，受容的かつ共感的態度で接し，創傷の処置をして自傷行為の理由を問いかけた。そのうちG君の反応が落ち着き始め，笑顔を見せたり，自分から話をするようになった。そういう時は時間をかけて会話し，G君の好きな遊びを同室児や複数の看護師で行った。また，夜間眠れないときは，看護師が側にいて本を読んだり，声かけをするなどして睡眠を促した。

**地域と連携して看護する**

　G君がI病院に入院している時，G君と母親とは分離した状況にあった。母親には，保健師や他病院の精神科スタッフが介入を継続していた。この間

I病院のスタッフは，保健師を通じて母親の状態や介入状況について定期的に情報交換をした。情報交換を行う際は，I病院の看護師，医師，ソーシャルワーカーと弁護士，民生委員や保護施設の職員などが同席した。これは，退院時までに母親が回復しなかった場合を想定し，施設での保護を検討するためでもあった。

　G君にとって一番よい環境は，家族と生活を送ることである。しかし，母親がアディクション問題を抱えたままでは，再度同じことを繰り返しかねない。そのため，いくどとなくG君と母親の状態をアセスメントし，G君がより健全に生活できる場所を検討した。この時，民生委員や施設職員もG君と面会し，人間関係の構築に努めた。面会には看護師も，G君の緊張緩和のために同席した。

**母親と生活できないことを伝える……**

　G君の心理状態も落ち着き，検査も終えて退院が近づいた時，母親との生活は現段階では無理と判明した。そのために医師，看護師，施設職員の同席のもと，G君に母親が病気で治療中であることを伝えた。ここではあえて，「必ず母親と一緒に生活できるようになる」ということは伝えなかった。それは，その段階で母親の回復がいつになるかわからなかったからである。G君は一時的に，心理的に不安定な状態となり，看護師に対する暴力行為も見られたが，看護師やその他の職種が受容的にかかわることで落ち着いた。看護師は，その後も繰り返しG君とのかかわりを持ち続け，G君の状態が落ち着かない場合は，同一の看護師が母親について同じ説明を繰り返し行った。

### 事例②のまとめ

　本事例では，母親には他職種の専門家が介入を行い，子どもには小児病棟の看護師が対応した。同時に介入や看護を始めたが，両者の回復には差があった。そのため結果として子どもは施設に移ったが，これまでの人間関係が子どもの施設への受け入れをよくした。また，子どもは母親の愛情を強く欲するが，それが叶わない状況にあることに対して，看護にかかわる職種全員で

情報を共有したことが，子どもにとって不利益な看護とならなかったことにつながった。

## 看護・援助のポイント

小児病棟に虐待を受けている子どもが入院してきた時，その母親や父親にアディクションを認めることが多い。そのため看護師は，子どものみならず母親や父親に対しても同時に看護していく必要がある。

### ❶ 子どもの虐待の動向

子どもの虐待には，身体的虐待，心理的虐待，性的虐待，養育の放棄また

表　子どもの虐待

| 分類 | 内容 | 子どもの症状や状態，親の様子 |
| --- | --- | --- |
| 身体的虐待 | 身体に暴行を加えることで，外傷が生じる，または，生じるおそれがあるもの | ・多数の打撲や傷，頭蓋内出血，臓器出血<br>・不自然な傷や内出血による痣，骨折，熱傷<br>・受診が遅く経過を話そうとしない　等 |
| 心理的虐待 | 暴言や拒絶的な態度，DVなどで，心的外傷を生じるもの | ・表情が乏しい，視線が合わない<br>・言動や行動が乱暴，落ち着きがない<br>・親の不在により態度が著しく変わる　等 |
| 性的虐待 | わいせつな行為を強要し，性的な面に障害を生じるもの | ・性器や肛門周囲の外傷<br>・入浴や衣服着脱に対して，過敏に反応する<br>・異常な性行動，性に関する異常な関心　等 |
| ネグレクト | 不適切な生活環境に置かれ，心身の正常な発達が妨げられるもの | ・疾患が伴わない発育，発達障害<br>・脱水，栄養障害（著しい体重減少やるい痩）<br>・身体や衣服が不潔<br>・子どもへの対応が乱暴，拒否的　等 |

奈良間美保他著：系統看護学講座専門分野Ⅱ　小児看護学［2］小児臨床看護各論，医学書院，pp.508-509，2007．より作成

は怠慢（ネグレクト）があるが(表)，身体的虐待が最も多い。また，代理によるミュンヒハウゼン症候群★も虐待ととらえることができる。子どもの虐待は年々増加し，児童相談所における虐待相談件数は，2007年に4万件を超えた。虐待者は実母，実父の順で多く，虐待を受ける子どもの年齢は小学生，3歳～就学前，0～3歳，中学生の順で多い。

### ❷ 子どもの虐待の要因

子どもの虐待が起きる要因（図1）は，子ども，虐待者，環境にそれぞれある。子ども側の要因には，成長発達の遅れ，多動，学習障害，気分のムラが大きいことなどがある。虐待者側の要因には，若年であること，被虐待経験を持つこと，アルコール依存症，薬物依存症，DV，望まない妊娠，育児

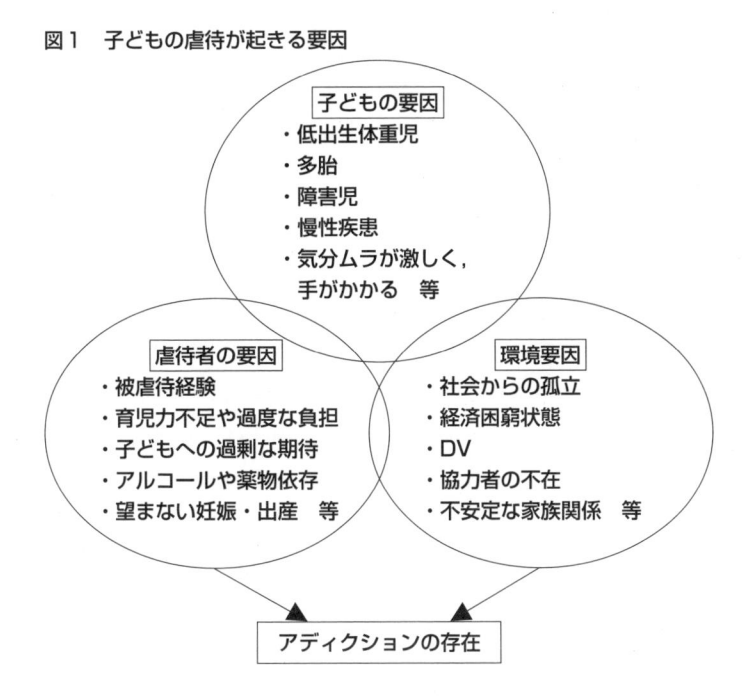

**図1 子どもの虐待が起きる要因**

**子どもの要因**
- 低出生体重児
- 多胎
- 障害児
- 慢性疾患
- 気分ムラが激しく，手がかかる 等

**虐待者の要因**
- 被虐待経験
- 育児力不足や過度な負担
- 子どもへの過剰な期待
- アルコールや薬物依存
- 望まない妊娠・出産 等

**環境要因**
- 社会からの孤立
- 経済困窮状態
- DV
- 協力者の不在
- 不安定な家族関係 等

↓

**アディクションの存在**

★──親などの養育者が子育てを周囲から賞賛されたいと願い，子どもを傷つけるなどして病気やけがを装い，子どもを献身的に看病する。症状と合わない検査結果や親の説明の矛盾などから発覚する。親は医師らの説明に納得せず，複数の医療機関をはしごするなどの行動も見られる。

不安などがある。最後の環境要因としては，育児協力者の不在，社会的孤立，経済的困窮などがある。

### ❸ 子どもの虐待の特徴

子どもの虐待では，虐待者，虐待を受けた子どもそれぞれに一定の特徴が認められる。虐待を受けた子どもの特徴は，繰り返される外傷や性器出血，子ども自身が暴力的であること，常に人の顔色をうかがうこと，自己評価が低いこと，着替えや入浴を嫌がること，過度な性への興味・関心などである。

一方，虐待者の特徴としては，子どもに対する不自然な言動や無関心，子どもを激しく叱ること，子どもへの過度な期待などがある。

### ❹ 子どもの虐待とアディクション看護

子どもの虐待では，子どもだけに看護を行っても，虐待者の抱える問題が解決しなければ，虐待は繰り返される。また，虐待者だけの問題が解決しても同様である。そのため，子どもと虐待者を同時に看護しなければならない（図2）。

(1) 虐待を受けた子どもの看護

虐待を受けた子どもに対する看護の内容は，早期発見，安全で安定した生活環境の提供，心理的ケアである。まず早期発見のきっかけは，異常に怯えている，視線が合わないといった子どもの様子，子どもの病気や外傷の理由が不自然な親の言動が多く，こうしたきっかけは主に外来受診時に得やすい。しかし，病棟においても発見の機会はある。例えば，子どもが同室の子どもとかかわろうとしない，面会時の希薄な親子のかかわり，親が治療や病状を気にかけていないなど，病棟での丁寧な観察が発見につながりやすい。次に，安全で安定した生活環境の提供では，虐待を受けた子どもが，今いる場所が安全に生活できる場所であることを理解できるように支援する。そのためには，食事，清潔，睡眠，排泄，学習や遊びなど日常生活援助を規則的に行い，かかわる看護師の対応を統一させて，子どもが混乱しないようにする必要がある。最後に心理的ケアでは，子どもの対人関係の改善，自己イメージや自己評価の改善，自立的活動の促進を目指す。そのために看護師は，子どもの

**図2 子どもの虐待とアディクション看護の流れ**

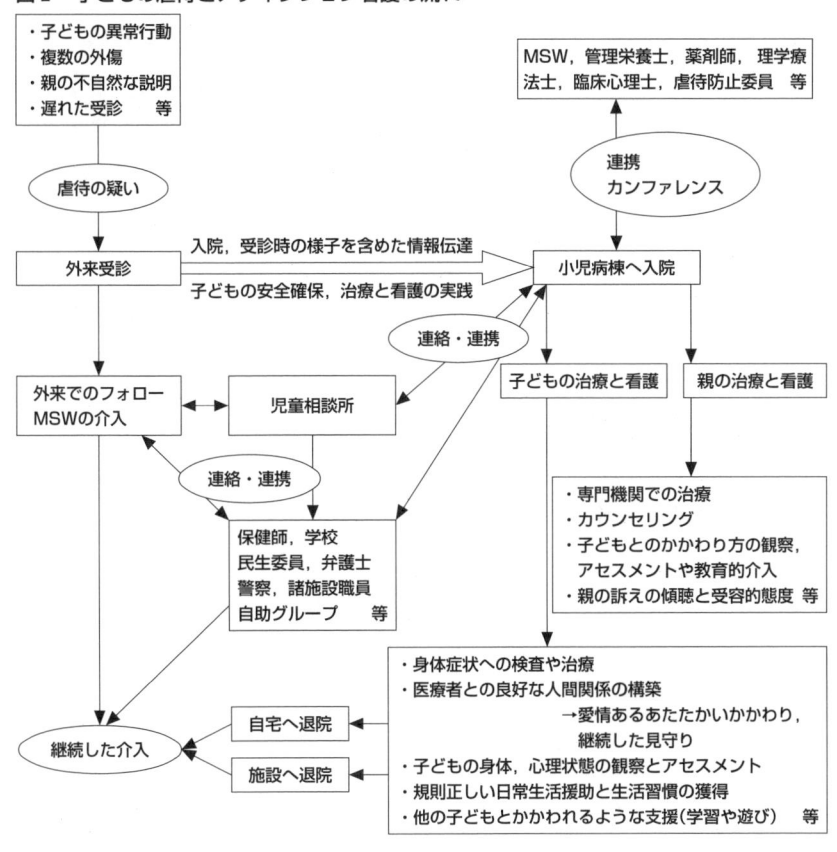

- 子どもの異常行動
- 複数の外傷
- 親の不自然な説明
- 遅れた受診　等

↓

（虐待の疑い）

↓

外来受診　──入院，受診時の様子を含めた情報伝達──→　小児病棟へ入院

　　　　　　　子どもの安全確保，治療と看護の実践

MSW，管理栄養士，薬剤師，理学療法士，臨床心理士，虐待防止委員　等
↕
（連携カンファレンス）
↕
小児病棟へ入院 → 子どもの治療と看護　／　親の治療と看護

（連絡・連携）

外来でのフォロー
MSWの介入　←　児童相談所

（連絡・連携）

保健師，学校
民生委員，弁護士
警察，諸施設職員
自助グループ　等

親の治療と看護：
- 専門機関での治療
- カウンセリング
- 子どもとのかかわり方の観察，アセスメントや教育的介入
- 親の訴えの傾聴と受容的態度　等

子どもの治療と看護：
- 身体症状への検査や治療
- 医療者との良好な人間関係の構築
　→愛情あるあたたかいかかわり，継続した見守り
- 子どもの身体，心理状態の観察とアセスメント
- 規則正しい日常生活援助と生活習慣の獲得
- 他の子どもとかかわれるような支援（学習や遊び）　等

自宅へ退院／施設へ退院　→　（継続した介入）

---

言動を常に観察し，時間をかけて受容的に子どもとかかわる必要がある。また，心理状態をアセスメントするために，臨床心理士と連携をとることも必要である。

(2) 虐待者（加害者）の看護

　虐待者の看護では，虐待者が抱える問題に向き合い，解決策を見いだし，自ら行動を起こすことができるように支援する。それが，親が子どもをあたたかく養育することにつながる。そのために看護師は，虐待者の訴えを傾聴し，受容的なかかわりをする。このようなかかわりは，虐待者にかかわらず，

小児病棟に入院している子どもの親すべてに対しても必要である。それが，親から看護師へ育児に関する不安や，子どもの病気を看きれずに戸惑う現況を伝えてくれることにつながるからであり，そうした訴えに対して早期介入することが虐待防止にもつながる。その他，虐待者が抱える問題や負担を軽減し，必要に応じて他職種と連携して社会資源の提供に努めることも重要である。

## おわりに

子どもは，大人からさまざまな知識を学ぶと同時に，人間関係の枠を広げていく。そのため，大人である親が健全であることが大切である。それが，子どもが健全に成長発達を遂げる上での絶対要件である。小児病棟で看護する対象は子どもと家族である。両者とも必要に応じて，個々の問題に関する専門家が介入し，チームでその後のフォローアップをしていくことが重要である。看護師は，決してその子どもの親にはなれない。しかし，子どもと良好な人間関係を構築することで，子どもの成長発達，身体や心理状態の回復に貢献することはできる。

**参考文献**

黒川昭登：児童虐待の心理治療―必要なのは「しつけ」より愛情，朱鷺書房，pp.130-202，2005．
日本看護協会編：看護職のための子どもの虐待予防＆ケアハンドブック，日本看護協会出版会，pp.24-30，2003．
松尾宣武・濱中喜代編：新体系看護学全書第31巻　小児看護学②健康障害をもつ小児の看護，メヂカルフレンド社，pp.495-503，2008．
奈良間美保他著：系統看護学講座専門分野Ⅱ　小児看護学［2］小児臨床看護各論，医学書院，pp.506-514，2007．
田辺卓也・玉井浩：小児科外来と虐待の発見，小児科診療，68（2），pp.215-220，2005．
市川光太郎：救急医療の現場での児童虐待，小児科診療，68（2），pp.242-250，2005．

## Ⅱ 地域におけるアディクション事例

事例⑥

## 男子高校生の飲酒問題

――腹痛や下痢を訴えて頻繁に保健室を訪れる生徒――

　筆者は約20年間，高校養護教諭として相談活動を行ってきた。職務を通じて，生徒の相談の多様化，複雑化に気づかされ，また，生徒の問題解決のためには校内のみならず，ほかの専門機関との連携の重要性も痛感している。

　近年，学校では，「いじめ」「不登校」「薬物乱用」「リストカット」「性の問題」といった生徒からの相談内容が多様化，深刻化する中で，養護教諭は，第一線で生徒の話を聞いている。しかし保健室では，「相談があります」「こういう病気です」と言って来室する生徒よりも，日常の学校生活の中で，養護教諭が「なんか変だな？」と思うことが相談に結びつくことが多い。

　ここでは，生徒の内科的な訴えから，（生徒）自身のアルコール依存症への病識と家族のアルコール問題の認識に結びついた事例を述べる。

### 事例概要

○J君，男子高校生。
○身長174cm，体重57kgのやせ型。
○色白でいつも顔色が悪く，やや早口でしゃべり，おどおどとした雰囲気で自分に自信がない様子。
○他者を傷つけるような言動はない。
○本人，父親，母親，弟の4人家族。
○近くに母方の祖父が住んでいる。

**アルコールの問題への気づき**

　J君は，高校1年生の時から，休み時間，授業中を問わず，腹痛や下痢を訴えて保健室に来ていた。問診をしても特に考えられる原因がなかった。過敏性大腸炎らしい生徒が何人かいたので，筆者はJ君もその一人かなという印象を持った。しかし，2年生になっても同じ理由で来室を続けていたため，筆者は時間を取ってゆっくり話を聞くことにした。筆者が腹痛の原因について，虫垂炎などの感染症，神経性のもの，煙草やアルコールの薬物，暴飲暴食，不規則な生活などをあげると，J君はじっと考え込み，「酒もハライタの原因ですか」と質問してきた。前日の夕食は，枝豆と冷や奴をコンビニエンスストアで購入して一人で食べたというJ君の話から，ビールのつまみが連想されたため，腹痛の原因の一つにアルコールをあげたのである。

　J君は，筆者の問診で初めて，自身のアルコール問題に気づくことができた。このことをきっかけに，J君に対するアルコール依存症についての保健指導を始めた。

**自分で酒を購入し飲酒する**

　J君の話を聞いていくと，小学生の頃から朝食抜きで登校していたことがわかった。中学校までは給食があったが，高校入学後はパンを買ってくるか校内の食堂で昼食をとっているという。夕食は，コンビニエンスストアで簡単に食べられるものを買い，週3～4日は自分でビールを購入し，自宅で一人飲酒をしていた。

　J君の家族は，父親は出版関係の仕事のため，生活はやや不規則で泊まりの出張も多いが，早く帰宅した時は，夕食を作るなどの家事も手伝う。学生時代はスポーツをしていて，今でも走って身体を鍛えており，酒は強いという。母親は，午前中はだいたい寝ていて家事をしない。酒はよく飲み，週1回のペースで酔うと大暴れし，手当たり次第に家の中の物を投げたり，壊したりする。外出先で飲んだ時は，玄関先で寝てしまうこともしばしばで，J君が部屋へ運んだりしているとのことであった。これらのことについて，母親は翌日まったく覚えていないようである。

弟は，中学生で飲酒はしていない。家ではいつもイライラしていて，物や家族にあたりちらす。特に，両親が留守の時が多いため，兄であるＪ君の部屋の物を壊すこともあり，その後始末はＪ君がしている。母親の前ではよい子でいるとのことである。母方の祖父が近所に住んでいるが，アルコールが原因の肝硬変で入院中であった。

**問題の把握**

Ｊ君の話から，筆者は以下のような問題を把握した。
① Ｊ君は3歳の頃から，親に無理矢理に酒を飲まされてきた。小学校5年生頃からは，自ら飲みたいと思うようになった。
② 小さい頃から酒があまりにも身近にありすぎて，本人自身がアルコールの害を意識していない。
③ 成長期の少年に必要な食生活が確立していないことへの自覚もない。
④ 家族もアルコールの問題を抱えており家庭生活が不安定である。

**保健指導とその方法**

Ｊ君の問題を把握したことで，養護教諭である筆者は，次のような支援をＪ君に行うこととした。
① 保健所と連絡を取り，アルコールは薬物であることや，アルコールの害や依存症についての資料を送付してもらう。その資料を用いながら，特に未成年の飲酒がなぜ法律で禁止されているのかを説明する。親が飲んでいるから平気ではないことをわかってもらう。
② アルコール依存症という病気があることを教える。
③ 親がアルコール依存症の家庭で育った子どもについての知識を与える。親から酒を飲まされ続けたのは，「あなたのせいじゃないよ」「あなたには何の責任もないよ」という言葉でＪ君に伝える。
④ 「Ｊ君の身体や心を大切にして生きてほしい」というメッセージを送り続けることによって，自分自身を見つめさせて，自分がどのような生き方をしたいかを考えさせる。同時に，「親と君は違う人間だよ」「弟の面倒を見るのは君の責任じゃないよ」と，家族の中の境界を示す。

⑤ 栄養指導として，J君が自分で作ることのできる料理の献立を一緒に考える。
⑥ 養護教諭は，高校卒業まで継続して見守り続けることを約束する。そして，必要だと判断した場合は，担任や保護者にも相談していくことの同意を取り付ける。
⑦ 外部の相談機関（医療機関，保健所，AA，断酒会など）を紹介し，必要なら連絡が取れることを教える。

**来室がなくなる……**

指導後，J君はお酒を飲む回数が減り，腹痛での来室はなくなった。修学旅行中には，友人と楽しく過ごしている姿も見受けられた。遅刻や欠席はあるものの，無事卒業することができた。

残念ながら，保護者とアルコールについて話す機会は設けられなかったが，J君本人に自覚を持ってもらうことはできた。

卒業後，筆者は偶然J君と彼のアルバイト先で出会ったことがある。「お酒は時々飲むけれど，元気に働いています。お金を貯めて，今は専門学校へ行きたいです。弟はすぐに高校を中退してしまいました」などと，近況を語ってくれた。

## 養護教諭としての振り返り

相談活動が，生徒本人と養護教諭だけの間で終わってしまったことは残念であった。保護者を巻き込み，保健所等の他機関につなげれば，もう少し家族全体の問題として扱えたのではないだろうか。学校はなかなか家族の問題を外部の専門機関に出したがらない。高校生は本事例の弟のように「高校中退」イコール「本人が悪い」といったとらえ方をされてしまいがちであり，アルコールに関する家族の問題まで目が行き届かない場合が多い。そういう意味では，教育現場にもソーシャルワークの視点が必要だと考える。

### 援助のポイント

中・高校生を含む10代の飲酒問題をとらえる時、次の3点を援助のポイントにあげたい。

**❶ 子ども自身の健康被害やアディクション**

腹痛や頭痛など、ごくありふれた症状の陰に飲酒の問題を抱えている場合を想定する必要がある。特に、手軽に買える自動販売機、ジュースのようなパッケージ、かっこいいイメージの広告、居酒屋などの飲食店でのアルバイトなど、10代が罪悪感を持たずに飲酒する条件が揃っている日本社会の中で、子どもたちもアルコールによって徐々に身体や心をむしばまれていることを忘れてはならない。

2000年調査[1]による「飲酒者の割合」では、月1回以上の飲酒をする者の割合は、学年が上がるほど高く、男子では、中学1年で13.7%、高校3年で49.9%であり、女子では、中学1年で12.0%、高校3年で38.3%である。2000年調査においては、1996年調査と比較し、女子の高校生において飲酒者の割合が高い傾向が認められるとしている。また、週1回以上飲酒する者の割合は、男子では中学1年で3.9%、高校3年では17.0%であり、女子では中学1年で3.3%、高校3年では8.7%である。

さらに直近1か月間の飲酒日数が1日以上の者の割合は、男子では、中学1年で24.5%、高校3年で53.5%であり、女子では、中学1年で22.8%、高校3年で45.1%である。

この統計からも、早いスピードで大人と同じ依存症（若年のアルコール依存症）になる者の増加が予想される。

**❷ 保護者のアルコール依存症によって苦しんでいる子ども**

筆者はかつて勤務していた学校の保健室に来た生徒に、アルコールに関するアンケートを行った際に、「家族やごく親しい人で飲酒の問題を抱える人がいるか」という質問に「いる」と答えた生徒が15%いた。1000人規模の生徒

がいる学校には，150人の生徒の周囲の大人が飲酒問題を抱えているということになる。アダルトチルドレン（Adult Children）や，アルコホリックチャイルド（Adult Children of Alcoholics）の観点を取り入れながら，相談活動を行うことが必要である。

### ❸ 思春期の概念をおさえることの重要性

　思春期は，心と身体のバランスが大きく崩れ，未熟で不安定な時期である。大人と同じに考えてはいけないが，大人と同じに考える面も必要な年頃である。飲酒に関していえば，「飲酒をしない教育」（飲酒防止）と「飲酒をやめる教育」（断酒）が入り交じる年代ととらえてよいだろう。いずれにせよ，思春期は，自分で考え，自分の行動を決めることを始める大切な年頃であるため，無理に何かをおしつけても効果は薄い。

　思春期における大人と子どもの関係を，筆者は，ゴムひもでイメージする。例えば，母親と子どもの間に精神的ゴムひもをつけたとする。伸びたゴムひもの長さの分だけ子どもは母親から離れ，自由に冒険をすることができる。しかし，ゴムひもが伸びきった時，それは危険な段階であり，ゴムひもの戻る力によって子どもは母親のほうへ引き戻される。その行為が，何度も繰り返されるうちにゴムひもは摩耗し，自然に切れる。それまでに，子どもは自分の安全な領域というもの（生き方）を確認し，切れても大丈夫なようにしておく範囲の生き方をつかむ。その時が，自立と自律の時である。アルコールが絡むと，このゴムひもは無理に切られたり，よじれたりして，子どもの健全な成長が妨げられるといってよいだろう。

　また，友人や先輩から勧められると断りにくいなどのピア・プレッシャーも無視できない。健全な人間関係をしっかり示す大人が身近にいることが何より大切である。

## おわりに

　学校教育の現場で，アディクションの観点を持って生徒に向かい合う教員は少ない。

しかし，これまで見てきたようにアディクションの観点を持つことで，本人の問題と家族が抱える問題を総合的に考えていけるのではないかと思う。なお医療と心理アプローチだけでは子どもは救えず，福祉や行政との連携が不可欠である。また，民間の自助グループから学ぶことも多い。
　教育現場のみならず医療現場でも，子どもにかかわるすべての職種の人々にアディクションの概念を持ってもらいたい。特にアルコールの問題は，古くて新しい課題である。

**参考文献**
1）平成12年度厚生労働省科学研究費補助金厚生科学特別研究事業「未成年の喫煙及び飲酒行動に関する全国調査」研究班：2000年度未成年の喫煙及び飲酒行動に関する全国調査報告書，2001．

## Ⅱ 地域におけるアディクション事例

事例⑦

## 覚せい剤を使用した母親

——未熟な親を地域で支援する——

　保健センターは，乳幼児期から高齢期までのライフステージに応じた保健事業を総合的に行う拠点として，地域保健法に基づいて各市町村に設置されている。特に母子保健分野は，子育て家庭にとって身近な存在になっている。また精神保健分野は，地域保健法に基づく基本指針において，身近で利用頻度の高いサービスは保健センター等において実施することが望ましいとされ，それ以降大きな役割を果たしている。昨今では，母子保健あるいは精神保健といった特定の分野のみでは対応しきれないさまざまな問題を抱える家庭と出合うことが多い。さらには，保健分野全体でも解決しきれないことが多く，対応は困難を極めている。
　本稿では，乳幼児を抱える母親へのかかわりの中で，母親の覚せい剤使用が発覚した際の保健師の対応と，その後の支援について検討する。

### 事例概要

○Kさん，25歳，女性。
○家族は，夫（25歳）と2歳（第1子）・1歳（双子，第2子・第3子）・生後5か月の第4子。

**育児負担感からリストカット**

　Kさんは生活保護家庭で育ち，中学校卒業後就職するがすぐに退職し，水

商売についた。19歳の時に覚せい剤使用による逮捕歴がある。20歳前後の時に、不安、意欲低下、感情不安定などの症状が出現し、精神科病院に2回ほど短期入院し、その後は心療内科に通院していた。22歳で妊娠を機に夫と結婚し、第1子を出産した。

第1子の新生児訪問時、保健センターの保健師はKさんから、育児をしていると昼食をとる時間がなく、空腹感も生じないので体重が減っていることや、以前の覚せい剤使用の影響が子どもに出るのではないかという不安があることを聞き取った。複雑な生育歴があること、育児負担感が強いことが把握されたことから、保健センターでは、Kさんへの継続的なかかわりを開始した。

第1子が5か月の時に次の妊娠がわかり、Kさんは精神的に不安定な状態が続いたため、両親と同居して育児支援を受けた。双子の第2子・第3子が10か月の時に、また次の妊娠が発覚。第4子が5か月の時には、リストカットなどの自傷行為をして「育児ができない」と訴えた。その後、第1子・第2子・第3子は保育所通所となり、この頃からさらに育児負担感が増し、「上の三人は可愛くない」と発言するようになった。子どもを怒鳴ったり、乱暴に扱ったりすることもあったため、保健センターのほか、児童相談所や児童福祉担当課職員も介入して話し合い、一時的に、Kさんの母親と姉が第1子・第2子・第3子と生活し、Kさんと夫が第4子と生活することとなった。

**覚せい剤使用発覚**

Kさんは第4子出産後、めまい、倦怠感、不安症状、焦燥感などの訴えが頻回となり、週に何度も電話や訪問でフォローが必要な状況となった。また、その都度関係機関で事例検討会も行われた。やがてKさんは心療内科の受診も不定期になり、家事・育児もほとんどせず、夫婦で子どもを置いて夜遊びに出かけたり、朝帰りをするようになった。Kさんは「第1子、第2子、第3子は可愛くなくて手をあげてしまう」「もう面倒は見られないから預かってほしい」と訴えるようになったため、児童相談所も介入して、実家の協力を得ながら養育していくこととなった。夫からKさんへの暴力の話や、夫婦喧嘩がエスカレートすると刃物を持ち出すという話も聞かれるようになり、K

さんは不安のあまり「どうしたらよいかわからない」と訴えていた。

その頃,「妻が第4子に刃物を突きつけている」と夫から警察に通報があり,翌日,警察から保健センターにも連絡が入った。同日,Kさんからも「夫に殴られた,助けてほしい」という泣きながらの電話が保健センターに入っていたため,保健師は児童福祉担当課職員と同行訪問した。訪問するとKさんは第4子を抱きながら足を引きずって玄関に出てきて,泣き崩れた。第4子のオムツも替えられていない状況で,夫は別室で寝ていた。

台所に注射器が2本あり,保健師が覚せい剤を使用したのか尋ねると,Kさんは泣きながら,夫と一緒に覚せい剤を使用していることを話した。保健師は連絡してくれたことを評価し,Kさんや夫の立て直しのために,警察の介入もやむを得ないことを伝えると,涙ながらに同意した。その後児童福祉担当課職員から児童相談所,児童相談所から警察へと連絡がまわり,Kさんと夫は連行され,尿検査の結果,2人とも覚せい剤陽性で逮捕されることとなった。

**逮捕後の対応と支援**

保健師はKさんの逮捕後すぐに各関係機関と事例検討会を開催し,各機関の役割分担を決めた。また児童相談所の弁護士相談事業にて,行政ができるかかわりについて相談した。Kさんは,子どもたちを施設に預けたくないという強い意思を持っていたため,Kさんと夫の拘留中は,Kさんの母親が子どもたちを養育することになった。

逮捕後2か月でKさんが釈放され,その後すぐ夫も釈放される。釈放後よりKさんは専門医療機関の通院を開始し,児童福祉担当課職員と保健センターの保健師はKさんを訪問して,治療や育児について確認した。覚せい剤の後遺症については専門医療機関に月2回通院することとなり,育児については子ども4人を保育所に預けながらKさん,Kさんの母親,姉とで養育することとなった。なお,この頃より夫婦仲は悪くなり,別居の形を取り始めた。

釈放後3か月間は,保健師がKさんやKさんの母親に頻回に電話ないし訪問することで生活状況の確認をした。それ以降も,月に1回以上は面接か訪

問でKさんと顔を合わせて状況確認を行った。保健師は，ダルクなどの当事者グループへの参加も勧めたが，Kさんは「一人では行けない」と訴え，乗り気ではなかった。保育所には，子どもたちの様子に異変があればすぐに保健センターに連絡するよう伝えた。状況の変化に応じて関係職員同士の事例検討会を行い，対応がバラバラにならないよう努めた。

　Kさんは対人関係が苦手で，友人もほとんどおらず，保育所や地域の人間関係は大きなストレスになっている様子であった。Kさんは中卒であることを気にしており，社会生活を送る上で何かと焦りや後ろめたさを感じており，人の目を気にしすぎる面がある。しかし保健師に対しては，「イライラして薬をやりたいと思ってしまう」「自分を傷つけたくなることもある」「子どもに手をあげてしまった」などと素直な気持ちを話しており，その時々の気持ちを伝えてくる。身体的にも精神的にも不安定な状態が続いているため，保健師はできるだけ本人の気持ちを汲みつつ，医療や生活，育児について調整するようかかわっている。

## 事例のまとめ

　本事例は，乳幼児を抱えたKさんとかかわっていく中で，たまたま家庭訪問の際に覚せい剤使用が発覚したというケースである。予期せぬ出来事であったが，保健師は戸惑いながらも関係機関と連携をとり，児童相談所による警察への告発へとつなげた。本人は釈放後，関係機関による支援のもと，薬物専門医療機関に定期的に通院しながら，何とか地域で育児を行っている。

## 看護・援助のポイント

### ❶ 対象者との信頼関係を構築する

　対象者に複雑な生育歴がある場合，把握時からハイリスクケースという認識を持って対応することが重要である。信頼関係を構築していく中で，過去の出来事を否定せずに対応することが重要である。対象者が覚せい剤を使用

しなければ生きていけない状況であったことに対して理解を示し，人から認められた経験が少ないケースに対しては，できたことへの「承認」「賞賛」を言葉にしていくことが必要である。

　また保健師は，社会生活を営む上で身近な相談相手であり，役立つ存在であるということを認識してもらうことが大切である。初期介入段階では，関係が途切れないようなかかわりを通じて，また，本人が保健師やその他の関係職種とのかかわりの中で成功体験を重ねることで，保健師を頼るようになってくる。事例のように，対象者の感情の起伏の激しさに巻き込まれながらも，関係が切れないことを念頭に対応することが望ましい。覚せい剤使用時の電話も，そのような信頼があってこそのKさんから保健師へのSOSであったととらえることができる。

### ❷ 覚せい剤使用現場に遭遇した際の対応

　Kさんには覚せい剤の使用経歴があったことから，「現在も使用しているかもしれない」という危惧が保健師にはあった。しかし，かかわっていく中で，そのようなことはないと信じたかったし，実際そのようなことはないととらえていた。そのため，訪問場面で覚せい剤の使用現場に遭遇した際の対応については，事前の協議を行っていなかった。

　覚せい剤取締法では，覚せい剤使用が強く疑われても通報義務はない。しかし，「官吏又は公吏は，その職務を行うことにより犯罪があると思料するときは，告発をしなければならない」という刑事訴訟法第239条第2項に基づき，本事例では警察に告発し，専門医療機関につながったのである。子どもたちの保護が必要となった場合は，児童相談所が窓口となる。

　家庭訪問ではさまざまな場面に遭遇し，とっさの判断が求められることも多い。覚せい剤の使用経験者の場合は，再使用のリスクが高いと認識した上でかかわること，その上で関係機関とも調整していくことが重要である。再使用を発見した時は，自ら警察に出頭することを勧めるのが第一であるが，場合によっては，警察への告発も視野に入れて対応することを，関係者間で合意しておくことが大切である。

### ❸ 緊急対応と家庭訪問のタイミング

「家庭訪問」ではその家庭状況を踏まえ，より実際に即した助言ができる。また，保健師にとっても，多くの情報を得ることができる。電話による会話から想像する人物像や家庭のイメージと，実際とが大きくかけ離れていることもたびたびあるからである。

今回，Kさんの泣きながらの電話にただならぬものを感じ，まずは子どもたちの安全を確保するために，保護を視野に入れて動く必要があると保健師は判断した。そのため，児童福祉担当課職員とともに即座にそれぞれの業務を調整し，Kさんの家庭を訪問したことで，覚せい剤の使用を知ることとなった。電話による訴えに緊急性があると判断したら，家庭訪問が必要か否かを的確に見定め，必要と思われたら即座に家庭に赴くことが重要であろう。

### ❹ 司法も含めた関係機関とのネットワークの構築

Kさんには4人の乳幼児がおり，その安全は何より優先されなければならない。Kさんは，覚せい剤使用の後遺症からか気分の変動が激しかった。時には子どもに手をあげることもあり，虐待の可能性も疑われた。また，覚せい剤は司法もかかわってくる分野であり，複数の機関がそれぞれの専門性を生かしてアプローチを図ることが重要である。

2004年の児童福祉法の改正により，虐待を予防するための関係機関による定期的な連携活動として，「要保護児童対策地域協議会」が謳われている。現在もKさんの回復に希望を寄せつつ，虐待予防の観点から定期的に関係機関が連携会議を開催し，情報の共有化と方針の確認を行っている。

### ❺ 女性薬物依存症者の回復には

ダルクのミーティングでは，当事者が覚せい剤でもがき苦しんでいた過去を素直に語っている。苦しみを分かち合いながら，前向きに生きるその姿は，保健師自身にも大きな希望を与えてくれるものであり，Kさんにとっても「希望」となるであろうと考え，勧めた。しかし，人間関係を築くことが不得手なKさんは，新たな一歩を踏み出せずにいる。今後も継続して自助グループ

を勧めていく必要があろう。自助グループへの参加が薬物依存の回復のすべてではないが，そのヒントを与えてくれる場所であることは間違いないからである。

一方，ダルクは日本に50か所近くあるといわれているものの，女性ダルクの数は非常に少ない。女性特有の問題を安心して語ることができ，ともに回復していく仲間を作れる場がさらに増えることが求められている。

## おわりに

保健センターでは常に，子育てに関連した母親の不安や困りごとに対応しているが，覚せい剤などの薬物使用経験がある母親に出会うことは少ないだろう。しかし本事例のような，覚せい剤使用者で若年結婚，出産を経験しているケースは，身体面の問題，依存性の問題，経済面の問題，過去の薬物使用経験への負い目をはじめとする精神的な問題等，多くのストレスを抱えながら生活している。これらの事実を援助者は理解しておく必要があろう。

今回，家庭訪問により覚せい剤使用が発覚したケースを通じて，訪問での相談支援の重要性，対象者と関係機関間のコーディネーターとしての保健師の役割の重要性について紹介した。対象者がいざという時にSOSを出せるような関係作りは，どの相談業務においても不可欠である。対象者の生活に寄り添った支援ができるという保健師のメリットを最大限に生かし，ケースを支援していくことが大切である。

## Ⅱ　地域におけるアディクション事例

事例⑧

## 姑に暴力を繰り返す嫁

——地域包括支援センターの保健師のかかわり——

> 2006年4月から高齢者虐待の防止，高齢者の養護者に対する支援等に関する法律（高齢者虐待防止法）が施行され，近年は高齢者虐待への社会的関心が高まっている。また同年4月には，介護保険法の改正により地域包括支援センターが設置され，高齢者虐待の相談窓口が明確になった。昨今では，福祉施設での虐待の事例も耳にすることが増えてきたが，ここでは，在宅（自宅）にて介護者からの虐待を受け，地域包括支援センターの保健師の関与によって虐待が改善された事例について報告する。

### 事例概要

- Lさん，82歳，女性。
- 23歳で結婚し，2男2女を設ける。夫はLさんが70歳の時に他界し，現在は長男とその妻の3人暮らし。
- 温厚でまじめな性格。

**軽度の麻痺と認知症がある……**

Lさんは75歳の時に脳梗塞を患い，現在も軽度の左麻痺が残っている。最近では物忘れも多く，軽度の認知症もある。要介護2の認定を受けており，食事摂取は自力で可能であるが，食べさせないと少量しか摂取しない状態である。また，自力での起き上がりも可能であるが，ほとんどベッド上の生活

で，常時オムツを使用している。

　長男は会社勤務，その妻であるMさんもパート勤務をしており，日中は1人で過ごすことが多い。介護保険で週2回の訪問介護を利用しており，ホームヘルパーから食事介助と清潔の援助を受けている。

**ホームヘルパーが痣を発見**

　ある日，ホームヘルパーが訪問すると，朝食時の食器がそのまま残っており，食べ残しがたくさんあった。昼食を準備して食事介助をすると，Lさんはさもしいように食べ始めた。ホームヘルパーは，「食事をあまり食べさせてもらってないのではないか」との疑惑を持った。次の訪問日も同様の状態であり，また別の日には入浴介助を行ったが，Lさんがなかなか衣服を脱ごうとせず介助をしても抵抗する。Lさんに納得してもらい入浴介助を行ったところ，上腕部に痣があるのを見つけた。Lさんに尋ねても「ベッドにぶつけて痣になったのかしら？」と曖昧な返事が返ってきた。次の訪問日も同様の状態で，別の部位に痣があることを発見した。ホームヘルパーは，「身体的暴力を受けているのではないか」との疑問を持ち，ケアマネジャーに相談した。

**サービス担当者会議での話し合い**

　ケアマネジャーはホームヘルパーからの相談を受けて，現在Lさんとかかわりのあるホームヘルパー，ケアマネジャーと，管轄の地域包括支援センターの職員でサービス担当者会議を開催した。会議では，ホームヘルパー訪問時に朝食の食べ残しが多いこと，昼食介助をするとLさんがさもしいようにたくさん食べること，痩せていること，身体のあちこちに痣があること，Mさんや家族の話になると話をはぐらかすこと等の情報が共有され，ネグレクト（介護・世話の放任・放棄），身体的虐待の疑いありとの結論となった。今後の対策についても話し合われ，Lさんの状況確認と介護者であるMさんへのアプローチが急務であり，その役割を地域包括支援センターの看護職である保健師が担当することになった。

**保健師による痣の確認**

　サービス担当者会議の決定を受けて，地域包括支援センターの保健師がLさんの身体状況を確認することになった。家族の了解を得るため，保健師が介護者であるMさんに電話連絡をした。ホームヘルパーから「Lさんの健康状態が心配なので，入浴するために血圧測定などの健康状況の把握をしてもらいたい」と申し出があり，ホームヘルパーと同行したい旨を伝え，了解を得た。

　ホームヘルパーからの話のとおり，訪問すると，食事の食べこぼしが目立ち，朝食の食器がそのままになっていた。Lさんは痩せていて大人しい感じであり，覇気が感じられなかった。Mさんの話になると怯えたような表情になり，口数が少なくなっていた。Lさんの居室は4.5畳にベッドとテレビがあるだけで，オムツや衣類が無造作に置かれており，寒々しい感じであった。

　入浴のために衣服を脱がそうとするとLさんが抵抗したため，保健師は話しかけながらゆっくりと服を脱がせて浴場に入れた。すると，Lさんの上腕部や大腿部に数か所の痣が認められた。生命の危険な状態とはいえないが，一刻も早い介護者へのアプローチの必要性が感じられた。

**虐待者のケア**

　保健師はMさんに，ホームヘルパーと一緒に訪問したこと，入浴が無事にできたことを伝えた。また，Mさんの介護の労をねぎらった。するとMさんは，今まで鬱積していたLさんへの恨みつらみを訴えた。

　結婚当初から「家柄が違う」とののしられ，「子どもができないのは女の恥だ」と罵倒され，炊事や掃除など，家事のすべてに関して文句を言われ，何度も離婚を考えたという。また，Mさんの夫はLさんの肩ばかり持って自分の味方にはなってくれなかったことなど……。保健師は介護者のつらい気持ちを傾聴し，いつでも電話などで相談して欲しい旨を伝えた。

　その後，Mさんからは夫に対する不満なども聞かれるようになった。電話相談が何度か繰り返され，保健師との信頼関係が構築されていった。そこで保健師は，介護負担軽減のために短期入所（ショートステイ）の利用を勧め

た。Mさんは，費用のことなどが心配で，今まで利用しなかったという。Mさんの都合に合わせてケアマネジャーに訪問してもらい，ショートステイの利用方法や費用のこと，必要物品のことなどを丁寧に説明してもらった。その結果，Lさんはショートステイを利用することになった。

　保健師は，Lさんがショートステイを利用している間，Mさんと面接をした。Mさんは，「自分は長男の嫁であり，長い間同居しているので，自分が世話をするしかないということは十分に理解しているが，自分の体調が悪いとついLさんにあたってしまう」「オムツ交換などの時にLさんが思うように動かないため，引っぱったり雑に扱ってしまう」「食事の支度をしてもLさんはいつも少ししか食べずに残すことが多く，だんだんと用意することが億劫になってしまう」「時々食事を食べさせないこともある」ということを打ち明けてくれた。夫も休みの時は入浴の手伝いをしてくれるが，オムツ交換はしてくれない。また，介護のつらさを伝えようとすると，「俺も仕事で疲れているんだからグチを言わないでほしい」と聞く耳を持たないとのことであった。Mさんは，保健師との面接で不満を表出できたことで心の安定を取り戻していったようであった。

**虐待者の変化**

　Lさんがショートステイで家を留守にしている間にマッサージなどに行くことができ，身体も少し楽になったとMさんから保健師に電話があった。Lさんの少しふっくらした顔を見て，自分のしてきた介護を反省し，振り返りができるようになっていた。「叩いたりして申し訳なかった」との言葉も聞かれ，今は，以前よりは優しく接することができるようになったと話す。また，定期的にショートステイの利用をしていきたいとの希望があった。ケアマネジャーにその希望を連絡するように伝え，保健師からもケアマネジャーに連絡しておく旨を伝えた。

　その後もLさんは，週2回の訪問介護と，1～2か月に1度のショートステイを利用していった。体重も徐々に増えていき，入浴時の抵抗もなくなった。また，新たな痣を発見することもなくなり，以前からあった痣も薄くなっていった。

## 事例のまとめ

　訪問介護を行うホームヘルパーによって虐待が発見され，地域包括支援センターの保健師の介入によって新たな介護サービス（ショートステイ）が導入されて，本人と介護者の関係が改善されたという事例である。保健師は，まず介護者の苦労をねぎらい，介護者と信頼関係を作ることに重点を置いて支援を行った。介護者に訪問時の状況などを伝え，介護者の相談に丁寧に対応していくことで，介護者であるMさんの心を開き，信頼関係を構築し，新たな介護サービス（ショートステイ）の利用へとつなげていった。そして介護者の中に身体的・精神的余裕が生まれ，虐待が沈静化していった。

　そもそもは，長い間の嫁姑関係があり，姑が病気になって介護が必要になり，立場が逆転したことによって引き起こされた虐待といえる。虐待の発生要因として，虐待者や高齢者の性格や人格，両者の人間関係によるものが多く，この事例はその典型的な例といえる。

## 看護・援助のポイント

### ❶ 虐待発見の視点を持つ

　高齢者には，虐待されていても虐待されている自覚のない人も多い。また，虐待者や被虐待者が自分で相談に来ることは少ない。虐待を早期発見するために，高齢者の身近にいるケアマネジャーやホームヘルパーなどのサービス提供者，高齢者を取り巻く近隣住民などが，虐待発見の視点を持つことが大切である。

　高齢者の身近にいる人たちは，高齢者の普段の状態をよく把握しておくことが大切であり，いつもと違うことに気づいた場合は，一人で解決しようとせずに周囲の人に相談することが望ましい。高齢者への虐待が少しでも疑われる場合は，躊躇せずに地域包括支援センターや市町村の福祉担当課に相談できるようなネットワークも必要である。また，一見虐待と関連がないよう

な相談でも，高齢者の介護や福祉の相談があった時は，相談者の真のニーズを引き出し相談関係を継続させていくことが重要であり，そのことが，虐待の深刻化を防止することにもつながっていく。

### ❷ 被虐待者への対応

高齢者虐待に関する相談や通報があった場合は，生命に危険のある状態か否か，緊急性について判断することが必要である。看護職の場合は，バイタルサインのチェック等を行いながら，健康状態を把握できる利点を活かし，虐待されている人の身体に不自然な痣がないか，極端な痩せはないか，無気力な表情，また，態度を急変させるような言動はないかなどを観察し，同時に生活状況の把握も行う。緊急性の判断は知識と経験が必要であり，たやすいことではない。複数の関係職員の目で確認し，情報を共有して高齢者の援助にあたることが大切である。

### ❸ 他機関，他職種との連携・協働

高齢者虐待に関する相談があったら，できるだけ早い段階でサービス担当者会議などで検討することが大切である。その際は，看護職だけでなく福祉職や医療職，ボランティアや近隣の人などのインフォーマルな援助者にも参加してもらうのがベストである。特に，虐待者（介護者）へのアプローチは慎重に行う必要がある。初めの一歩を間違えると，介入が困難になることが多い。チームの中で情報を共有し，誰が，どのような方法でアプローチするのかを具体的に検討した上で，迅速に対応していく必要がある。

### ❹ 虐待者への支援

家庭での介護は24時間365日であり，介護を交替してくれる人がいない場合も多い。本事例の介護者のように一人で介護を抱え込んでしまい，追い詰められてしまう介護者は多い。

虐待を防止するためには，まず介護者（虐待者）の思いを傾聴し，労をねぎらい，感情を表出させることが大切である。自分の思いを語ることによって，介護者は自分の行っていた虐待に気づき，行動の振り返りができるよう

になっていく。また，介護者に身体的・精神的なゆとりを持たせるために，介護保険サービスや介護者の会などの社会資源を活用し，介護の負担を軽減できるよう支援していくことが大切である。

## おわりに

　介護者や家族は虐待をしているという自覚がないまま，日常的に虐待を行っている場合がある。その一方で，高齢者の具合が悪くなったのは自分の介護が悪いためだと，自らを責める介護者もいる。また，自分の介護方法を他人から非難されることをおそれ，他人に介入されることを嫌い，誰にも相談できないで追い詰められている介護者も多い。虐待という行為は，はじめは虐待している介護者や家族も自分の行為に後ろめたさを感じているが，だんだんと日常化していき，虐待しているという意識が薄れていく。そしてますます地域社会から孤立化し，虐待がエスカレートしていく。

　暴力などの虐待が習慣化している場合は，施設入所などにより虐待者と被虐待者を分離する必要があり，早急な対応が望まれる。そして，虐待者と被虐待者を分離した後の双方の支援も忘れてはならない。本事例のように暴力やネグレクトなどの虐待が繰り返される場合は，アディクション看護の視点での支援が必要である。

　現在各自治体では，家族の会や介護者教室などの介護者を支えるネットワークができており，そこに参加することで身体的・精神的な余裕が生まれることも多い。また，最近は高齢者の見守りネットワークや介護予防のためのサービスも充実してきており，今後は，地域で支え合うネットワーク作りが，高齢者虐待を含むアディクション問題の対応にとっても，ますます重要になるであろう。

**参考文献**
高崎絹子他："老人虐待"の予防と支援—高齢者・家族・支え手をむすぶ，日本看護協会出版会，1998.

大渕修一監：わかりやすい！地域包括支援センター事業サポートブック，財団法人東京都高齢者研究・福祉振興財団，2007．

厚生労働省（医療経済研究機構）調査検討委員会：家庭内における高齢者虐待に関する調査（平成15年度老人保健健康増進等事業），2004．

斎藤学：家族依存症，新潮文庫，1999．

信田さよ子：アディクションアプローチ―もうひとつの家族援助論，医学書院，1999．

信田さよ子：DVと虐待―「家族の暴力」に援助者ができること，医学書院，2002．

東京都社会福祉協議会：暴力を見つめる―社会福祉分野における専門職は何をすべきか，東京都社会福祉協議会，2005．

## Ⅱ 地域におけるアディクション事例

**事例⑨**

## 女性ギャンブル依存症者

――依存症リハビリテーション施設につながるまで――

> 近年,「ギャンブル依存症」が病気として新聞やテレビに取り上げられるようになり,精神保健福祉センターへの相談も増加傾向にある。アルコール依存症や薬物依存症との大きな違いは,身体を壊さないことで,そのために内科的な病院を受診して発見されることはほとんどない。ギャンブル依存症は,借金を中心とする経済的問題や家族関係の悪化がきっかけで顕在することが多く,時には犯罪に発展してしまう事例もある。体調の不調をきたさないために,本人も家族も問題を自覚しにくく,借金や金銭トラブルを何度も繰り返す。周囲は利子の高い消費者金融からの借金を早く清算しなければという思いから,本人の代わりに借金を返済してしまう。そして「借金ができる状態」に戻った依存症者は,ギャンブルをやめることができずに借金は繰り返されていく。
> 　今回,家族のかかわりの変化から依存症者本人が依存症リハビリテーション施設につながった事例を通じ,地域でできるギャンブル依存症の支援のあり方について検討する。

### 事例概要

○Nさん,42歳,女性。
○生活保護受給中で,2回の離婚歴がある。
○1回目の結婚でできた子ども(中学2年生の女児,小学5年生の男児)との3人世帯。同じ市内にNさんの両親が住んでいる。

**両親からの相談**

　ある日，Nさんの母親より「娘から頻繁に金の無心があって困っている。孫のことも心配だ」と精神保健福祉センターに電話相談があり，対応した保健師は来所での相談を提案し，初回面接となった。Nさんと同じ市内に住む両親が来所し，両親にNさんの生活歴を聴取した。

　Nさんは高校卒業後，地元のデパートで働き始めるが，その頃から休みの日にはパチンコに通っていた。25歳の時に職場で知り合った男性と1回目の結婚。それを機に退職し，専業主婦になった。3年後に長女を出産し，その後長男を出産するが，夫は育児に協力的ではなく，また酒を飲んでは暴力を振るったという。この頃には，Nさんは日中家をよく空けるようになり，徐々にパチンコに出かけることが増えていった。33歳で離婚し，35歳の時にパチンコ店で知り合った男性と再婚するが，その男性は働かず，夫婦でパチンコに通う毎日となり，借金を抱えてしまう。そして，相談者である両親にあれこれ理由をつけては金を催促するようになり，両親も数万円単位で渡していた。両親が「何でそんなにお金がないのか」と尋ねると，「子どもが病気になった」「仕事を探すのに交通費が必要」などと嘘を重ねていった。あまりにも頻繁に金の要求があった時には両親も断ろうとしたが，そのたびに大きな声を出したり，孫に要求させたりするため，断りきれず金を渡してしまっていた。2回目の結婚も金銭問題から喧嘩が絶えなくなり，38歳の時に夫の浮気が原因で離婚した。その後，Nさんは生活保護を申請し，母子世帯となった。

　しかし，Nさんのパチンコ通いは一向におさまらず，生活保護費が支給されると数日でパチンコにつぎ込んでしまい，何かと理由をつけては両親に金を出させていた。また，パチンコ店で知り合った別の男性からも金銭的な援助を受けているようで，その男性宅に入り浸り，数日間自宅に戻らないこともあった。週に2～3日パチンコ店の掃除のパートもしていたが，それでも借金は膨らみ，生活保護の担当ワーカーにも嘘をついてパチンコを続けた。両親が孫から聞いた話としては，パチンコで勝った日には豪勢に外食に出かけ，Nさんも機嫌がよいが，負けた日にはほとんどおかずもなく，子どもた

ちとも話をしないような状態だったという。

その当時，子どもたちは不登校になっており，Nさんが子どもたちを養育できていない状態に問題を感じた両親は，児童相談所に相談。児童福祉司が家庭訪問し，Nさんと面接し，その結果，子どもたちは児童相談所の一時保護所に保護された。しかし，Nさんの生活は一向に落ち着かず，両親への金の要求も続いていた。両親が断ると実家に押しかけてドアをバンバン叩いたり，その一方で「もう生きていけない」「死ぬしかない」と言ったりするので，両親は「うつ病になってしまったのではないか」と心配していたとのことであった。

### 依存症者への対応を指導

保健師は初回面接で，両親がこれまで対応してきたことをねぎらい，まずは子どもたちの安全が守られていること，そのための行動を起こせたことを支持した。その上で，Nさんは「ギャンブル依存症」の可能性が高いことを伝え，治療すれば回復できる病気であることを説明した。保健師はまず，家族が依存症に関する心理教育を受けることを勧めた。また，依存症は「やめたくてもやめられない病気」であることを説明し，「要求があってもお金は渡さないこと」を提案した。ギャンブル依存症者の家族グループ（Gam-Anon：ギャマノン）への参加も勧めた。

その後も保健師は両親に，Nさんからの金の無心に応じないように励まし続け，家族グループに参加して感じたことを振り返ってもらった。また，「ギャンブル依存症」に関する書籍を読むことなどを勧め，この病気について一緒に勉強していった。

### 依存症者を治療施設につなげる

初回相談から4か月後，両親の行動が変化したことで，パチンコを続けるのが金銭的に厳しくなったNさんは，両親に対し，毎日のように金を要求する電話をかけ続けていた。両親が金を出すことを断る時に「精神保健福祉センターに相談していて，お金を出さないように言われている」と伝えたため，Nさんからセンターに抗議の電話が入るようになった。初めは「余計なこと

しやがって」「何の権限で言っているんだ」と大きな声で不満を並べ立てていたが，保健師が話を聞いていくと，「お金に困っている」「パチンコがやめられない」「子どもと暮らしたい」という言葉が語られるようになっていった。保健師から，「パチンコをやめる方法があること」「依存症という病気の可能性が高いので，治療が必要なこと」「治療をすれば回復できること」が伝えられ，まずは，Nさんと両親，保健師で話し合うことを提案した。

　Nさんからセンターへ電話のあった2か月後，Nさんと両親，保健師で話し合う機会を設定した。保健師はこれまでの経緯を説明し，Nさん，両親それぞれに思いを話してもらった。両親には「Nさんを心配している」「病気を治してほしい」「病気の治療に協力したい」といった内容を手紙に書いてもらい，その場で読みあげてもらった。Nさんから「現状がつらい」との発言があったことから，保健師はNさんに，依存症リハビリテーション施設への見学を提案した。

　この提案に，Nさんは初め抵抗したが，両親の徹底した行動（金を渡さないことや治療の応援はすると伝えること），保健師の繰り返しの提案，生活保護担当ワーカーからの指導（福祉との連携）の結果，数か月後，施設への見学にNさんは同意した。Nさんはこの頃，生活が破綻し，内縁関係にあった男性とも（借金問題から）関係が悪化していたことから，保健師は入所型の依存症リハビリテーション施設を紹介し，Nさんの見学に同行した。Nさん自身，迷いはあったものの1週間の体験入所を経て施設入所，現在まで仲間のサポートを受けながら治療を続けている。

### 事例のまとめ

　本事例は，両親の相談から始まり，その背景に「ギャンブル依存症」があることがわかり，依存症の視点で介入した事例である。Nさんは長年ギャンブルを続けてきた中で，借金や人間関係のつまずき等，金銭絡みによる周囲とのトラブルが絶えなかった。両親はそれらの問題（特に経済的な面）に関し，Nさんの要求のままに支援し続けていたが，度重なる問題に疑問を感じて相談につながった。両親は当初ギャンブル問題を「病気」とは考えず，「う

つ病」を心配していたが，心理教育や家族グループへの参加を通して依存症への理解を深めていった。精神保健福祉センターの個別の相談では，両親がNさんの金の無心に応じないように励まし続けた。その結果，両親の行動が変化し，それがNさんの生活パターンを変化させ，依存症者が依存症リハビリテーション施設につながる大きなきっかけになったのである。子どもたちが児童相談所に保護され，安全が確保されていたことから，両親も保健師も，Nさんの依存症の問題に絞って介入することができたといえる。

## 看護・援助のポイント

### ❶ ギャンブル依存症という病気への理解

「ギャンブル依存症」は身体的な問題としてよりも，本事例のようにネグレクトや金銭トラブル，社会生活の破綻といった形で事例化しやすい。また，ほかの依存症と同様に，本人自身が最初に相談してくることは少なく，多くの場合，その周りで困っている家族が最初の相談者となる。「ギャンブル依存症」という病気自体，まだ知らない人も多いので，最初の相談者の話をよく聞き，主訴の背景にどのような問題があるのか，しっかりアセスメントする必要がある。相談に訪れる家族は，借金の額が大きいので「返済」の問題にとらわれてしまいがちだが，看護職のケアとしては，あくまでも「ギャンブルをやめられない」「ギャンブルをコントロールできない」ことに注目することが大切である。借金返済などの金銭的な問題については，他機関とも連携し，調整を図っていくことになる。

ギャンブル依存症は周囲を巻き込む病気であるため，家族の変化が回復への大きな鍵となる。問題意識のある家族が依存症についての理解を深め，適切に対応することは，依存症者本人の行動変化に大きな影響をもたらす。

### ❷ 子どもの安全の確保

ギャンブル依存症による社会生活の破綻は，子どもがいる場合，子どもに大きな影響を及ぼす。そのために子どもの安全が守られているか否かを確認

する必要がある。本事例では子どもが一時保護されていたが，実際には保護まで至らない事例も多く，その場合は，子どもの生活へのサポート体制を確認しておくことがまず必要となる。

❸ 「金を渡さない」という方針の徹底

実際，両親が一番難しかったことは「Nさんに金を渡さないこと」であった。Nさんの度重なる要求やそれに伴う暴言，脅し，嘘などに振り回されて，「金を渡したほうがどんなに楽か」という両親の言葉が，面接中何度も聞かれた。そうした中で両親の「感情」に注目していくと，金を渡してしまう背景には，両親，特に母親の「罪悪感」や「放っておけない気持ち」があることがわかってきた。家族の行動が変化するためには，家族が自分自身の気持ちを十分に話せるようになり，家族の行動の変化がどのような結果をもたらしているかを丁寧に振り返っていくことが大切である。

❹ ギャマノンへの参加の促し

依存症者本人のみならず，家族にとっても，行動を変化させていくことは並大抵のことではない。ギャンブル依存症者の家族グループであるギャマノンも，ギャンブル依存症という病気が増えるにしたがって増えてきている。ほかの依存症と同様に，家族グループに参加した家族にとって，ほかの家族の体験は大きな支えとなり，少し先の段階に進んでいる家族と出会うことで本人の回復をイメージできたり，具体的な対応方法を学べたりする。依存症者本人だけでなく家族も一緒に回復していくという意味で，家族がグループに参加する意義は大きい。

❺ ギャンブル依存症の治療

両親からの経済的援助がなくなり，生活に行き詰ったNさんは，両親や周囲の提案や話し合いの末，依存症リハビリテーション施設への入所につながった。本事例では，生活破綻が著しかったことや子どもたちが保護されていたことから入所型施設を利用したが，ギャンブル依存症者の中には，仕事が続けられていたり，社会生活が大きく崩れていなかったりする人もいるの

で，そのような場合には地域の自助グループ（GA）への参加を提案するとよいであろう。

## おわりに

ギャンブル依存症の相談は，「お金がない」「借金を繰り返す」「育児ができない」「失踪」などから事例化することが多い。また，「借金苦」や「生活のうまくいかなさ」から，うつ症状が見られる事例も少なくない。まずは相談者の話をよく聞き，ギャンブルの問題があるかどうかを見立てることが重要である。うつ症状が見られる場合には，医療との連携も必要となる。家族も依存症者に振り回されて疲れきっている場合が多いので，これまで家族がやってきたことをねぎらうことも大切である。

ギャンブル依存症はさまざまな側面で破綻していく病気なので，保健師をはじめ地域で働く専門職が，ギャンブル依存症の視点を持ってしっかりとアセスメントできるようになることが問題の早期発見，介入につながっていく。

**参考文献**
髙橋三郎他訳：DSM－Ⅳ－TR 精神疾患の診断・統計マニュアル，医学書院，p.641，2004．
田辺等：ギャンブル依存症，生活人新書，2002．

## Ⅱ 地域におけるアディクション事例

事例⑩

## 高齢のアルコール依存症者

──地域で支援するために──

　介護保険制度が定着し，高齢者福祉の窓口にはさまざまな相談が寄せられる。その内容は「激しい妄想があるが，どう対応したらよいのか」「高齢者が虐待を受けているようだ」「在宅でみられないので入院または入所させたい」など，実に多種多様である。なかでも対応が難しいのは，生活習慣や対人関係に問題を持つ，いわゆる"ゴミ屋敷"といわれる事例や，現実にあり得ないことを大声で話している人がいて，住民から苦情が寄せられるといった事例である。それらの相談は，地域包括支援センターやケアマネジャーを通じてのものが多い。また，介護保険課の認定調査員から，「訪問してみたが家に入れない」「家族全体に精神疾患があるようだ」「脱水状態であり，緊急対応が必要だ」などの情報が寄せられることもあり，相談ルートも多種多様である。

　2006年に高齢者虐待の防止，高齢者の養護者に対する支援等に関する法律（高齢者虐待防止法）が施行されてからは，介護サービス事業者から「虐待の疑い」の段階で，早期の相談・通報が寄せられるようになった。それらの中にはアルコール問題を抱えた事例があるが，はじめからアルコール依存症として相談の俎上にのせられる例は決して多くはない。認知症や"ゴミ屋敷"，高齢者虐待に関する通報の中に内在して前景には出てこない。一方，2006年に介護保険法が改正され，高齢者の保健福祉に関する相談を最前線で受ける地域包括支援センターが設置された。センターには保健師または看護師・社会福祉士・主任ケアマネジャーの三職種が配置されている。ここでも，地域のケアマネジャーなどから複雑困難事例が寄せられ，認知症や高齢者虐待と思われる事例の中には，アルコール依存症に関連した問題を持つ事例が少なくない。

筆者は高齢者福祉の現場にいる保健師として，区役所に直接訪れる住民から，また地域包括支援センターやケアマネジャーなどの関係者からの相談に立会い，数々の高齢のアルコール依存の人たちと出会うことができた。

## 事例①概要

- Oさん，70歳代，男性。
- 糖尿病とアルコール依存症の既往歴がある。
- 妻との二人暮らしで，子どもはいない。

**アルコール依存の夫とうつ状態の妻**

　Oさんは58歳までは事務職として学校に勤務していたが，アルコールが好きで体調を崩し退職した。糖尿病の悪化により，下肢の切断が必要になるかもしれないと医師から言われていた。インシュリン注射は妻がしている。介護保険の認定を受け，訪問介護を受けているが，ホームヘルパーが同行しての買い物には意欲的であり，酒屋にも出かけていた。また電話注文によるアルコールの購入もしていた。競馬が趣味であった。
　妻は68歳で難病があり，うつ状態。数年前までは仕事をしていた。Oさんにアルコール問題があるので，保健所の薬物酒害相談を利用したことがあり，酒を買う手助けをしてはいけないことをアルコール家族教室で学んでいた。まじめな性格で，Oさんの大好きな馬券購入を律儀に手助けしていた。
　Oさんの妻は家事を何とかこなしていたが，病院通いなどで家を空けることが多かった。ある時，ビールの空き缶を発見し，「自分では買いに行けないのに，どうしてビールがあるのか」とOさんに問いただしたところ，ホームヘルパーに頼んだことが判明した。怒った妻が，ホームヘルパーにどのように説明して協力を依頼すべきかを，高齢者福祉課に相談にきた。

第3章　さまざまな場面でのアディクション看護

**本人からの頼みでも協力しない……**

　妻からの相談でケアマネジャー，ホームヘルパー，保健師，ケースワーカー，地域包括支援センターの社会福祉士とでカンファレンスを行った。介護サービス事業者としては，本人から依頼があれば買い物をせざるを得ないという方針であったが，アルコール依存症者への対応として，本人が頼んでも酒は購入しないようカンファレンスで決定した。
　また，Oさんには高齢者通所サービスセンターのデイサービスへの通所を勧めることにした。さらに，糖尿病の生活指導のため，訪問看護ステーションから看護師を派遣するプランが提案された。

**妻の認知症が進行する……**

　その後，妻が「訪問看護ステーションの看護師がインシュリンを盗んでいった」と思い込み，警察に被害届を出したことから訪問看護は中止となった。その頃より，妻にはうつ病だけではなく，認知症による被害妄想が出現するようになっていた。そのために，区が派遣する訪問看護師の利用に切り替えた。
　Oさんはアルコールの購入ルートが絶たれたが，離脱症状が出現することもなく，妻の認知症のことを心配していた。区の訪問看護師がOさんにデイサービスの利用を勧め，体験入所に同行したが，「他人のいるところに行くのは好きでない」という理由で拒否した。なお，この頃から，妻は生活用品を必要以上に購入するようになり，認知症が進んでいった。
　保健師が妻に「この頃物忘れすることがないか」と尋ねたところ，「自分にはそのようなことはない」ときっぱり否定し，表情をこわばらせたので，その場では認知症の治療を勧めることはできなかった。そこで，妻の主治医に状態を説明し，また，親族を呼んで金銭管理ができなくなっている現実を説明した。また，妻にも介護保険の申請を勧めた。

**夫の看病ができなくなる**

　Oさんは糖尿病が悪化して脱水状態となっていたが，妻にはOさんの病状

が悪化していることが判断できなかった。訪問看護師が訪問して「（Oさんは）在宅が不可能」と判断し，入院となった。

妻は長年Oさんのアルコール依存に付き合い，Oさんの回復を見ることもなく，認知症となった。筆者は財産管理を日常生活自立支援事業につなげ，ホームヘルパーの支援を受けつつ在宅生活を送れるようになるまでのプロセスを支援することとなった。

### 事例②概要

○Pさん，60歳代，男性。
○80歳代の母親と二人暮らし。
○母親の年金と本人の厚生年金で暮らす。

**母親に酒を運ばせ，褥瘡ができる……**

Pさんは，高血圧と糖尿病があったが未治療であった。酒好きで，母親がPさんの求めるままに酒を枕元まで運んでいるうちに，寝たきり状態となってしまった。Pさんは寝たきりとなっても，母親からストローで日本酒を飲ませてもらっていた。食事はほとんど摂らないために低栄養状態で，かつ，失禁で垂れ流し状態のため，仙骨部に褥瘡ができてしまった。酒代を含めて，生活は母親の年金とPさん本人の厚生年金とで何とか賄っており，経済的に底をつくような状況にはなかった。

そして，母親から褥瘡の手当てについて電話相談があり，保健師が訪問してアルコール問題が発見されることとなった。

**分　離**

支援として，母親に対しては仙骨部の褥瘡の手当ての方法を指導し，母親が酒の配膳をやめない限り事態は改善しないことを説明した。その上で，褥瘡の手当てとアルコール依存への対応として，区派遣の訪問看護指導を導入

した。

　Pさんは酒量は少なくなったものの断酒には至らず，食事を食べさせても褥瘡が改善しないため，内科への入院となった。入院後は，明らかな離脱症状もなく経過した。

　その後，入院中のPさんをケースワーカーと地域包括支援センターのケアマネジャーが訪問した。アセスメントしたところ，在宅に戻せばPさんの再飲酒は必至と思われた。しかし，本人に断酒の意志がない以上，アルコール専門病棟での入院治療を受け入れてくれる医療機関はない。そのため，介護保険の申請を勧めた。その結果，Pさんは要介護3と認定され，介護老人保健施設に転院することが可能となった。また，その後になって，特別養護老人ホームへの入所が可能となった。

**母親の介護**

　それから3年後，一人暮らしとなった母親の件で，主治医から相談があった。高血圧があって降圧剤を処方するが一向によくならず，食事にも問題があるので配食サービスを勧めたが，それも断ってしまうという。介護保険サービスを使って在宅支援を受けるよう勧めてほしいという内容であった。今度は訪問看護師・ケアマネジャー・主治医で連携をとり，老母への支援を開始することとなった。さらに3年後には，母親は認知症対応型共同生活介護（グループホーム）に入所となった。

## 看護・援助のポイント

### ❶ 高齢のアルコール依存症者の特徴

　保健師として高齢者福祉の現場に身を置いてみると，筆者がこれまで保健所の薬物酒害相談やAAなどの自助グループで出会った40代からの働き盛り世代のアルコール依存症者と，現在遭遇している高齢のアルコール依存症者の間には大きな違いがあることに気づいた。高齢のアルコール依存症者の場合は，症状・問題行動・支援内容・利用できるサービスにそれぞれ特徴があ

表　高齢者と働き盛りのアルコール依存症者の特徴と支援

| | 高齢者（65歳以上） | 働き盛り（40歳～） |
|---|---|---|
| 酒量 | 必ずしも大量飲酒ではない。 | 大量飲酒である。 |
| アルコール依存の症状 | 連続飲酒発作・ブラックアウトなどははっきりしない。 | 連続飲酒発作・ブラックアウトなどがある。 |
| 身体状況 | 脱水・低栄養・下肢の廃用性萎縮などで家に閉じこもりがちとなる。 | 肝機能障害・糖尿病などの生活習慣病により，一般科での入退院を繰り返す。 |
| 離脱症状 | 入院・入所等で断酒した場合でも，明確な離脱症状が出ないことがあり，アルコール専門医療機関にはつながりにくい。 | 断酒により離脱症状が出現し，一般科での治療が困難となってアルコール専門医療機関につながることがある。 |
| 失禁 | 失禁がひどくなり，尿臭で近隣から苦情が出たり，居室は住宅改修ができないほど汚損が進んでしまう。 | 連続飲酒などで失禁することはあるが，断続的で，断酒により問題は改善される。 |
| 問題行動 | 脳萎縮により認知症様の症状（見当識障害など）が出現し，警察に保護される。 | しばしば暴言・暴力・窃盗などの反社会的行動が見られ，離婚となることも多い。 |
| 経済状態 | 退職や配偶者の死亡等により酒量が増える。年金生活者の場合，酒代が定期的に入るため，経済的に底をつかない例がある。 | 若い頃からの大量飲酒で，健康・仕事・家庭を失う。生活に困窮して酒代にも困るといった底つきを体験して生活保護を受ける例が多い。 |
| 家族への支援 | 本人に断酒をさせることは難しいので，節酒を家族に提案する。楽しく参加できる地域の介護予防事業を勧める。 | 家族全体が共依存やイネブリング状態となる。本人は専門治療につなぎ，家族はアルコール家族教室や家族会につなげ，回復のための支援を受けられるようにする。 |
| 介護保険絡みの問題発覚ルート | 要介護認定者となり，ケアマネジャーやホームヘルパーの訪問により，アルコール問題が発見される。 | 親が要介護者となり，ケアマネジャーやホームヘルパーの訪問により，当人（息子・娘）のアルコール問題が浮上する。 |
| 介護保険サービス提供上の問題 | アルコール依存症者がホームヘルパーに酒の購入を依頼する問題などが生じ，サービス担当者会議で対応を検討することが必要となる。 | 本人の酒や親への依存があり，親に金銭を要求してくるが，老親が認知症でうまく対処できない。介護保険サービスの提供者が当人の親への虐待を発覚して通報となる。 |

| 介入と回復（予後） | 高齢のアルコール専門医療機関は極めて少ない。断酒会やＡＡなどの自助グループのミーティングは馴染まないことが多い。介護保険のデイサービスを勧める。在宅が困難となると，養護老人ホーム・老人保健施設・特別養護老人ホーム等への入所を勧める。時に飲酒により退所させられることがある。 | 内科系の医療機関か精神科病院の入退院を繰り返す。アルコール専門医療機関での治療につながれば，ＡＲＰ（アルコール・リハビリテーション・プログラム）を受け，退院後は地域の自助グループに参加し，回復することが可能となる。 |
| --- | --- | --- |

与儀恵子：アディクションに対する保健師活動，保健の科学，50（8），2008.

る。それらの違いについて表にまとめた。

### ❷ アルコール依存を持つ高齢者への支援

(1) ネットワークによる支援

　2000年に介護保険制度が始まり，高齢者人口の自然増とともに制度に対する周知が広まった結果，要介護認定者は増加の一途をたどっている。2006年には介護保険法が改正され，高齢者の生活を総合的に支えていくための拠点として，市区町村が主体となって地域包括支援センターが設置された。この法改正に基づき，介護予防，権利擁護，地域のケアマネジャー支援等に重点を置くため，地域包括支援センターには保健師または看護師・社会福祉士・主任ケアマネジャーが配置され，区と協働で困難事例の処遇にあたっている。

　また，時を同じくして高齢者虐待防止法が施行され，区には，高齢者に対する虐待についてもケアマネジャーや地域包括支援センターなどから，疑いの段階から相談が入るようになってきた。筆者が勤める区では複雑困難事例は，関係者が行政の認知症専門相談・精神保健相談・薬物酒害相談などの専門相談を活用するとともに，各関係者によるネットワークを構築して支援を行っている。

(2) 「隠れアルコール依存」の発見

　高齢者の場合，インテークの段階でアルコール依存として把握される例は少ない。実際に家庭を訪問して生活の実態を把握し，"何気ない会話"の中か

ら酒歴を聞き出すことでアルコール問題の存在を確認し，解決の糸口を見つけることができる。また，警察からの通報によるアルコール絡みのDV事例，虐待者と被虐待者の双方がアルコール問題を抱えていた事例，妻のうつ病の原因が夫のアルコール問題だった事例，失禁による苦情が近隣から寄せられる事例が，実はアルコール依存によるものであったことなど枚挙に暇がない。

以上のようにアルコール問題は表面化しにくく，"隠れアルコール依存"の発見が鍵を握ることになる。筆者が勤める区においては，記録様式については地域包括支援センターとの統一化を検討してきた。その際に，チェック項目には酒歴や，アルコールに起因する症状や問題行動を加えている。

## おわりに

介護保険制度が地域に浸透してきたことにより，これまで保健所への相談にはあがってこなかった事例が把握されるようになってきた。アルコール依存問題は，高齢者の保健・福祉・介護の領域に深くかかわっているが，早期対応にはまだ至っていないことを実感している。現在，保健分野ではメタボリックシンドローム対策が叫ばれているが，介護保険を担う側からすれば，働き盛り世代への適正飲酒対策にも重点を置かないと，今の高齢者のアルコール依存症化を後追いすることになるのではないかと危惧する。高齢者福祉の現場では介護予防が重要な課題となっている。介護予防の分野別対策としては，運動機能・口腔機能向上，認知症・閉じこもり予防，栄養改善事業があるが，さらにこれに，高齢者のアルコール依存の予防を加える必要があるものと考える。

Ⅱ 地域におけるアディクション事例　　事例⑪

## 力になってあげられるのは私だけ……

――巻き込まれる訪問看護師――

　ある自治体の事例検討の場で関係者として参加していた訪問看護師は，「私はこんなに一生懸命しているのに，本人とも家族ともうまくいかない……」「事例検討をやって何の意味があるの！」と嘆いた。会場は彼女の嘆きと怒りに呑み込まれ，検討は進展せず参加者全員に不全感だけが残った。このような発言や感情は，訪問看護師が陥りやすい"関係"のアディクション問題を端的に表している。

　訪問看護は，家庭というプライベートな空間（生活の場）において，単独で看護提供を行い，ケアを通じて療養者やその家族の人生に深くかかわっていく。その特徴から訪問看護師は，在宅療養者と家族にはあくまでも援助者であるという認識を持ち，一線を引いてかかわることが大切[1]である。しかしこの前提として，療養者あるいは家族が何らかの形で援助希求ができ，援助者が彼らの生活や生き方に対する意思・意向をある程度確認できることが必要である。

　在宅療養者における困難事例の多くは，援助希求ができないもしくはしないものである。そこで，対象事例の多くが何らかの医療的管理やケアを必要とする（「健康を害している」とか「生命にリスクがある」とか）ことから，介入の突破口として訪問看護が期待されることになる。訪問看護師は関係機関の期待に応えるため，あるいはケアを必要とする療養者や家族のために"自分が何とかしなくてはいけない"と一生懸命になる。しかし事態は進展せず，前述のような無力感や否定的な感情が生じたり，チームから孤立したりする。時に，本人がすべきことまで代わってやってあげて，療養者や家族の自立をも阻む事態となる。

　本稿では，在宅の高齢者虐待という"援助希求"のできない事例を通し

て，訪問看護師が陥りがちな「援助対象に"巻き込まれる"」という「"関係"のアディクション」がどのようなものであり，そのことが在宅療養者や家族に与える影響は何なのかを明らかにし，訪問看護師としてできる予防策を検討する。

## 事例概要

> ○Qさん，85歳，女性。
> ○要介護1。
> ○家族は，息子との2人暮らし。夫は2年前に死亡。子どもは長男1人。

**高齢者虐待の発見**

ある日，Qさん宅で大きな怒鳴り声が聞こえると，民生委員から地域包括支援センターに通報が入った。訪問の結果，息子から，自分は家にいるとQさんと喧嘩ばかりするとの話があった。そこで，介護保険サービス（通所リハビリテーション（週1回），訪問看護（月2回））の利用が提案され，Qさんを説得し，サービスが開始された。

その後，通所リハビリテーションを提供している機関から訪問看護師およびケアマネジャーに，入浴介助時，Qさんの下肢や頭部に痣があるのが見つかったと連絡が入った。また，訪問看護中には眼前で，息子による物を投げる，頭をたたくなどの暴力行為が見られた。Qさんは「自分の子だからあまり人にしゃべりたくない」「息子がいないと自分は生活できない」とケアマネジャーに話していた。

長男は62歳で，無職。高血圧があり内服治療中である。3年前にQさんが父親の介護のために長男を呼び寄せ，長男は妻と子と別居して両親と同居した。現在妻とは離婚調停中とのことであった。

**収集した情報に齟齬が……**

　介護保険サービスを提供して1か月後，ケアマネジャーは訪問看護師から「長男が眼前でQさんを殴ることがたびたびある。Qさんのことを思うと心配で，訪問日以外にもたびたび行っている」と報告を受けた。この訪問看護師は管理者であり，仕事にも熱心である。しかし，訪問日以外の行動を踏まえると，看護師が精神的に追い詰められているのではないかとケアマネジャーは考えた。そこで，ケアマネジャーは状況を確認する必要があると感じ，デイサービスの場を借りてQさんと面接した。すると，Qさんは暴力を受けていることは自覚しており，何とかしたいと思っていた。しかし，その一方で，「訪問看護師が来ると息子との関係が悪くなる。息子を怒らせないでほしい」と訴えた。

　訪問看護師の報告とQさんの言い分に齟齬があり，看護師の介入に何か問題があるのか，あるいは看護師が疲弊しているのか，わからなかった。そこで，今何が起きているのかを早急に検討する必要性を痛感し，ケアマネジャーは地域包括支援センターに相談することとした。介護保険サービスを提供しはじめてから，3か月後のことであった。

**地域包括支援センターでの事例検討**

　ケアマネジャーは，地域包括支援センター職員に「高齢者虐待と思われる事例に対する訪問看護師の援助が現状のままでいいのかどうか……。相談に乗ってほしい」と連絡した。地域包括支援センター職員は関係者間で情報を共有し，問題を整理するために事例検討会を提案し，地域包括支援センター職員，ケアマネジャー，訪問看護師，介護保険担当課の職員で事例検討がなされた。訪問看護師からは被虐待者および虐待者との関係について次のような話がなされた。

　訪問看護師の言葉
　　長男の暴力がいつ起きるのか，不安でしょうがなく，Qさんから電話が入ると駆けつけることを繰り返していた。「私がいなければ」「力になっ

てあげられるのは私だけ」と感じ，必死だった。しかし，デイサービスの職員や周囲のスタッフは，私のことを大騒ぎしていると受け止めているようだった。挙句にＱさんからは，「あなたが一言言うと息子の機嫌が悪くなる，あなたが来ると息子との関係が悪くなる」とまで言われた。一生懸命しているのに……。

なお，訪問看護師は，自分自身で何とかしたいという思いから，把握したこれまでの虐待の事実をデイサービスのスタッフやケアマネジャーには告げておらず，今日まで情報交換がされていないことが確認された。事例検討では，参加者全員で訪問看護師の話を受け止めつつ，援助の事実関係を確認し，被虐待者の発した言葉を訪問看護師がどう受け止め，感じたのかなど，訪問看護師の行動や感情を振り返る作業を行った。

### 事例のまとめ

高齢者虐待という苛酷な事実の中で，訪問看護師は「この人の力になってあげられるのは私だけ」と事例を抱え込み，私的な時間をも投入して何とかしようとしていた。しかし，その結果，虐待者のみならず被虐待者との関係もぎくしゃくし，気づいてみると関係機関やスタッフからも孤立していた。いわゆる援助の対象との距離がとりにくくなる"巻き込まれる"状況になっていた。本事例は，訪問看護師の言葉を受けたケアマネジャーが地域包括支援センターに相談し，事例検討が開催されたことにより膠着した援助関係に風穴をあけた事例である。

### 看護・援助のポイント

❶ "巻き込まれ"があることを知る

高齢者虐待のような生命リスクが高く，援助希求ができない・しない事例の場合，緊急性・深刻性といった条件が，いわゆる"巻き込まれる"危険性

を孕んでくる。この"巻き込まれる"状況は，単独で相手の生活の場に訪問するといった訪問看護の特性で，増長する可能性が高い。ここでいう"巻き込まれる"とは，援助の対象となる相手との距離がとりにくく，境界線が引けない状況をいう。その人に代わって悩んだり困ったり（感情移入）することで，傷ついたり疲弊したりすることである。結果的には問題を抱え込み，療養者や家族の自立を妨げ，チームから孤立するといった一連の出来事をいう。訪問看護のような対人援助職にとって，人を思いやったり感情移入したりする能力は必要不可欠であるが，それゆえに，より一層"巻き込まれる"ことを予防していかなければならない。

### ❷ 仕事を一人だけでしない

「力になってあげられるのは私だけ」という感情は，すでにほかの援助職への信頼も揺らいでいる状況である。信頼できないから連携もできないといった悪循環となる。それゆえに「仕事を一人でするなかれ」ということが重大な意味をなす。

仕事を一人だけでしないことを可能にするには，二つの側面で取り組むことが必要である。一つは自分自身で取り組むこと，もう一つは援助にかかわる人たちが相互に環境（職場・人間関係など）作りに取り組むことである。

まず自分自身においては，看護師として何ができて何ができないのか，自分に責任が取れることととれないことを見分けることである（自分の専門性と限界を知り，境界を引くことでもある）。自身の専門性と限界を知ることで他機関・他職種との連携の意義や必要性を実感できる。一方，環境作りにおいては，自分の家族や友人からの支援はもちろんだが，職場や仲間からの具体的な支援（傾聴，問題をともに考えてもらうなど）が得られるような関係性を相互に築き上げていくことである。"安心できる環境"（「批判されない」「感情表出ができる」「癒される」など）で事例検討を適宜行うことも重要である。チームとしての援助目標の共有化や役割分担が可能となり，事例を抱え込む危険性から回避できる。

### ❸ スーパービジョンを活用する

"巻き込まれる"ことによって援助者は，対象者との距離がとれず援助がしにくくなり，療養者や家族の自立をも妨げる。この状況には，信頼のおける専門家等のスーパービジョンを受けることがとても有効となる。スーパービジョンとは，その業務の経験や実践が豊かな人が，第三者の目で援助者（スーパーバイジー）の専門性の向上を図ったり，情緒的な支持をしたり，あるいは援助者が（援助者としての）自分自身の気づきが得られるよう手助けすることである。スーパービジョンを定期的に受け，仕事の進め方，やり方，中身，自分の反応などを振り返ってみることが，援助の対象者との適切な距離を保つことにもつながる。自治体の専門相談（酒害相談，高齢者虐待専門相談など）や民間専門施設においてスーパービジョンを受ける機会があれば，積極的に活用していくのも一つの方法である。

### ❹ 自分を大切にする

困難な事例にかかわることは，とりわけ情緒的，精神的，身体的に疲労困憊する。身体的疲労（疲労感，消耗感）に対しては仕事，遊び，休息のバランスを取りながら身体を再認識し感覚を養い回復を促す。一方，精神的，情緒的疲労は，援助の対象との間に距離がとれないことと大きくかかわってくる。精神的疲労によって「自分は役に立っていない」などとマイナス思考になり，情緒的疲労は不安感や無力感，怒りなどを招く。このような時は，自己に対する信頼も混乱し，判断に迷ったり，現実を認めたくないと感じたりする。日誌や文章を書くなどして自身の感情を書き留める，ワークショップや学会などに参加して感情を発散するとともに自己の資源を増やす，スーパービジョンを受けて情緒的な支持をもらうことも，回復につながる。

## おわりに

訪問看護には，家庭というプライベートな空間において単独で看護提供を行い，ケアを通じて療養者やその家族の人生に深くかかわっていくという醍

醍味がある。しかし，その訪問看護が置かれている状況は，援助者にとって援助対象である療養者や家族との距離がとりにくくなって巻き込まれる危険性を孕んでいる。そのことを看護師自身がまず認識することが重要である。巻き込まれることへの予防策として，①自分に責任が取れることと取れないことを見分け，仕事を一人だけでしない（抱え込まない），②信頼のおける専門家等のスーパービジョンを受け，自分の行動を振り返り，自分の反応を知る，③仕事，遊び，休息のバランスをとりながら自己をいたわり，日誌を書くなどで自己を受け入れ，ワークショップや学会等の参加を通じて自己の資源を増やすなど，自分を大切にすることが重要なポイントとなる。

**参考文献**
1) 山崎摩耶他編：最新　訪問看護研修テキストステップ1，日本看護協会出版会，p.23，2005.
2) B・H・スタム編，小西聖子・金田ユリ子訳：二次的外傷性ストレス，誠信書房，2003.

Ⅱ　地域におけるアディクション事例　　　　　　　　　事例⑫

## 企業人のアルコール依存問題

―― 産業看護職に求められる役割 ――

　筆者は，衛生管理者・看護師（兼シニア産業カウンセラー）として，社員の健康管理を担う立場にいる。現在，企業における産業看護職の役割は多岐にわたる。定期健診，過重労働面談，メンタルヘルスケアも含めた心身両面の健康作りがある。また，職場復帰支援，私傷病対応，さらに2008年度からは特定健康診査・特定保健指導（メタボリックシンドローム予防に関する健保組合の役割強化）が開始され，生活習慣病の改善指導も求められるようになった。ほかにも，新型インフルエンザ対策などがある。一方，企業は，団塊世代の退職，少子高齢化社会を迎えるにあたり，高年齢者雇用安定法の適用のもと，健康で働ける人材を確保することを必要としている。

　こうしたなか，労働者の主要な健康管理対策としては，健診の実施・事後措置，職場環境整備に次いで，心の健康に関する対策が重要課題になっている。厚生労働省が5年ごとに行っている「労働者健康状況調査」（2007年）によると，強い不安，悩み，ストレスがある労働者は58.0％を占め，職業生活におけるストレス要因の第1位は「職場の人間関係（38.4％）」で，第2位が「仕事の質の問題（34.8％）」，第3位は「仕事の量の問題（30.6％）」で，さらに「会社の将来性」「仕事への適正問題」「老後の問題・定年後の仕事」が続くという。こうしたデータからも，労働者が多くのストレスを抱え込んでいる現実がうかがわれ，「酒でも飲まなければやってられない」と，安易なストレス解消法に逃げ込む人がいるのも現実である。

　今やアルコール依存症は生活習慣病の一つとして分類され，心の健康にも深くかかわっている。それゆえ産業の場において，飲酒問題への対処やアルコール依存症の予防活動は重要課題といえる。アルコール依存症者の

平均寿命は52歳といわれているが，この年齢はちょうど職場や家庭で重要な役割を果たす時期であり，その喪失は社会的にも大きい。筆者がアルコール依存症とかかわるようになったのは，20年ほど前からである。本稿では，企業の組織的な連携と外部医療機関等のネットワークの活用により，家族からも会社からも最後まで見放されることなく無事回復した，アルコール依存症者の一事例を紹介する。

## 事例概要

○Rさん，50代，男性。
○家族は妻と中学生の長女。
○真面目で人からは好かれるタイプ。
○抗てんかん薬を服用中であるが，時々発作を起こして入院している。
○飲酒歴40年余りで，以前よりγ－GTP高値を指摘されていた。

**酩酊状態で出勤**

　ある時，Rさんは会社に何の連絡もなく，昼前になって酩酊状態で出勤したため，上司がRさんを健康管理センターに連れてきた。シニア産業カウンセラー（産業看護師）は，Rさんの酔いがさめるのを待ってから話を聞き始めた。遅刻したのは，昨晩同窓会で飲み過ぎてホテルに宿泊したからだという。Rさんにはこれまでγ－GTP高値の指摘などがあったことから，産業看護師は専門病院の受診を勧めたが，Rさんは頑としてそれを拒み，酒の勢いもあって職場に戻ろうとした。そこで産業看護師は，「今日は仕事ができる状態ではありません。まずは受診して身体の状態を確認しましょう」といい，これまでの健診データを説明して上司と一緒に再度受診を勧めた。一方で，今まで培ってきたネットワークを通じて受診病院を手配した。根気よく4時

間かけて説得し，ようやくRさんより受診の同意を得て，会社の車にRさん，上司，産業看護師が同乗して病院に向かった。同時に，家族にも医療機関に直接来院するよう連絡した。

**専門病院への受診**

　専門病院では，専門医，担当看護師から今までの経過を聞かれた後は，アルコールに関する講義を1時間，家族とともに受けることになった。「アルコールに依存している状態は，飲酒コントロールができない状態。ブレーキの壊れた車に乗っているのと同じ。身体がお酒を求めるのであって，意思が強い弱いの問題ではない。壊れた車はどうやって止めるのか？　土手にぶつけるか，それとも……」と，比喩も取り入れた説明を聴いたRさんは，アルコールの影響について少しは理解した様子であった。病院の担当看護師からは，今後の治療について「入院して治療を受けるかどうか，考えが決まったらいつでも連絡してください」と伝えられた。

　産業看護師は，アルコール依存症は，自ら酒をやめたいという意思があってこそ治療効果のある病気であることは重々わかっていたが，入院治療ルートに乗るかどうかというところで相談に乗れなかったことで，はがゆくもどかしい気持ちでいた。翌日，病院の看護師から「Rさんから，入院せずに節酒する，時折は通院するという連絡があった」との報告を受けた。会社側は，もし同じようなことを繰り返したら即入院するということを条件にRさんの出社を許可した。

**家族からの衝撃的な言葉**

　Rさんの治療・回復には家族の協力が不可欠なため，産業看護師はRさんの妻と話し合う機会を設けた。その場で産業看護師は妻に，「会社でも心配しています。しかし，このような不安定な状態では仕事をさせられません。事故に遭うかもしれないし，身体も心配です。治療を受けてもとのように仕事をしてもらいたい。このままでは間接的な自殺行為に匹敵します。ぜひご家族の協力をお願いしたい」と会社の方針を伝えた。しかし妻は，「主人は死んでくれていいんです。野たれ死にしようと，交通事故に遭おうと，何でもい

い。死んでくれたほうがよっぽどいい！」と怒りの言葉を放った。その言葉の衝撃は，今でも産業看護師の脳裏に残っている。その強い怒りと思いを受け止めながら，それでも妻に，Rさん本人に回復する可能性があることを伝え，協力をお願いした。

**娘の一言がきっかけとなる**

社内ではRさんについて，「情報を共有して，バラバラに（本人に）対応しない」という方針を決めた。Rさんは節酒で一時的によい状態が続いたものの，結局再飲酒となって再び欠勤が始まった。肝機能が低下し，過去に繰り返されたてんかん発作とそのための入院も，飲酒と関係していたことが家族の話から判明した。直属の上司，その上司，部署の健康担当者，産業看護師が一堂に集まり，入院について協議した結果，本人に厳しく，しかし温かく「仕事をしたいならばきちんと治療をする」「このままの状況ならば出社するには及ばない」ことを伝え，選択を迫った。本人は入院に同意し，すでに家族教室に通い出していた妻も，アルコール依存症のことを理解し始めていた。

内科的入院治療（2週間）後の入院継続（アルコール依存症の専門治療）について，合同会議が開催された。参加者はRさん，その妻と子ども，主治医，医療ソーシャルワーカー，看護師長，担当看護師，上司，所属部署内の健康担当者，産業看護師の10人であった。それぞれの立場から発言があり，「大切にしてもらいたい命」「仕事を続けるために健康を取り戻してほしい」「それを保障するための治療である」など，参加者の気持ちを正直に伝え合う話し合いの場となった。長女（中学生）の「前のお父さんに戻ってほしい」という一言がRさんには一番心に響いたようで，結果として治療は継続されることになった。

**作業プログラムでの自己発見，仲間との絆**

入院中に作業プログラムに参加したRさんは，陶器作りに夢中だった。作品は周りから高い評価を得て，初めての自作への思いが，今まで気づかなかった自分を知ることや，自信にもつながったようである。外出から外泊へとリハビリテーションが徐々に進む中，酒の自動販売機を目にする機会もあった

が，入院中の仲間とのつながりが，断酒継続への大きな力となっていた。長女は1年後，第一志望の高校に合格し，Rさんにとってそれがとてもうれしい自慢であった。

アルコール専門病棟での治療を終えた退院時，先の合同会議に出席した10人が再集合して退院後の方針を確認し合った。その内容は，①通院の継続，②抗酒薬の服用，③自助会への出席であり，退院後の出社は通常通り制限することなく始められることとなった。

Rさんは退院後職場復帰し，飲酒のない新しい生活が始まった（その後，無事定年を迎えて継続雇用にもつながっている）。産業看護師は，Rさんの職場復帰後，面談して所属部署と連絡をとりあった。病院では年2回，退院（断酒）後新しい人生を歩み始めている先輩と，現在入院中の患者の大集会（100人余りが参加）があり，その集会にもRさんと一緒に参加し続けた。また，産業看護師は入院中も退院後も家族と定期的に連絡をとり，いつでも相談するよう声かけをした。

なお，会社の就業規則では，1か月以上の長期傷病休業者は産業医との面談をすることになっている。出社前に必ず産業医による面談を実施し，その意見書に基づき，会社が就労等に関して詳細を決めることになっている。

### 事例のまとめ

酩酊状態で出勤するようになった社員への介入として，産業看護師が上司や家族の協力を得て専門病院受診まではこぎつけたものの，本人に底つき感がなく，なかなか入院治療のルートに乗れないでいた事例である。しかしその後は，産業看護師による家族指導，社内での本人に対する一貫した対応等を経て入院となり，作業プログラムをはじめとする入院治療，自助会への出席を通じて順調な回復（断酒継続）を遂げることができた。その背景には，初期介入時はもちろんのこと，職場復帰以降の産業看護師によるきめ細やかなサポートがあった。

## 看護・援助のポイント

　企業で働く産業看護職（保健師・看護師等）は，アルコール問題を抱えた社員が新生できるように支援する。社員がその人らしく生きられるよう，一方で，企業の生産性を向上させられるよう，専門性を生かしたかかわりや調整役を目指す。アルコール依存症の回復率は低いが，だからこそ産業看護職としての力量が問われることはいうまでもない。いずれにせよ，いかなる状況にあっても産業看護職は，1人の労働者，つまり援助の対象者を回復の道へとつないでいくことを最大の使命とすべきであろう。

### ❶ EAP

　EAPとは，Employee Assistance Programの頭文字であり，「従業員支援プログラム」と訳される。もともとは米国の労働者のアルコール依存症問題に端を発している。新たに社員を雇用するよりも病気になった社員を回復させるほうが，経済的にも業務的にもメリットが高いことが証明されたことから始まった，企業側が社員に提供する支援プログラムである。労働者が最大限の力を発揮できるよう「生産性向上」の観点からのサービスでもある。メンタルヘルスの不調が急増した昨今，アルコール依存症に特化するのではなく，従業員のメンタルヘルス対策全般に適応されるようになった。また，外部の専門機関（EAPサービス機関）に業務委託するケースも急増している。こうした中で，EAPサービス機関のサービス内容やスタッフの専門性に格差が見られるようにもなった。企業はサービス機関に何を期待し，サービスに何を求めるのかを選定する必要がある。

### ❷ 家族も仕事もあるうちに介入する

　企業におけるアルコール飲酒問題は，さまざまな形で表面化してくるが，依存症者本人は問題意識を持っていないことが多い。社会的にステータスの高い者ほど，仕事だけは失敗しないようにと頑張っている。肝機能の数値が高いことはわかっていても，自覚症状がなければ「好きな酒を飲んで何がい

けない」と開き直り，時にはアドバイスする者に恨みさえ持つ。嗜癖への楽観視，酒への寛容視が，アディクション問題を見えなくしてしまう。やがて本人がやめたいと思ったときには社内でも問題行動が出てきて，最後の砦であったはずの仕事もできなくなり，身体的依存で苦しむ日々が訪れる。

本人はもちろんのこと，会社も管理職も，また家族も，アルコール依存症に関する知識は皆無に近く，「意志が弱い」と本人を非難するだけで終わってしまうことも少なくない。「あの人はお酒さえ飲まなければよい人だが……」の一言も，状況によっては本人に仕事を失わさせ，家族の人生設計を変えてしまう。すべてを失ってしまってから治療に結びついても，本人にとって生きる意味は薄れてしまう。家庭も仕事もあるうちの，回復への治療や支援が必要である。こうした意識を持って産業看護職がかかわることが大切である。

❸ 援助者自身が「家族教室」から学ぶ

援助者である産業看護職が「家族教室」に参加し患者とその家族とともにアルコール依存症の学習をすることも大切である。勉強会や食事会に参加し，通院しながら回復していく患者たちの変化を目の当たりにすることで，アルコール依存症は回復できるとの確信を得ることができる。初めは飲酒しながら家族教室に来ていた患者が，飲まないで参加し始めたり，棺桶に半分足を入れたような状態だったのが，すっかり身体も回復して仲間とつながっていく姿を確認することができる。患者や家族同士のつながりがさらに大きな「家族」を作り，分かち合う力を育んでいく。また，互いに通い合う心と心のふれあい，信頼感が互いの回復を促す。こうしたことを援助者自身が学び，実感してこそ，大きな支援の力となることができる。

❹ 産業看護職としての家族へのケア

産業看護職は，その企業で働く社員を対象とした健康管理を仕事とするものであり，家族を直接支援する機会は少ない。しかし，「家族の病」ともいわれるアルコール依存症者を支援する時には，一番困っている人，家族の協力を得ることが必須である。家族は，自分たちの置かれている大変な状況を他人には決して見せない，隠そうとする。子どもも人には話してはいけないと

思い込む。家族は強固な壁を作り，なかなか真実を語らず，取り繕ってしまう。風通しはより一層悪くなり，家族の崩壊など泥沼化していくケースが多い。

援助職が，アルコール依存症は「回復できる病気である」という強い信念を持ち，混乱した家族に信頼関係が持てるように介入することが必要である。また，看護職自身がアルコール依存症の研修会や研究会は勿論のこと，家族会や自助グループに参加して回復した本人や家族を知ることが不可欠である。

## おわりに

アルコール依存症者の回復とは，断酒が目的でなく，飲まずに新たな価値観を持って生きていくことにある。「人生の再スタート」「2度生きる」という前向きなとらえ方もある。また，アルコール依存症の回復は「家族の再生」でもある。

「今日1日飲まない」日を過ごす積み重ねの大切さ。しかし企業では，仕事の延長の宴席，また仕事外での付き合いなどもあり，飲酒が切り離せない生活が待っている。そのような環境下でも飲まずに生きていくことは，自分ひとりでは難しく，自助グループや仲間の存在が大きな力となる。アディクションへの深い理解を持った産業看護職の支援も大きな支えとなる。時に，本人の病気や仕事だけではなく，生きることそのものへのかかわりが産業看護職に求められることもある。その場合，産業看護職は，まさに社員の伴奏者ともいえよう。

さらに，アルコール依存症者への支援は，産業看護職だけで支えられる問題でなく，家族や職場の関係者らとの連携が重要な役割を持つ。したがって，ほかのメンタルヘルス対策同様に，産業看護職にはコーディネート力やマネジメント力が求められる。また社員とは，病気を通してのつながりだけではなく，普段日常でのかかわりがとても大切である。

## II 地域におけるアディクション事例　　事例⑬

# アディクション問題を抱えた看護学生

──摂食問題と対人関係の困難感を抱えて退学した女子学生──

　高校生で摂食障害を発症し，それでもそれなりに学校を卒業して仕事に就いたが，その後看護師になることを目指して専門学校で学ぶ中，実習で挫折して退学に至った女子学生の事例を紹介する。教員は学生の真摯な姿勢を評価し，どうにか無事実習を終えさせたいと，母親を巻き込んで支援したが，結果的に心身両面の不調をどうすることもできなかった。

## 事例概要

○Sさん，24歳，女性，T看護専門学校2年生。
○両親と3歳年上の兄の4人家族。兄は4年前より独立し，Sさんも2年前より進学のために両親と別居中。

**看護学校への入学**

　Sさんは，高校2年生の時に摂食障害を発症している。高校卒業後，一般企業に就職するが（庶務課），同僚と馴染めず2年で退職。その後は，近くの歯科医院で事務の仕事に就いた。その頃より時々抑うつ症状が出現し，近くの精神科クリニックに通院して適宜，向精神薬を処方してもらっていた。主治医は，Sさんの精神的な問題は家族関係にも起因すると判断し，両親と物理的にも距離を置くことを勧めていた。
　23歳でT看護専門学校に入学したSさんは，入学当初より目立つくらいのるい痩で，看護学校の教員は皆，摂食障害とは限らずとも何かしらの心身の

問題を抱えていると推察していた。入学後のＳさんは，もともと勉強熱心で何でも一生懸命にやるタイプだったため，成績は常にトップレベルであった。教員からすれば「よい学生」「いい子」であった。ただし，人の評価を気にしすぎることや，自分より若い学生や同い年の学生とはほとんど交友せず，もっぱら自分を庇護したりサポートしてくれるような，年上またはお姉さん肌の級友にだけ心を許している点などが，教員には若干気になっていた。

**実習での人間関係がストレスに**

１年生を無事過ごし，２年生になって専門領域の実習がスタートすると，Ｓさんの生活に支障が生じ始めた。専門領域実習では，基礎実習のように，教員や現場の指導者の背後から患者に挨拶できればよいというわけにはいかない。自ら積極的に患者にアプローチし，かかわりを持つという，意図的な人間関係作りを展開していかねばならない。もともと対人関係にハンディのある人にとっては厳しい試練であり，自分自身のあり方（人との距離の取り方，人への依存の程度など）に直面せざるを得ない。

Ｓさんはだんだんと実習での人間関係がストレスとなって，教員に睡眠障害や食欲低下等の症状を訴えるようになった。実習領域が変わるたびに，新しい領域の新しい教員に自分の苦しさを訴え続けた。そこで教員が一斉に集まり話し合った結果，以下のような対応を皆で一貫してとることとした。

① 心理的なことや精神的な問題について，本人の訴えを受容的に受け止める。話はしっかり聞いても，「では，どうするか？」という部分については，主治医の方針に従うように返す。
② 学業に関する相談は全面的に支援する。無理をせず，あくまでも単位が取得できればよいという姿勢で実習に臨むよう返す。
③ 食事のことや身体管理については，本人が相談してくれば適宜助言する。

なお，その後Ｓさんが複数の教員に語った話を総括すると，これまでのＳさんの生い立ちと家族関係，今の生活状態等が大まかに把握された。①Ｓさんの父親は会社員で，給与はきちんと家に入れるものの，酒豪で女性問題が尽きず，Ｓさんは小学生の頃からいつも母親の愚痴の聞き役を務めてきたこ

と，②父親はＳさんにとって非常に影の薄い存在であったこと，③一方，母親に対しては幼い頃から，慕う気持ちと，1人の女性としてかわいそうで仕方ないという気持ち，もっともっと自分を愛して欲しいという気持ちが混在しており，非常にアンビバレントな，不安定な心情であること，④親から離れて住むようになってからも，しばしば母親には電話を入れているが，Ｓさんが母親に話す時間より，母親がＳさんに愚痴をこぼす時間のほうが長いこと，⑤母親の話は父親の女性関係をめぐることが多く，娘のＳさんにも嫉妬心を露にすること，⑥精神科クリニックからは「摂食障害」と「軽いうつ病」という診断を得ており，現在，抗不安薬と睡眠薬を中心に処方してもらっていること，⑦食事は精神的な負荷が重なると食べられなくなったり，食べても意図的に嘔吐してしまうこと，1年生の時に朝食を食べてくると授業中に嘔気がしてトイレに駆け込むことがたびたびあり，実習が始まってからは朝食を食べないようにしていること，加えて，実習のストレスで体重が4kg減ってしまったこと，⑧最近は食事と睡眠の支障で体力が続かず，一方で，実習中の対人関係がきつく，緊張や抑うつもあって心身ともに調子が悪いこと，⑨看護師になろうと思ったのは，医療関係の仕事に就きたかったからということ等である。

**面接での会話**

　上述した教員側の統一した対応にもかかわらず，専門領域の実習を半分終えた頃より，Ｓさんはいよいよもって実習の場に出られなくなっていった。そこで，2名の教員が保護者である母親と本人に面接し，今後の対応を話し合うことにした。
　以下，面接場面の一部を再現する。

　　Ｕ教員：お母様，本日はわざわざお越しいただきまして……。Ｓさんが最近実習に出られなくなってしまったことについて，どのようにしたらよいか，Ｓさんとお母様と，私ども教員で一緒に考えていきたいと思います。
　　母親：1年生の時は一生懸命やっているようでしたので，安心してい

たのですが……。実習って，そんなにきついものなのでしょうか？
U教員：Sさん，どうですか？
Sさん：最近は病棟で看護師さんに声をかけるのも怖いし，患者さんのところに行っても，短時間だったらいられるけど，長くなると何を話しかけたらよいかわからなくなってしまって，混乱してしまうんです……。
U教員：それはおそらく，Sさんだけが抱えている問題ではないと思うのよ。誰でも初対面の人と関係性を作っていくのは，それなりに気も遣うし，いつも自分と相性のあう人ばかりではないし，患者さんだけでなくスタッフも，教員も，いろいろな人がいるわけだから……。あまり，最初から100％の関係性を作ろうなんて思う必要はないんだけど……ね。
Sさん：100％なんて目指してはいないんです。ただ，何だかわからないんですけど，はじめての人の前に行くと緊張して，頭が真っ白になっちゃうんです。落ち着こうと思えば思うほど，あー，駄目だーって……。そして，そんな自分のことを患者さんはどんな風に思うんだろうって振り返ると，本当に落ち込んでしまいます。
V教員：まあ，何を感じても，何を気に病んでも，要はやるべきことをやれればよいのだから，自分を卑下する必要はないのよ。自分に厳しいのかしらね。お母様はどう思われますか？
　母親：彼女（Sさんのこと）は，あまり自分から話をするほうではないし，自分のこともあまり言わないので，母親の私にもよくわからないんですけど……。とにかく中学生の頃から食事があまり食べられなくて，いつも体調が悪いから気分的にふさいでしまうんだと思うんです。気力がないというか，覇気がないんですよ。それが一番いけないのではないかと思っています。
U教員：確かに，私たちも，食事のことや眠れないことはクリニックの先生にずっとみていただいているという話を，Sさん自身から

うかがっています。ただし，今回のことはさすがに身体のことだけとは言えないような気もするのですが……。いかがでしょうか。

　母親：私はとにかく自分のことで精一杯なので，この人にはしっかり自立してもらわなければ，と思っているんです。この人の父親がもう少し家庭を大切にしてくれる人だったらよかったんですけど……。この人にとっても，迷惑な話だと思うんですね。

V教員：Sさんは，年齢的にはすっかり大人なんですけど，何ていうか，とっても純粋で，真面目で，手を抜かないというか，多くの場合，それは大変よいことなのですが，実習みたいな場になると，手を抜くというニュアンスではないのですけど，程々にしておくとか，ちょっと保留にするとか，手加減するとか，融通を利かせるとか，そういう微妙な駆け引きや距離感というのが，時にはとっても大切になってきて……。どうもそこらへんのいい加減さというのがSさんには難しいんですよね。

U教員：Sさん，何か言いたいことはありますか？

Sさん：あー，自分でも適当にやればいいのに，と頭ではわかっていても，どうしても背伸びしてしまうのは確かです。

　母親：きっと，私が彼（父親）のことでいつも気持ちを振り乱していたから，必然的にいつもいい子でいなければならなかったのかもしれません。それを思うとこの人に申し訳ない気がします。私がもう少しこの人のことを考えていてあげれば。いつも私が余裕のない状態でしたから……。

Sさん：……

U教員：私たちが今何かしらの対策というか，方向性を持ちたいと思うのは，Sさんが資格を取って将来看護師として働いていきたいという意思がしっかりあるのでしたら，どうにかSさんに頑張っていただきたいと思うからなんです。看護師は患者さん相手のお仕事ですから，実習でしっかり勉強できないと難しいんですね。

Sさん：わかっているんですけど，自分でもどうにもならないんです。どうしたらいいのでしょう……。もう私は，看護師にはなれないのでしょうか？（しくしくと泣きだす）

　しばらくSさんはしくしく泣いていた。U教員，V教員はともに様子を見ていたが，母親は同じ姿勢で座ったまま，黙ってSさんを見ているだけであった。結局，U教員とV教員で，精神科クリニックの医師と相談して，まずは3か月間休学し，体調をしっかり整えることを提案した。
　3か月後，Sさんは学校に出向き，新しい実習グループに入って勉強を再開したものの，結局同じ状態に陥り，再度休学となって，最終的には本人の希望で退学となった。

## 事例のまとめ

### ❶ 看護学生であること

　本事例は，看護学校や看護系大学の学生によくある事例といえる。ただし，人間関係を作るのが苦手な学生は，看護学生に限らずどこにもいる。また，摂食障害を抱えた女子学生も看護学科の学生に特有というわけではない。しかし，ほかの学科であれば，看護学科のように，未知の人と新しい関係性を持ちそれを終結させるという，いわゆる対人関係そのものを学んだり，それを目的とする実習等のカリキュラムは少ないはずである。看護学科の学生は，実習が始まると新しい環境に飛び込み，スタッフや患者との間で新しい関係性を作りつつ，タイトなスケジュールの中で看護計画を立てて指導を受け，患者をケアし，それらの行為を振り返って記録をしなければならない。かつそれらが1回で終了するのではなく，領域の数だけ何クールも繰り返される。領域が変わるごとに新しい実習の場で新しい人間関係を展開していかねばならない。いつも同じ教室で，受身の姿勢でただ講義を聴くのと，また，人間関係論を机上で学ぶのとはまったく違う構造である。
　したがって，対人関係を持つことが不得手な学生や，精神的に脆弱な学生，

心身に問題を抱えている学生も，実習以外の環境であればそれなりに学業をこなせても，実習の場に身を置くと，途端に崩れてしまいやすい。それまで生きてきた中で抱えてきた問題や，潜在化させていた課題に，一気に直面せざるを得ない状況に陥ることも多い。Ｓさんの場合は，まさにその典型例であった。もしＳさんが看護系以外の専門学校に入っていたならば，仮に対人関係をベースとする職業であっても，看護ほど深い関係性を持つことを必要としない職業を目指していたならば，事態は変わっていたかもしれない。

### ❷ アディクションを抱えている学生であること

Ｓさんは，高校生の時に摂食障害を発症していた。しかし，クリニックに通院し，それなりに生活のバランスをとって学業を終え，仕事にも就いた。しかし，最初の職場の人間関係が，居心地が悪いということで転職している。その頃より時々抑うつ症状を呈しているが，これも人間関係や摂食障害から派生した現象と考えられる。つまりＳさんは，ベースにアディクション問題を抱え，しかしそうした中でも自分の将来を展望し，自分の道を自分で切り開いていく力を持った人であったといえる。これはある意味で，Ｓさんにとってアディクションは SOS であるとともに，彼女が自ら身につけた対処方法でもあったことを意味している。

そして，そもそもＳさんがアディクションを抱えるに至った経緯を推察すると，幼い頃から自分のことで精一杯であった母親を目にし，その母親を不憫に思いながら，一方で母親の愛情を希求する気持ちを押し殺して母親をケアしてきた。父親の存在は薄く，彼女の世界の中心はいつも母親であった。母親にとって自分がいかに「いい子」でいられるか，いかにして母親を幸せにできるかが彼女の主要な関心事であった。本来ならば，ケアをされるべき年頃にケアをすることを求められ，早い自立を強いられた。もちろんそれは，誰かが言明して彼女にケアすることを求めていたわけではない。しかし，母親の愛情を欲する子どもの多くは，庇護しなければならないような母親を目にすれば，自分が頑張って母親を支えようと思うものである。そして，楽しそうに溌剌と生きる母親の姿を見ることなく育てば，自立した女性モデルを得ることはできず，身体だけが大人になっていく。自立した，対等な対人関

係がとれなかったり，困難に直面した時やいざという時は，脆さが露呈して簡単に崩れてしまう。心の背骨が不安定なのである。天真爛漫な子ども時代があって初めて，頑丈な背骨，すなわち安定した精神力が育まれる。

Sさんが他者の評価を気にしすぎたり，年上の養護的に接してくれる人とばかり交流する点，そもそもは，人をケアすることを専門とするメンバーで構成されている看護の世界，そこに入ることを目指したこと自体が，彼女が実は，自分自身がケアされることを切実に求めていたことを物語っている。

### 看護・援助のポイント

本事例では，アディクションの問題を抱えながら，実習でつまずいた看護学生に対して看護教員は，客観的な視点を持ちながら，しかし受容的，共感的に，適切にサポートした。それは，Sさんが自分でSOSを訴えられる人だったこと，脆さを抱える一方で，理知的で健康的な部分もたくさんあったことにもよる。しかし基本的には，看護教員が人を対象とする専門職であり，対人関係のプロであったことが大きかったと思われる。

母親との面接で，Sさんが泣き出した時に母親が茫然としているしかなかったこと，Sさんを抱き寄せるでもなく，激励するでもなければ一緒に泣くでもなかったことに，教員はこれまでの親子関係のあり方を十分推察することができた。それでも，あえてそこではそのことには触れず，現実的なところでの課題を設定し，具体的な方策を提示していった。心情的にはもっとSさん親子のことにコミットしたい気持ちもあったが，これまで精神科医がついていることも考慮し，学業面での問題解決のみに焦点を絞って介入し，その後も支援し続けた。

このような距離の取り方は，アディクション問題を抱えた学生の場合，重要な観点といえる。距離があまりにも近づきすぎれば，依存し合う関係になることは目に見えている。教員の中には，「自分だけがSさんを助けてあげられる」という幻想を持ちやすい人，持ちたい人がいる。それが結果的には，人を対象としたアディクションへの移行に過ぎないことはいうまでもない。本事例では，最初から複数の教員がかかわったこと，個別の対応が始まって

以降も2名の教員が一緒に担当したことが，共依存に陥る危険を防いだ。

## おわりに

　看護教育の場面では，教員が何かしらのアディクションを抱えた学生に出会うことは少なくない。学生の気持ちに沿いながら，しかし教員ができることとできないこと，また，すべきこととしてはならないことを適切に見極め，学生の将来を見通した長期的展望を持って，「専門職」として支援することが求められる。

## Ⅲ 精神科病院・クリニックにおけるアディクション事例　事例⑭

## 専門病棟に入院した覚せい剤精神病・依存症患者

―― 医療保護入院の薬物乱用者へのケア ――

　覚せい剤乱用者が依存症と自覚し，自発的に入院治療を望むことは少ない。入院に至ったケースのほとんどが幻聴，妄想などの精神病症状を発症した本人の同意によらない医療保護入院である。このようなケースでは，治療に対する動機づけが低いことが多く，開放病棟では対応に困難を呈す。また，依存症を専門とする病棟がない精神科病院などでは，依存に対応する体制がないため精神病症状が改善したら本人の意思により退院となるケースも珍しくない。

　当院（独立行政法人国立病院機構下総精神医療センター）の薬物関連精神疾患治療専門病棟は，閉鎖病棟である。入院患者の50％以上は覚せい剤の使用を認め，その他の依存性薬物（有機溶剤や大麻など）との併用もある。最近の覚せい剤依存症者の特徴として，10歳代より反社会的な生活を送り，社会性や人格形成が未熟なことが多いこと，そのため集団生活に適応できず，暴言・暴力など問題行動に至るケースが多いことがあげられる。本稿では，覚せい剤精神病・依存症患者が，本人の同意によらない入院をきっかけに，看護師のかかわりにより，依存症から回復の一歩を踏み出した事例を紹介する。

### 事例概要

　　○Wさん，30歳代，女性。

**中学時代から薬物を……**

Wさんは物心ついた時から両親とは別居し，祖母，姉と暮らしていた。父親とは会ったことがなく，母親は水商売をして生活していた。中学入学後，非行により養護施設に入寮した。中学1年頃からトルエンを吸引し，中学3年からは大麻を吸引していた。中学卒業後は洋服の販売員をしたが，その後スナック，クラブでホステスとして働いていた。

**止まらない薬物乱用**

Wさんは20歳頃から性風俗産業で働き，その後結婚したが子どもはもうけず，短期間で離婚している。この頃より覚せい剤をあぶりで毎日のように使用していた。ある時，交際していた男性と不明な幻覚剤を使用し，幻聴・妄想が出現して精神科病院に短期入院した。退院後も薬物乱用は止まらず精神病症状が再燃し，当院にて医療保護入院となった。

## 事例のまとめ

**❶ 症例の問題点**

(1) 精神病症状
・幻聴や妄想など，精神病症状を軽微に発症していた。
(2) 依存の問題
・薬物がやめられない状態であり，また，そのことを認められない。
・本来の就労能力等が薬物乱用により阻害されており，社会生活が自立していない。

**❷ 入院に至った経過**

自宅訪問した行政の社会援護担当課職員が薬物乱用の問題に気づき，精神病症状の改善と生活の立て直しを期待し，当院に受診させたことで専門医療につながった。

### ❸ 看護師が行った援助と結果

　入院後は治療により早期に精神病による幻聴・妄想は軽減した。その頃より本人が社会に置いてきたさまざまな問題に看護師が介入し，解決の手助けを行った。このことで，患者・看護師間に良好な人間関係を構築することができた。また，看護師がかかわる中で否認への働きかけを繰り返したことで，本人が薬物依存の影響で自立した生活が送れていなかった現実を受け入れることができるようになった。そして，治療プログラムに沿った看護師の援助が，本人の断薬継続への意欲を高め，退院後の薬物のない社会生活計画への関心を高めた。最終的に，社会援護担当課との連携により依存症者に適した社会復帰施設であるダルク（Drug Addiction Rehabilitation Center：DARC）につながり，依存症回復の第一歩となった。

## 看護・援助のポイント

　事例で示した薬物依存症者への看護のポイントは，①精神病症状を発症し本人の同意によらない入院の時期に，乱用薬物をやめるための断薬に対する動機づけを行い，②底つき体験（乱用薬物と共存した生活ができなくなったと感じ，現在の生活が破綻したと自覚すること。一般的には，離婚，家族に見捨てられる，会社に解雇される，借金で首が回らなくなる，友人に見捨てられるなど，孤独になり社会から見放されたと感じること）を待たずに患者自らが依存症治療の必要性を理解し，回復に向かえるよう援助したことである。また，この事例に限らないことであるが，③患者の処遇方針は医師・看護師による医療チームで決定し，患者に対する職員の指導が一様になるよう心がけたことである。

### ❶ 看護の初期介入

(1) 良好な人間関係の構築

　覚せい剤を乱用して入院になると，初期は精神病症状による不穏行動や，入院に納得できない不満により暴言・威嚇，時には暴力に至ることがあり，

看護師は必要以上に距離を取りたくなる。しかし，この段階において看護師が患者の精神病症状による訴えや不満と向き合うことが，後の治療関係に影響する。精神病症状が治まり，理性的な判断をし始めた患者は，社会復帰を急ぎがちである。入院当初の十分なかかわりがあれば，このような時にも，状態が改善していることを伝え，焦らないよう諭すことが可能である。また，患者も看護師に相談する習慣がつき，良好な人間関係の構築につながる。

今回の事例も入院初期は妄想的な訴えがあったが，これに対しては柔らかく否定することを続けている間に，抗精神病薬服用により比較的早期に精神病症状は軽減した。しかし，急に入院になったことで，社会に置き去りにした問題点を毎日のように看護師に執拗に相談してきた。看護師はアパートに置いてきた荷物の処分や家賃など未解決な問題について患者とともに解決法を探り，知人への電話連絡や関係調整を患者と一緒に行った。

また，入院当初は問題解決を理由に外出，外泊はさせなかった。なぜなら，表面上は落ち着いている様子でも薬物に対する欲求は容易に発現するものであり，病院に帰らず治療中断する可能性があると判断したからである。

良好な人間関係の構築で看護師が注意しなければならないことは，「共依存」である。共依存は患者の家族，知人にだけに起こるのではなく，医療の場にも起こる。看護師は，「患者に巻き込まれているかもしれない」という可能性を念頭に置き，患者とのかかわりを振り返ることが必要である。また患者との距離の取り方について，ほかのスタッフからの意見を参考にすることも重要である。

(2) 治療計画の説明

患者は入院に対する不安や不満を訴えることが多い。今回の事例でも入院に対する不安を訴えていた。これに対しては通常通り，入院初期の段階でクリニカルパスを用いて，予定される入院期間と治療計画の説明を行った。それにより，患者は各病期の特徴と治療内容に理解を示し，安心した表情をした。本人の同意によらない入院では，特に入院期間に対する不安を示すので，予定される退院日を説明しておくことが今後の治療意欲に影響する。しかし，病気の回復により退院日が変更される可能性があることも説明する必要がある。

表1　各病期の特徴と看護のポイント

> 1) 急性期 (薬物の最終使用後, 約1週間)
>   　覚せい剤乱用に起因する精神病の治療を行う時期である。依存性薬物の使用で急性精神病状態にあることが多く, 抗精神病薬による治療が必要となる。また, 混濁した意識下での身体損傷や, 薬物の連続使用による不眠, 栄養不足などに対する身体的管理も必要である。
> 2) 依存症治療前期 (入院後2〜4週)
>   　依存症治療を導入する時期である。この時期は薬物に対する欲求からイライラが増し, 入院について不満を訴えるようになる。このイライラは個人差があり, 時に重大な暴力につながり治療環境を破壊するような行為に至る場合もある。患者が薬物乱用とイライラの関係に気づくことができるようかかわることが重要である。患者の理解力が回復したこの時期に治療の流れを再確認し, 入院の目的を明確にすることは, その後の依存症治療に必要である。精神病症状, 焦燥への自己洞察を評価し治療プログラムの導入を進めていく。
> 3) 依存症治療後期 (入院後5〜12週)
>   　依存症治療を継続する時期である。この時期を患者がどう過ごすかが, 退院後の断薬に大きく影響する。そこで, 患者とのかかわりを通して断薬への意欲をアセスメントし, 治療プログラムの参加を促す。また, 自己洞察が深まらないケースに対しては, 効果的なプログラムの参加が困難になるので, 入院に至った経過や入院初期の精神症状の状態を一緒に振り返っていくことで治療継続できる。
>   　退院が近づくと, イライラや不安の訴えが再び多くなることがある。これは, 薬物から遮断された環境から外に出ることへの不安に起因する。薬物のない退院後の生活環境を調整することで落ち着く。

　当院で使用している「覚せい剤精神病・依存症クリニカルパス」は, 入院期間が12週間で各病期を3期に分類したものである (表1)。

### ❷ 薬物依存に対する看護の働きかけ

(1) 否認への働きかけ

　看護師が行う否認に対する働きかけとは, 患者と看護師間のそれまでの関係性や信頼性に依拠した, 看護師と患者間で行われる一つの「面接方法」である。薬物依存症の否認については表2に示す。

　今回, 初回の面接で治療意欲と否認の確認を行った。Wさんに最初に覚せい剤使用の事実を聞くと,「覚せい剤はもうやらないよ」「幻聴が聞こえたからもうだめだよ」等, 薬物乱用の事実を認め, 覚せい剤精神病に比較的多く出現する「かんぐり」や「恐怖を感じる幻聴」等, 精神病症状に悩まされて

表2　薬物依存症における否認

| |
|---|
| 一次否認：自分が薬物使用をコントロールできないという事実を認めない。ゆえに，治療の必要性もないと言い張る。 |
| 二次否認：薬物をコントロールして使用できないことは認めるが，人間としては問題がなく，生活を変える必要もないと考える。だから薬さえやめれば問題ないと言い張る。 |

いたために精神病治療の必要性も認めた。しかし，「覚せい剤をやめられますか」という問いには，Wさんは「男に会わなければ覚せい剤はやめられる」「今までだって，やめようと思ったらやめられた」と言い，一次否認があった。さらに看護師は，「彼が覚せい剤を持って遊びに来たら，断れますか」と質問し，具体的な問題を提示して，本人がその事実と向き合うようにした。Wさんは「彼が来たら部屋に入れるよ。好きだもん」「目の前に覚せい剤があったらわからないかも」「一度やったら，もうだめだね」等，覚せい剤の魅力には無抵抗であると認めた。その頃より治療プログラムの参加も意欲的になり，表情も明るくなった。

次に二次否認への働きかけとして，看護師は「薬物のない生活がイメージできますか」と質問したが，Wさんは「大丈夫よ，ここに入院して覚せい剤の怖さがわかった」「覚せい剤をやめたら一人でアパートに住んでも問題ないよ」と，薬物さえやめれば今後の生活に問題は生じないと言い張った。看護師は再度，入院前に覚せい剤を乱用して困ったことなど具体的な問題点を提示し，Wさんが今まで改善しようと思っていてもできなかった事実を突きつけた。しかしWさんは，簡単にはその矛盾を認めず言い訳を繰り返した。その後，何回かの面接を繰り返すと，Wさんは「このままの生活ではまた同じことの繰り返しになる」と，今までの生活に問題があったと考え始めた。

今回，二次否認への働きかけを行ったことで，今後の生き方を変えないと薬物依存からの脱出はできないという考えに変わった。

ただし，良好な関係が築けていない場合の否認に対する看護面接は，患者の防御を強めるだけでなく，患者―看護師間の対立を引き起こしてしまう。したがって，気遣いとケアがあってこそ否認への働きかけは有効といえる。そして，患者が薬物使用で起きた問題点を口に出して言えた時は，看護師が

敬意をもってそれを認めてあげることが，今後の回復に多大な影響を与える。薬物使用の悪影響を真に理解して初めて，依存症者は助けを求めることができる。

(2) 自己効力を高めるかかわり

自己効力を高めるかかわりで大切なことは，普段のかかわりの中でも患者から話しやすい雰囲気を作り，よき話し相手になることである。そして，患者から断薬に対して肯定的な言葉が聞かれたら，強化するよう働きかけることが，断薬を継続する意欲を高めるために必要である。

本事例も面接を繰り返していく中で，「このまま覚せい剤を使っていたらダメになるね」「アパートに帰ったらまた薬やるし，友達も来るからダルクに行くよ」等，Wさんから薬物使用での失敗に対する反省や，生活改善に対する前向きな意見が聞かれたので，「今それに気づけば，回復の一歩につながるよ」「人生これからだよ。きっと薬物がなくても楽しく過ごせるし，ダルクに行けば友達もいっぱいできるよ」と，患者が回復という目標に向かう姿勢を認めて励ました。

また普段の会話の中でも，「一生懸命プログラムに参加して頑張っているね」「表情が明るくなったね」等，依存症プログラムへの積極的な参加を認める声かけをし，目標が達成できた時は患者とともに喜び，Wさんが「やればできる」という自信を持てるよう支援した。

❸ 依存性薬物のない生活を継続するための援助

(1) 行政との連携

生活保護を受給しながら薬物乱用を繰り返している依存症者は，毎月一定の収入を得るので底つき体験をせず，自分の生活のあり方に問題を感じない場合が多い。したがって，生活改善の必要性も認めない。そこで，退院後の生活をサポートする行政の社会援護担当課との連携が必要になってくる。生活保護支給で生活している依存症者が入院に至った場合は，社会援護担当課職員と看護師，本人を交えて退院後の治療継続について話し合うことが必要である。

本事例では，話し合いの中で社会援護担当課職員はWさんに対して，「退院

後，アパートに住みたいのであれば生活保護の支給はできない。あなたには依存症の治療が必要で，アパートに住んでいては治療の継続が難しい」「今までのように覚せい剤を使う生活では私どもは生活を支えてあげられない」等，生活保護のあり方をはっきり説明した。そのことによりWさんは，自分にはダルク入寮しかないと認識した。

　薬物依存症者が生活保護受給で生活していた場合は，適切な援助になっているか否かを確認する必要がある。それは，依存症者の生活保護支給費は依存症治療を継続するための生活費であって，薬物を買うための費用であってはならないからである。

(2) 依存症に適した専門的プログラムにつなげる

　入院中に治療プログラムに沿って援助を行っても，薬物依存が治ることは少ない。依存の問題とは生涯付き合っていくものである。そこで退院後，依存性薬物のない生活を継続するためには，専門的プログラムを持つ集団に参加できるよう調整することが必要である。薬物依存症に適した専門的プログラムを持つ集団としては，ダルクやNA（Narcotics Anonymous）があり，それらのミーティングに入院中に参加することが効果的である。

　本事例でも治療計画に沿って，院内の精神療法室で月2回行われているダルクメッセージへの参加や，週2回病院外で行われているNAに，「依存症回復のためには絶対必要」と説明を行い，参加を促した。最初は参加に意欲的ではなかったWさんも，回数を重ねると自主的に参加するようになった。「薬をやめている人が，こんなにいる」「私もやめられそうな気がしてきた」等，肯定的な意見が聞かれた。

　本事例のように，退院後ダルクに入寮する場合は依存症治療の継続性が保たれるが，普通に退院していく（社会に戻っていく）患者の場合はどうするのか。この場合も，NAに継続参加できるよう，NAの連絡方法や開催場所を説明することが必要である。

## おわりに

　本稿では，看護師のかかわりによって社会復帰施設（ダルク）への入寮に

結びつけた覚せい剤依存症者の具体的な経過と，その中で展開された看護の詳細を紹介した。近年，一般の医療分野（身体科）でも，アディクションに関心を持つ看護師が少なくない。しかし，肝心な精神科看護において，経験豊富な看護師の中に薬物依存症者への対応に苦手意識を持つ者がいる。筆者は依存症者の理解を深めることを目的に，ダルクを見学したりNAのオープンミーティングなどに参加した。そこでは，入院している依存症者とは異なる，表情豊かな回復者に会うことができた。依存症は回復できる病気であることを実感し，看護はその第一歩を踏み出すための重要な役割を担っていることを認識した。患者のみならずスタッフも自助グループに足を運ぶことで，学べることが多い。そもそも薬物依存症治療は，病院だけでは限界があり，依存症に関連した社会施設（保健所，精神保健福祉センター，社会援護担当課など）や自助グループとの連携は必要不可欠である。スムーズな連携をもってネットワークを実現することも，アディクション看護の課題の一つといえよう。

**参考文献**

J・ブルーム著，榎本稔・安田美弥子監訳：アルコール・薬物依存症者に出会ったとき―ともに克服をめざす看護ガイド，エイド出版，1992．
松本俊彦：薬物依存の理解と援助，金剛出版，2005．

## Ⅲ 精神科病院・クリニックにおけるアディクション事例

**事例⑮**

## 家族入院

―― 妻が入院することで依存症者を変える ――

　アルコール依存症は自らの身体や精神を蝕むだけではなく，本人を取り巻く周囲の人たちの健康なエネルギーを奪いながら重症化していく，慢性・進行性・致死性の疾患である。この病気の厄介なところは，本人がアルコール依存症であることを認めないことである。自らが進んで治療を求めてくることは稀であり，飲酒問題（暴言，暴力，怠業，生活の乱れ，身体的問題）などで困り果てた家族が，飲酒問題を解決する目的で来院することが多い。よってアルコール依存症の治療（支援）は，まず家族からということになる。家族は数年から数十年にわたって本人のアルコール問題に振り回され，心身ともに消耗しきっているのにもかかわらず，飲酒をストップさせようと連日にわたって本人をコントロールしている。しかし事態は変わるどころか，かかわればかかわるほど，本人の酒量は増えて飲酒問題も深刻な状態となり，最終的に家族関係が崩壊してしまう。

　家族は，①献身的な世話やきで飲酒問題を解決しようとするケースと，②非難，脅しなどでコントロールして解決するケースに大きく分けられる。いずれにせよ，依存症者本人は家族にイネイブリングされることで，自分の問題を家族の問題にすり替えることができるので好都合である。

　なぜならば，依存症者は人に依存することによって，自分の問題に直面しないのが特徴であるからである。よって飲酒問題の早期解決のためには，相互が「飲む」「飲ませない」というコントロールの悪循環から解放されねばならず，でなければ家族全体の生活が崩壊してしまう。初期介入で家族に出会う機会の多い看護師は，アルコール依存症の病気の理解はもちろんのこと，家族はこのように困った状況にあるにもかかわらず，なぜ悪循環から抜け出すことができないのかに着眼すること，飲酒問題という狭隘化

第3章　さまざまな場面でのアディクション看護

した事実のみに焦点化して解決策を論ずるのではなく，幅広く社会や家族の問題としてアルコール問題をとらえ，巨視的視点で援助していくことが求められている。

## 事例概要

○Xさん，55歳，男性。
○建築関係自営業。
○家族は妻（50歳），二子（長女20歳，長男18歳）の四人家族。

**飲酒問題の浮上**

Xさんは高校卒業後，父親と一緒に建築関係の請負業を始めたが，父が急死したので25歳で余儀なく会社の経営を担うようになった。1960年代から日本経済は高度成長期に入り，仕事の量も増えて従業員を10人くらい抱えるようになった。29歳で恋愛結婚して二子を設ける。しかし，1970年代に入りオイルショックをきっかけとして，景気は横ばいの状態となり，徐々に仕事の量が少なくなって経営が難しくなってきた。従業員削減などの対策で何とか生活を維持したが，1980年代に入って社会経済の恐慌時代に突入し，仕事の量は激減，従業員もやむなく解雇せざるを得なくなった。それからは建築会社の内部を一部改装し，自動車部品の製造の下請けを妻と一緒に始めて，生計を立てるようになった。

しかしこの頃からXさんの飲酒量が徐々に増えはじめ，45歳頃からは飲酒しながら仕事をしたり，飲酒運転を繰り返すようになった。その結果，仕事の能率も上がらず仕事の受注も少なくなった。次第に妻や子どもたちとの関係性が悪化し，Xさんは酒中心の生活を送るようになり，怠業・暴言・失禁などのアルコール問題が浮上してきた。妻はXさんに対して飲酒を控えるよう懇願するも，「お前がゴチャゴチャ言うから飲むんだ，俺が働いた金で好きな酒を飲んでなぜいけないんだ」と，飲酒問題を妻の問題にすり替え，節酒

することはなかった。それからというものは妻が中心となって仕事を担い，生計を立てるようになった。

　その後もXさんは連続的に飲酒を続け，徐々に食事も受けつけなくなり，極度の栄養失調で近くの内科病院に緊急入院した。そしてある程度の健康を取り戻すと退院し仕事に頑張るが，しばらくすると再飲酒が始まり，内科病院に入退院を繰り返すようになった。内科の医師は「このような状態（繰り返し）では治療している意味がない。断酒しないと根本的な問題解決には至らない」と内科治療を拒否し，Xさんにアルコール専門病院を紹介した。それでもXさんは断酒するための受診を拒否し，妻が「アルコール相談」に来院した。

**妻の受診と入院**

　アルコール相談の約束の日に来院した妻は，憔悴しきった状態で，会話にはまったく覇気が感じられなかった。妻は「主人の酒をやめさせてほしい，このままだと家庭が壊れてしまう，子どもがびくびくして生活している」などと，困っている現実を切々と喋りはじめた。相談を担当していた看護師は「大変ですね，かなりお疲れでしょう。数十年にわたってご主人の飲酒問題に振り回されて，しかも子どもの情緒的問題など，自分を忘れてひたすら家族の均衡を保つためにいろいろと頑張ってきましたよね。しかし，いくら本人に禁酒を勧めても，この飲酒状況は微塵も変わりませんでしたよね。禁酒でコントロールするのではなく，飲酒問題にかかわっている自分はどうしたらよいのかを主体的に考えてみませんか」と伝えた。

　妻はこの看護師の言葉が期待はずれであったのか，納得のいかない表情を見せた。そして「今まで苦労してかかわってきたことは無駄だということなのですか。一生懸命に頑張ってきたのに，私と子どもが一番の被害者ですよ。悪の元凶は飲んで問題を起こしている主人なんですよ」と，少し語気を強めて看護師に詰め寄ってきた。妻の言葉には主語がまったくなく，話の内容は，飲んでいるXさん本人に対する不満と生活の不安が中心であった。看護師は，（本人との）かかわり方を少し変えていかないと，最終的には家族が崩壊してしまうことなど，予想される問題だけを伝えて面接を終えた。

面接後に妻は,「数十年にわたっての苦悩や不安を,一気に吐き出したような感じがします。誰にも相談できなくて悶々とした生活をしていたので……。何だかすっきりとしました。ご迷惑をおかけしました。看護師さんの言われたことを少し考えて,本人へのかかわりの参考にさせていただきます」と,深々と頭を下げた。

　相談担当看護師は,「決して一人で問題を解決しようと思わないでください。私と一緒に考えていきましょう。また,同じ悩みを抱える家族の勉強会やミーティングがあるので参加してください。お困りのことがあったらいつでも連絡ください」と伝えた。しかしその後,妻の家族教室やミーティングへの参加はなく,音信不通であった。そして半年ぶりに突然来院した妻は,以前にもまして悲痛な様子で,「主人が全身のけいれんを起こして救急搬送されました。全身が衰弱していて内臓もかなり悪いと言われました。どうしたらいいのでしょうか？」と訴えた。相談担当看護師が,「以前に約束したことは実践していましたか」と聞くと,妻は「それどころじゃなかった。毎日飲酒問題に振り回され,また子どもの問題で忙しく飛び回る状態でした」と答えた。看護師は,「もう限界ではないでしょうか。一度家族入院という形で,本人と子どもの問題から距離をとってみたらいかがでしょうか」と問うた。妻は驚いた表情をしていたが,「でも子どもが……,私がいてあげないと」と子どものことをしきりと気にしている様子であった。看護師は,「子どもはしばらく親戚に預けてみたら……。また,子どもも一緒に入院しても構わないですが……」と伝えると,「一度親戚と相談します。子どもともどうするのが一番よいのかを話し合ってみます」といって帰宅した。

　それから1週間後,妻から「入院を決意しました。子どもは親戚に数か月預かってもらいます。もう私は疲れました。早く入院をお願いします」と連絡が入り,翌日に妻は入院した。Xさんには「疲れているからしばらく時間をください。今日入院をします」とはっきり伝えたが無言であったという。

**入院しても夫や子どもが気がかりで落ち着かない**

　入院した妻は3日間にわたって食欲がなく,終日無気力な状態であったが,1週間を経過するあたりから徐々にこわばった表情が和らぎ,病棟の看護師

との対話もスムーズにできるようになった。相談を担当した看護師が「ゆっくりできて，気持ちの変化はありますか」と聞くと，妻は「ゆっくりできるのはいいのですが，子どものことや主人がどうなっているかが心配でたまりません。いてもたってもいられないのです」と落ち着きがない。看護師は「そうですよね，いきなり環境が変わったのですから気持ちはわかります。自分だけゆっくりできることを罪悪に感じていないですか……。子どもは母親の入院が問題解決への最善策と思って，親戚の家にいるのですから，そっとしておいたほうがよいと思います。また，あなたのいない環境の中で今後どうしていくかは，ご主人本人が決めることですから。今は家族の安定を図るためにはどうしたらよいのか，ということだけ考えてください。その結果，従来の飲酒問題の生活のほうがよいということであれば退院すればよいことだし，逆に二度と飲酒問題に振り回されるのが嫌だということであれば，入院を継続して自分自身の考え方や行動を変えていったほうが賢明だと思いますが……，よく考えてどうするか，結論を待っています」と伝え，しばらく様子を見ることにした。

　妻はその後軽い抑うつ状態になり，悶々とした生活を送っていたが，入院して2週間を経過する頃に子ども（長女）が面会にきたので，これを機に，娘を含めて今後の方向性や病院に入院している意味を話し合った。娘は「お母さんには早くお父さんのことを忘れてほしい。お父さんの飲酒問題で苦しむお母さんはもう見たくない……」と苦痛な表情であった。面接は30分くらいで終わり，娘は看護師に「母をよろしくお願いします。途中で入院を断念して退院すると，今までと同じことの繰り返しになりますので……。そうすると兄が怖いのです。兄は父親を殺してしまうかもしれません」と，沈痛な面持ちで語った。

**妻の葛藤**

　妻は，娘や息子が想像以上に「心が詰まっている」ことを実感したという。面会後，妻は，胸につかえたものが氷解したかのごとく，積極的に家族教室に出席したり，断酒教育を受けるようになった。そして1か月を経過する頃に，「一度家に帰ってもいいか」という打診があった。「主人ではなくて，家

のことが心配だから外泊をさせてほしい」ということである。看護師が「今帰るとご主人の姿を見てしまい，また情に流される結果となるからやめたほうがいいですよ。今がお互いに大切な時期でもあるし，ご主人も今，家族という依存対象を失っていて自分の問題を考えている時期ですから」と伝えると，しぶしぶであったが納得し，外泊は中止することになった。

周囲を冷静に判断できるようになるこの時期は，「もう家に帰っても大丈夫かもしれない」「私が問題ではない」「問題は主人だ」と，妻自身の病気に対する「否認」が浮き彫りになりやすい。

**夫からの連絡**

入院して1か月半を経過した頃に，Xさんから妻の携帯電話に電子メールが入った。その内容は，「もう一度話し合いたい。話せばオレの気持ちもわかってくれるはずだ。そしてやり直したい」というものであった。その言葉に妻の気持ちは相当に揺らいだ様子である。そしてどうしてよいかを判断できず，相談担当の看護師に相談に来た。看護師は「アルコールの問題の解決方法はさんざん伝えたので，もう何も助言することはありません。どう行動するかはお任せします」と返答した。妻はしばらく考えた後に「もう二度とつらい気持ちは味わいたくない。だから自宅には帰りません。あなた（夫）が断酒しない限りは話し合いも無駄だと思います」とXさんにメールの返信をしたようである。その後，Xさんはあきらめたのか，メールはなかったが，数か月後に今度は病院に電話が入った。その内容は「妻を返せ」ということであった。看護師が「退院する，しないは奥さん次第ですから，私にはどうすることもできません。それより一度お話をしませんか」と伝えると，Xさんは「バカ野郎」と怒声をあげて電話を切った。その2時間後に，血相を変えたXさんが病院に乗り込んできた。

看護師は，妻が入院している理由，子どもへの影響，そして問題解決のためには「断酒」が必須条件であることを話した。Xさんは納得がいかないような表情をし，強引に妻を退院させようと迫ってくるので，妻と相談して30分以内と時間を決めた上で合同面接を実施した。妻は頑として「（夫が）断酒しなければ家には帰らない」の一点張りで，Xさんは自分が困っている状況

や飲酒の正当性を力説していたが，妻の頑なな態度に沈黙してしまった。Ｘさんが妻を連れ戻すのをあきらめ，「また出直してくる」と帰宅しようとしたところで，看護師は，「家に帰ってしまうとまた飲酒してしまって問題が深くなっていきますよ。これ以上，妻と子どもの心を壊していきたいのですか。壊したくなかったら今日，このまま入院をしたほうがいいと思いますよ」と伝えた。本人はしばらく考えていたが，もう一人で生活はできないと判断したらしく，しぶしぶであったが入院を決意した。すかさず医師と看護師は，妻を交えてＸさんに入院の条件を提示した。その内容は，①入院期間は3か月であること，②入院中は妻との関係性を重視するのではなく，患者同士の関係を優先すること，③身体的に落ち着いてきたら，計画的に妻と一緒に断酒会に参加すること，④入院中に子どもたちと触れ合いを保つこと，等であった。

### 暗闇からの灯

　入院したＸさんは1週間くらいで，離脱や精神的な混乱が落ち着いた。2週間を経過する頃から，当初の約束を守るために，積極的に断酒教育に取り組んだ。元来，人付き合いは苦手であったものの，他人との関係構築を自ら求めていくようになった。加えて自助グループにも参加するようになった。1か月を経過した時点で夫婦の面接を試みたが，Ｘさんは「今思えば早く入院すればよかったと思っています。時々妻の笑顔を見てホッとしています。断酒をして家族を大切にしていきたいと思っています」と，神妙な面持ちで語った。それに対して妻は，「あんなに断酒のために頑張っているのは不思議です。長続きしてくれればうれしいですが，このまま簡単に断酒していくとは思えません。しかし断酒のために入院した事実は評価できます」と淡々と語った。看護師は「次の段階は夫婦で断酒会に参加することですね」と伝えた。
　それから断酒会に2回ほど参加し，入会手続きをとって夫婦で会員となった。その後も夫婦ともども適度な距離をとりながら順調に入院生活を送っていたが，2か月を経過する頃に妻から「そろそろ退院をしたい」との要望があった。看護師は，同じ場所に夫婦で入院していることが，（夫婦が）他人に

気を遣ったり，（夫婦に）慣れが生じてお互いをコントロールするなど，治療の妨げになると判断し，主治医と相談して退院を了承した。妻が述べる退院の理由は，長男は相変わらずXさんに対して恨みの感情を持っているが，今は父親が頑張っているのでもう一回様子を見たいと思っていること，Xさんの退院後は一緒に住もうと思っていること，娘も親戚に気を遣うので早く母親と住みたいと希望していること，全員でXさんの受け入れの準備をしたいということであった。

そして妻が退院し，Xさんも入院から2か月半が過ぎ，退院の日時が近づいてきた頃に，妻と子ども，Xさん，看護師，医師による合同面接を実施し，退院後の治療計画を確認した。当日は，家族全員が緊張した面持ちで現われたが，Xさんの入院前と違ったモノの見方や考え方の変化に，子どもたちは面食らった様子であった。退院後の計画として，①夫婦で断酒会に参加する，②定期的に外来通院をする，③悩みや困りごとが生じたら看護師に相談をする，④家族内で飲酒の話題を出さない，⑤仕事は1か月くらい休み，徐々に社会復帰の準備をしていくことなどを確認後，退院の運びとなった。

**退院後のその後**

退院してから半年が経過するが，治療計画通りXさん夫婦は断酒会に参加し続けている。そして1か月に1回，担当者に飲まない生活の確認と近況報告ということで来院している。子どもたちも次第に明るくなり，両親の感情に左右されることなく，自分たちのやりたいことをやっているようである。妻は「今は飲まないでいてくれるから，とてもうれしいです。子どもたちも平静を取り戻して安心しています。この状態が長続きしてくれればいいのですが……」と述べ，本音は断酒のうれしさ半分，再飲酒の不安半分ということであった。看護師は，「もう，飲酒するしないは本人に任せればよいと思います。むしろ今，飲んでいない本人を肯定的に評価し，奥さんと子どもが感じている現実を伝えるだけでいいのではないでしょうか，本人は自分が飲酒することによって，家族関係が破綻していく事実は十分承知していますから……。でもそうはいっても不安は尽きないでしょうから，時々面接しましょうね」と伝えた。妻は，「断酒したら以前の幸せが訪れると期待していました

が，しらふならではの問題や課題が浮き彫りになってきます。これからも悩みや不安は尽きることはないですね。しばらくは現実の課題から逃げないで正面から取り組んでいきたいと思っています」と語り，自己の課題を洞察している様子であった。

## 事例のまとめ

今回の事例は，夫の飲酒問題の解決のために数十年向き合っていた妻が，一向に解決に至らないことに切羽詰まったあげく家族入院し，これを機に依存症者本人に治療への動機が芽生えて入院（断酒）につながったケースである。しかし入院は，回復への第一歩にしか過ぎない。長年培ってきた生活の中での生き方や考え方は，一朝一夕で変わるものではない。飲酒問題にとらわれず家族全体の関係回復を標榜するならば，本人も家族もこの現実を回避することなく受け入れ，さまざまな問題に真正面から立ち向かっていけるよう支援することが重要である。

## 看護・援助のポイント

アルコール依存症者の回復を考える上で注意しなければならないことは，社会的問題や背景を抜きにして，アルコール依存症の問題を語ることはできないという点である。

現代社会で心豊かに生活していくことは，非常に難儀な時代となっている。物価の高騰，低賃金，医療費の高騰など，家計は火の車である。それに加えて，子どもの問題，妻との関係，あるいは仕事の人間関係で父親は我慢や忍耐を強いられ，自己を奪われ，自分の時間を持ちようがない。できれば自分らしく自由に生きていきたいが，この現実から目をそらすと生活できなくなってしまう。そのような状況下で「自分は何のために生きているのか」を常に考えるが，明確な結論も出ない。このような現実や社会に幸福感を持てるはずがないのである。そうした中で，自分が自分であるという充足感や幸福感をもたらしてくれるのが「酒」だったのではないのか。事例のＸさんに

とって飲酒はよりよく生きていきたい「命の水」であったかもしれない。しかし，酔いが醒めると再び現実の社会が襲いかかってくる。それから逃避するためにまた飲酒する。その繰り返しの結果，アルコール依存症を発症してしまったのではないだろうか。別な言い方をすれば，アルコール依存症の人たちは，この現実社会に「しらふ」で真正面から立ち向かっていくことが困難な人たちであったのではないか。

　以上，アルコール依存症の理解には，本人が社会とどのような気持ちで向き合っているのかを知ることが重要な手がかりになってくる。よって，本人や家族にかかわる看護師は，「アルコール依存症はどのような病気なのか」「何が本人をアルコール依存症にさせたのか」など，その要因を社会全体を枢軸として鳥瞰的に洞察していかなければならない。

Ⅲ　精神科病院・クリニックにおけるアディクション事例　　事例⑯

## 中間施設につながったアルコール依存症者

―― 橋渡しをする看護師 ――

　アルコール依存症の治療病棟には、自ら依存症という病気を認めて入院するケースは少ない。ほとんどの入院は、家族相談や職場の健康診断、あるいは警察介入など、さまざまな経緯をたどって専門治療につながったケースである。依存症者は多くの経済的・社会的・家族的問題を抱えている。入院治療中にそのすべてを解決することは難しい。依存症についての教育やスタッフとの面接、自助グループへの参加などを通じて、依存症者が看護師と一緒に問題解決の優先順位を整理し、課題に取り組んでいく作業が必要とされる。

　依存症者のイメージは一般的に、「嘘つき」「怠け病」「断酒は無理」という固定観念からはじまる傾向にある。それもあってか看護師からさえも、「依存症者の治療はうまくいかない」という声をよく聞く。その背景には、看護師が、退院後に回復した依存症者の姿を目にする機会が少ないために、彼らの回復イメージをつかむことができないことがあるのではないかと考える。

　依存症者が入院生活を終えて社会復帰していく頃が、治療の本番の始まりである。今回、さまざまな問題を抱えつつも退院後は中間施設につながり、アルコール依存症という病気に取り組んでいった依存症者の事例を紹介する。

### 事例概要

○Yさん，55歳，男性。
○診断名として，アルコール依存症，胃潰瘍，右冠状動脈狭窄，高血圧がある。
○既往歴として，急性膵炎，急性肝炎がある。
○家族は妻と息子2人・娘1人で，姉と妹がいる。また，アルコール依存症で飲酒運転をして事故死した兄がいた。

**断酒期間を経て入院**

　Yさんは高校卒業後Z工場に就職し，初めて飲酒した。以後，毎晩ビール大瓶1〜2本，ウィスキーを嗜むようになる。27歳で結婚，この頃はすでに習慣飲酒となっていた。30代後半に職場で高血圧を指摘されるが治療はせず，夜勤明けには昼間から飲酒するようになり酒量が増加し，飲酒してはパチンコに金をつぎ込み借金をするようになる。40代後半には肝炎にて入退院を繰り返すようになり，この頃から飲酒運転で事故を起こす，会社を無断欠勤する，自宅に帰らず失踪する，暴言をきっかけにトラブルを起こすなど問題行動が深刻化し，職場を解雇された。

　解雇された後，心疾患で一般科病院に入院した際，Yさんは病院のケースワーカーから依存症の専門治療を勧められた。Yさんは紹介された精神科外来を受診し，医師から心疾患を治療してから精神科へ入院するよう指示された。Yさんは心臓の手術を終え，3か月の断酒期間を経て精神科開放病棟に転院（任意入院）となった。

**施設通所から退院へ**

　アルコール依存症の場合，通常は4週間ほど経過してから自助グループへの参加を開始するが，Yさんはすでに3か月間の断酒で離脱期を過ぎていた

ため，入院3週間での参加となった。その後自宅への外泊を計画したものの，家族とは入院前から別居や離婚の話が出ており，妻の理解と協力が得られず外泊は不可能となった。

　入院4か月後，妻，長男，Yさんの姉が主治医と面接する。Yさんは入院前から単身生活を考えており，家族も，本人を自宅や息子宅に受け入れることはできないと考えていた。姉は本人の単身生活には不安を示した。主治医からは，単身生活に入ると死亡するリスクが高くなるという話があり，それでも単身生活を選択する場合は，入所施設やデイケアを利用するようにと勧められる。また，入院中から単身生活のトレーニングをする必要があるために入院期間が延びること，それに伴い費用がかかること，現段階で生活保護受給を申請するのは難しいことなどを，家族で話し合うよう勧められた。話し合いの結果，家族はYさんをA施設に入所させることを希望し，本人もそれを受け入れた。

　しかしその後A入所施設に問い合わせたところ，入所者が一杯のためにすぐには入所できず，まずは通所から始めてほしいとの話であった。見学に行ったYさんは，「自分には合わない，今通っているAAの仲間を大切にしたい」と申し出があり，単身生活をしながらB施設に通所したいという希望が出た。その間，財産分与の手続きを妻とYさんで行ったが，妻は慰謝料を考えるとYさんに渡す金はないと訴え，Yさんもそれに納得した。入院4か月後の主治医，妻，Yさんとの面接では，以下のことが話された。

・離婚が成立したこと
・共有財産はすべて妻の名義になること
・今後治療に必要な費用は妻から借りること
・B施設に通所し，施設の職員と調整しながら退院の時期を決めること

　話し合いの2日後からB施設への通所が開始されたが，Yさんはそこでの人間関係に不満と不安を抱いた。しかし，そこでやっていくしか方法はないと考え，通所を継続した。

　入院6か月後，Yさんは生活保護を申請して受給が開始された。そして7か月後，Yさんはアパートを契約し4回の外泊を経て退院となった。

## 事例のまとめ

　入院先の病棟では特別なプログラムがなかった。通常，依存症者の入院治療期間は約3か月と設定されている。しかしYさんの場合，家族調整が難航したこと，経済的なバックアップを失ったこと，単身生活の経験がまったくないこと，以上の背景があって，それでもYさんが「死なないように」と考えると，十分な準備が必要であり，入院は長期化した。

　依存症者の大半は焦りが強く，退院が近づくと気持ちが浮わついてしまいがちになる。Yさんも途中，苛立ちが生じ投げやりになることもあったが，スタッフと話し合いを重ねじっくり考えていくことにより，気持ちの切り替えをしていった。入院が長期化することにより，時に「本当に単身生活ができるのか」などの不安が増強したが，入院中にやってきたことをスタッフから評価され，「退院後は実践あるのみ」と助言されたことで，徐々に気持ちを固めることができた。入院3か月後，退院後の過ごし方として中間施設への通所，施設のプログラムに参加することを選択し，退院に至った。退院後はB施設の職員にフォローされ，1年半で通所を終了した。現在，断酒生活が3年間継続している。

## 看護・援助のポイント

### ❶ 退院後の生活プランを設計する

　入院生活のメリットとして，酒のない環境で必然的に規則正しい生活を送れることがあげられる。断酒さえすれば問題が解決するという訳ではなく，断酒は問題解決するための必要最低限の条件に過ぎない。さらに，自己中心的な生活が常となっている依存症者には，挨拶からはじまりさまざまな不適切な日常行動が見られるが，これらの行動を修正するには，認知行動療法が有効である。24時間患者と接することができる看護師は，基本的に，彼らの日常生活を見直すことからはじめ，彼らと一緒に「何が常識か，何が非常識

なのか」「問題に対してどう判断していくのか」等を順次振り返っていく必要がある。彼らが常に日常生活の見直しを意識しながら，問題解決の優先順位を考え，生活の建て直しを図れるよう支援する。医師・精神保健福祉士・看護師でチームを組み，それぞれの役割を確認しながら治療を進めていくことが大切である。依存症者の退院後の生活プランを一緒に考え，社会復帰につなげることが病棟スタッフの役割といえる。

❷ 「死なせない」ための支援

施設への橋渡しは，依存症者の回復率を高めるために優先されるべき手段の一つである。退院後は，生活の枠組みの規制が緩みやすい。退院後の生活を依存症者本人と家族だけに任せるのではなく，病棟スタッフがフォローアップを施設職員の手に委ねることで，依存症者の回復率は高まる。しかし，クリニックや施設のプログラムを選択することは，1日の大半をミーティングに費やすことを意味する。それは依存症者にとって決して楽な生活ではないため，「自分はまだそこまで悪くなっていない」と言って，プログラムを拒むことが多い。しかし，プログラムに出ないままドロップアウトすれば，再飲酒が体力を低下させ，問題を悪化させることは確実である。退院後いかに断酒期間を継続させられるか，再飲酒した時はどこの誰がフォローするのかを考えながら，退院指導することが必要である。それが本人の「死なない」ことにつながる。

## 看護目標－問題点・具体策（実施）・結果（評価）

ここでは，事例のYさんの看護目標について，四期に分けて解説する。

❶ 第一期

- 問題点：Yさんの依存症に関する知識が少ない。
- 看護目標：Yさんが依存症について知ることができる。
- 具体策：① 自分の生活歴と酒歴を整理する。
  　　　　② 依存症に関する書籍を読む。

③　自助グループに参加する。

●結果・評価：
① 　Yさんは部分的には依存症をめぐる問題をとらえることができていた。Yさんは家族の問題（離婚）を大きく取りあげていたが，まずは自分が断酒し，冷静に考えるようになることが目標であることを確認し合う。自分の問題点を整理することで，解決できること，できないことの優先順位を決めることができる。この時に，自分の問題点を細かく書けるほど，自分の問題を認識できていると解釈できる。つまり，否認の度合いを知ることができる。

② 　依存症関連の書籍を読んだ後，Yさんからは，「本を読んでも自分が病気であるということがピンとこない。ただ自分のことが書いてあるようだった」という言葉が聞かれた。本の内容は理解できているようであったが，本に書いてあるようになれるのかという不安をもっていた。スタッフは自助グループに参加していくことで変化していくものであると説明し，Yさんはそれを受け入れていった。

　本を読むことで，書かれていることと自分の体験とを照らし合わせ，自分が病気であることや，回復の手立てがあることを知ることができる。

③ 　断酒会・AAのオリエンテーションをし，それらへの参加計画を立てた。自助グループはとにかく参加してみないとわからないので，まずは足を使って行動するようにとだけ話す。実際に外出が始まった際には，帰棟時の持ち物の確認や，飲酒時の対応について説明し，飲酒時は治療継続を確認後，必要があれば隔離をすることについて承諾を得た。Yさんは体力にはそれほど問題はなく，ほぼ毎日自助グループに参加できた。参加するうちにAAを選択し，参加予定の見直しを行った。行動することには積極的であった。地域の自助グループに参加することで，Yさんは病棟の職員とも一体感を感じられ，さまざまなことを相談するようになった。

❷　第二期

●問題点：家族の理解，協力が得られない。

●看護目標：Yさんに対して家族からの協力を得ることができる。
●具体策：① 家族にも依存症関連の書籍を読んでもらう。
　　　　　② 受け持ち看護師がYさん・家族と面接し，Yさんが家族の感情を理解する。
　　　　　③ 家族から得られる協力を把握する。
●結果・評価：
　① 本を読んだ家族の感想は，「書いてあることはわかる。でも本人がやってきたことを許すことはできない」という内容であった。
　② 面接の結果，家族が抱えてきた感情は，当たり前のことだが否定的なものばかりであった。医療に結びついたことにプラスの感情を持っているかもしれないと期待したが，それは微塵も感じられなかった。
　③ 妻はすでに離婚の意思を固めていた。Yさんが入院中は離婚を思いとどまってもらうようスタッフはかかわったが，Yさんも妻の気持ちを受け入れ，入院中の離婚となった。財産整理の結果，Yさんに渡されるものは何もなく，経済的基盤を失う結果となった。

　この時期の総合的判断として，家族に協力を求めれば求めるほど頑なになってしまうことから，Yさんを中心にアプローチすることにし，家族に治療協力を求めることは断念した。

### ❸ 第三期

●問題点：Yさんはさまざまな感情が交錯し，自分がやるべきことを見失っている。
●看護目標：Yさん自身が感情の変化を振り返り，断酒の動機づけを高める。
●具体策：
　① Yさんの気持ちを尊重する。
　② Yさんに迷いを感じた時は，その訴えを聞いて軌道修正する。
●結果・評価：
　① Yさんは入院生活中，スタッフ・患者・家族などとのさまざまな対人関係において感情の揺れを体験した。多くの依存症患者は，スタッフや家族に責任転嫁をしがちであるが，Yさんはじっくり考え，疑問に思う

ことや納得のいかないことがあれば話し合いを求めてきた。

　もっともなことを訴える時には，その訴えを受け止めることが大切である。それにより，依存症者も話せばわかり合えることを修得する。

② Yさんは自助グループに行くのが嫌になることがあった。その時は，スタッフがなぜ行きたくないのかを聞いた。また，Yさんがしらふで怒りや不満を表出できたことをスタッフは評価した。Yさんは吐き出すことで「今やれることは，自助グループに行くことしかない」と気持ちを切り替えることができた。また，飲酒欲求が起きた時は我慢せずに話すこと，飲酒欲求が起こることは当たり前のことであり，決して悪いことではないことを話した。再飲酒するのであれば，退院してからよりも入院中にしたほうが望ましい。飲酒を早く止められ，問題を一人で抱え込まずにスタッフと振り返ることができるからである。Yさんはよく飲酒欲求を口にした。しかし「話すことでブレーキがかかる。ここで飲んではもったいない」と話し，飲酒することはなかった。

### ❹ 第四期

●問題点：Yさんには退院後の生活基盤がない。
●看護目標：Yさんが再飲酒のリスクを最小限にすることを目指して，退院の準備ができる。
●具体策：
① スタッフとYさんで，可能な経済的なバックアップを探す。
② Yさんが自分で生活の場を決める。
③ 退院後中間施設につながる。
●結果・評価：
① Yさんは仕事を失っており身体的疾患があったため，生活保護を申請して受給することにした。
② 外来通院，施設通所を考えてアパートを借りることとし，自分で住居を探した。生活に必要な物品は，スタッフと話し合いながら揃えていった。
③ 入院中からB施設に通所していたため，住居の設定後，外泊を重ねた

上で病棟職員, B施設職員, Yさん本人とで退院の時期を話し合って決定した。

## おわりに

「どうやって酒をやめていくのか」を考えることは,「どうやって生きていくのか」を考えることと同時進行である。依存症者は集団生活を体験し, 他者のことを思いやり, 世話することで自分の役割を見つけ成長していく。やってきたことは滅茶苦茶であっても, 治療して回復したいという気持ちが依存症者にある以上, 看護師はその気持ちを尊重して支援していく必要がある。

「飲酒を続け, 信頼関係を立て直すことなく, 自分や家族を傷つけたまま死んでゆく」のか,「断酒して意義ある人生を全うする」のか, 選択するのは依存症者本人である。依存症者自身が一人で回復のイメージを保ち続けることは難しいことである。自助グループや中間施設で対人関係を深めることで,「自分はこうなりたい, あの人(自助グループのメンバー)のようになりたい」と思い続けられることが断酒継続のポイントである。依存症者本人が生き方を選択するにあたり, そこにかかわる援助者は, 回復者との橋渡しができる立場にいる。

III　精神科病院・クリニックにおけるアディクション事例　　事例⑰

## 処方薬に依存する人への看護

——否認しやすい依存症者へのかかわり——

　わが国で問題となる依存性薬物は，長年覚せい剤と有機溶剤が主であったが，近年，大麻やMDMA（合成麻薬）などの乱用者が急速に広まり，最近はリタリン（塩酸メチルフェニデート）に象徴されるように，医療機関で処方される向精神薬などの乱用も大きな問題となっている。また，臨床場面では，多剤乱用・多問題・多症状ケースが多くを占め，治療の動機づけや目標設定が難しくなっている。このような状況で，アルコールや覚せい剤などの問題に隠れて処方薬依存の問題が見落とされていることも多い。向精神薬依存の増加は，インターネットなどにより容易に薬物関連情報を入手できることや，精神科・心療内科クリニックが多く開業されて受診しやすくなったこと，手っ取り早く簡単に快楽を求める現代の風潮などが影響していると思われる。また，向精神薬や鎮痛薬を安易に処方する医療機関側の責任も大きい。精神安定薬，睡眠薬，鎮痛薬などの処方薬乱用・依存の問題は，覚せい剤などの違法薬物の問題と並んで重要となっている。

　処方薬依存症の多くは，症状の緩和目的に治療行為として医療機関で処方される。患者は「痛いから」「不安だから」「眠れないから」という理由で薬を使用しており，それを当然のことと思っている。ましてや，「医者が出した薬を飲んで何が悪い」という意識があると，過量服用や，処方を求めての医療機関の掛け持ちなどの問題が表面化しても，患者は問題に気づかない。周囲の人々は問題に気づいていても，患者から症状のつらさを深刻に訴えられると強く指摘することができない。指摘しても患者は「つらさや苦しみをわかってくれない」と訴え，人とのかかわりを避けるようになる。その状況が薬物の乱用・依存に拍車をかける。そして，使用量が増え求める薬の入手が困難になると，さまざまな問題が表面化し，日常生活

に多大な影響を及ぼすようになる。こうして，自分の置かれている状況に気づき，自分ではどうにもできないことを自覚して初めて依存症の治療につながる。それでも，症状の緩和を目的に処方されているために，その症状がある限り「薬をやめる」というモチベーションは持ちにくく，治療に導入しても痛みや不眠などのもとの症状が強くなると簡単に再使用してしまう。処方薬の場合，「違法薬物ではなく，医師から出されている治療薬」という特殊性のために，患者が症状の苦痛や使用の正当性を訴えて問題を否認しやすいことが特徴であり，対応に苦慮する。

本稿では依存症病棟に解毒入院し，2度目の入院治療で所定の治療プログラムを終了し，比較的順調な経過をとった処方薬依存症患者の事例を通して，対応の実際を紹介する。

## 事例概要

○Cさん，女性，49歳。
○内科クリニックに勤務する看護師。
○公務員の夫，短大生の娘との3人家族。
○真面目で責任感が強く，負けず嫌いな性格。

**頭痛薬がきっかけに……**

Cさんは，35歳頃から頭痛があり市販薬を服用していた。40歳頃から年に数回，左顔面，頭部，肩に激痛が走り，「眼がえぐられるような痛み」を感じるようになった。そこで大学病院の神経内科に入院し精密検査を受けたが，はっきりした結果は得られなかった。総合病院の麻酔科では神経ブロックを受けたが，ショックを起こし中止となった。

44歳の時に別の大学病院を受診し，「群発頭痛」と診断され，レルパックス（臭化水素酸エレトリプタン）の内服を主として，レペタン（ブプレノルフィン塩酸塩）やペンタジン（塩酸ペンタゾシン）の注射が時に試みられた。45

歳からはレペタンの注射が主となり，担当医の提案で勤務先のクリニックでレペタンを使用することになった。使用量は徐々に増え，47歳の時には，勤務の前後に静脈注射を行うようになっていた。

48歳の時，勤務先の院長が依存症の問題を憂慮して，Cさんに依存症専門医の診察を受けるように説得し，公立精神科病院を紹介した。受診に消極的だったCさんは，初診時，「注射をやめたいとは思っているのですが……」と断薬には抵抗を示し，「元々内服薬でアレルギーが出やすく，ようやくレペタンに落ち着いた。注射なしの生活を送りたいが，頭痛が激しくてやめられない。ほかの治療方法があるなら教えてほしい」と切々と訴えた。

**入院するも関心が低い**

初診から2か月後，レペタンの使用量が変わらないために精神科病院に入院となった。入院してもCさんは「薬物を使い過ぎなければいい」「頭痛さえなくなれば解決する」と考え，依存症治療についての関心は低かった。元来の真面目な性格もあり，頓服薬は使用限度内（経口鎮痛薬2回／日，不眠時薬1回／日）で守られた。しかし頭痛に対してほかの対処方法を試すことには無関心で，「まず服薬以外の対処を」と促す看護師に対して，「時間と回数を守っているのになぜすぐ薬をくれないのか」などと苛々して不満をぶつけ，不機嫌な状態が続いた。スタッフは渇望期を念頭に慎重な対応を心がけた。Cさんの希望で神経内科を受診したが「薬剤誘発性頭痛」と診断され，最近の群発頭痛は否定された。しかし，Cさんは納得がいかず頭痛のつらさを執拗に訴えた。結局1か月間の解毒治療のみで退院となった。

**ストレスで頭痛が増悪**

退院後は外来通院を続けレペタンの使用は止まっていたが，職場復帰や夫の長期出張などでストレスが増すと頭痛が増悪した。3か月後に勤務先の院長にペンタジンの注射を依頼するようになった。勤務時間を短縮するなど負担の軽減を図ったが，結局頭痛は増強し，ペンタジンや経口の鎮痛薬の使用量が徐々に増えていった。また，頭痛による不眠を訴え，睡眠薬も並行して増えていた。このような状況で，Cさんの強い希望で自宅近くの精神科クリ

ニックに転医となった。Cさんは頭痛の軽減のみにとらわれた状態であった。

**薬を手に入れることに執着**

その後は複数の医療機関で不眠を訴え、精神安定薬や睡眠薬の処方を受けると同時に、神経内科の頭痛外来でもペンタジンや睡眠薬を求め、数か月後にはペンタジンの注射を頻回に受けるようになった。まもなくして、ペンタジンの効果は得られなくなり、市販の頭痛薬も連日30錠程度乱用していた。依存症の問題に気づいた頭痛外来の医師にペンタジン使用を断られ、近くの精神科病院を紹介された。それからは激しい頭痛を訴えて、夜間にほぼ連日救急車を呼び、ペンタジンの注射を求めて救急病院を受診した。

日中はペンタジンを打ってくれる病院を探して家事もできず、睡眠薬や鎮痛薬の乱用によるもうろう状態で転倒してけがをしたり、体重が1か月で12kgも減少したりし、日常生活に多大な影響が見られるようになった。

ようやくCさんは、自分の行動の異常性に気づくようになったが行動修正できず、望んだ処方薬を手に入れることに執着し、本人・家族ともに疲れ果てていた。

**薬を服用しても解決しない……**

49歳になり、このような状態で初めてCさんは自分が依存症であることを自覚し、自ら初めに受診した公立精神科病院に、依存症治療を求めて夫に伴われ来院した。解毒だけではなく依存症の治療（集団教育プログラムへの参加）を目的に2回目の入院となった。

入院後は鎮痛薬を一切処方せず、痛みが強い時は精神安定薬で対応した。入院して1週間余りは強い頭痛を訴え、苦悶様の表情で終日臥床しており、食事もほとんど摂れなかったが、2週間ほどしてデイルームに出てくる機会が増え、病棟内でのプログラムにも少しずつ出られるようになった。スタッフはCさんの訴えを丁寧に受け止め、つらさに共感した対応を統一して続けた。しばらくして、「薬を服用しても結局解決しないのではないか」とCさんの考えに変化が見られ、散歩や入浴で気分転換を図ったりクーリングしたりと、スタッフの助言を受け入れるようになった。

入院8週目に外泊した際の娘の嬉しそうな姿を見て,「入院前の行動がいかに異常だったか」「家族にいかに負担をかけてきたか」を言語化でき,スタッフに対して不安や弱音を話せるようにもなった。

自助グループはAAに通っていたが,「NA(薬物依存症者の自助グループ)のほうがわかり合えるかもしれない」と自らNAに通い始めた。退院が近づくと「入院前と同じことを繰り返すのではないか」「痛みが強くなったら耐えられないのではないか」と不安を訴えるようになったが,そのような不安は現実が見えているためであること,入院中に不安があっても乗り越えられたことなどをスタッフは返答した。退院前に長期外泊を試み,計画通りに行動できたことから3か月で退院となった。Cさんの同意を得て,これまで睡眠薬などの処方を受けていた複数の医療機関に対して,処方薬を求められても処方しないよう協力を要請した。

退院後は,市販薬を服用したことはあったが早期に立て直すことができ,NAにも引き続き通っている。退院後半年して仕事に戻ったが,以前から職場環境に対して不満がありストレスを感じていたことが語られた。現在でも時々頭痛はあるものの,自制範囲内で日常生活に支障はきたしておらず,睡眠薬の乱用もなく経過している。家族と話す機会が増えているという。

## 事例のまとめ

初回入院では「痛みが軽減されれば今の状態(鎮痛薬依存)は解決する」という認識であり,スタッフの対応への不満や「いかにつらいかわかってくれない」という怒りが強く,スタッフの助言や情報を受け入れられないまま解毒治療のみで退院した。まもなく鎮痛薬・睡眠薬の乱用が始まり,日常生活にも多大な支障をきたすようになった。

薬に振り回されてどうにもならない状態となって初めて「薬に頼らない生活を送りたい」と決心し,2回目の入院治療となった。入院では集団教育プログラムへの参加と並行して,個別の面接で「痛みの緩和」にのみ注目するのではなく,「痛みがある自分の感情や行動」に意識が向くようなかかわりを行った。また,薬の使用以外の対処行動を積極的に評価し励ました。こうし

て「弱音を吐いても大丈夫」「鎮痛薬に頼らなくても何とかなる」と，Ｃさんの考えに変化が見られ，薬物に頼らない生活の一歩が踏み出された。

### 看護・援助のポイント

　薬物依存症者の多くに，「自己評価が低く自分に自信が持てない」「人を信じられない」「本音を言えない」「見捨てられ不安が強い」「孤独を感じやすい」「自分を大切にできない」などの特徴が見られる[1]。スタッフは，これらの特徴を十分理解してかかわることが大切である。基本的には，彼らを「尊厳あるひとりの人間」としてきちんと向き合うことである。
　一般的に私たちは薬物依存症者に対して，初めから陰性感情を持つことが多く，そのことを彼らは敏感に感じている。そのため，スタッフの何気ない言葉や態度に傷つき，怒りや攻撃性を高めてしまう。しかし，彼らの中に「このままではいけない」「変わりたい」「回復したい」という思いが存在することも事実である。そして自分を理解してくれ，信用して本音を話せる人の存在を求めている。人の中にあって安心感・安全感を得られるようになった時，薬物によって気分を変える（酔う）必要はなくなっている。以上の点を踏まえて看護・援助を行うことが大切である。
① 尊厳あるひとりの人間として患者と向き合う
　これはあらゆる患者と接する際に何よりも重要な基本的態度である。誠実に敬意を持って向き合わなければ，良好な治療関係など築くことはできない。「自己評価の低い」「人を信じられない」「本音を言えない」人に対する際は，なおさら細心の注意を払う必要がある。スタッフが患者に心から敬意を示すことで，初めて患者は心の内を話してくれる。
② 患者のよい点を積極的に評価し繰り返し伝える
　依存症患者の多くは，自己評価が低い。また，自信を持てず完璧を求めて行動するが，成功体験や周囲から認められるという経験が少ない。そのため些細なことでも評価できる点やよい変化を見つけ，患者に対して明確に伝える。この積み重ねが自信となり自分を肯定的に受け入れるきっかけとなる。このことは良好な治療関係を築く上でも大切である。

表1 薬物渇望期にみられる症状

| | |
|---|---|
| 1 | 焦燥感が高まり,易刺激的,易怒的で威嚇的,暴力的態度をとりやすい。 |
| 2 | 病棟のルールを守れず,自分勝手な言動が目立つ。 |
| 3 | 過食傾向がみられ,喫煙も増える。 |
| 4 | 異性やギャンブルなどに関心が高まる。 |
| 5 | 頭痛,歯痛,不眠,イライラなどの苦痛を訴え,頻回に薬を要求し我慢ができない。 |
| 6 | 借金や仕事上の約束を理由に,唐突な外出・外泊の要求をしてくる。 |
| 7 | 入院生活に対する不満を訴え,あるいは過剰な断薬の自信を表明して唐突に退院要求をしてくる。 |
| 8 | 弱い患者や若いスタッフに対して「弱い者いじめ」や「揚げ足取り」をし,排斥しようとしたり,攻撃を向けたりする。 |
| 9 | 面会者や外来患者に薬物の差し入れを依頼する。 |
| 10 | 生活のリズムが乱れ,昼夜逆転傾向が目立つ。 |

成瀬暢也・高澤和彦:物質依存症の入院治療,精神科治療学,19(11),pp.1334-1340,2004.

③ 薬物渇望期の特徴を熟知した対応を心がける

　入院治療が頓挫したり困難になったりする要因として,薬物渇望期の症状(表1)が重要である。これは,入院1～2週目に目立ち始め,2～3か月で徐々に落ち着く易刺激的,易怒的,情動不安定などの特徴を示す依存症に特有な症状である。スタッフはこの状態を依存症の症状として認識していないと,いたずらに患者に対して陰性感情を募らせてしまう。患者や家族に,前もって十分説明しておくことが必要である。渇望期を無事に乗り切ることは,入院治療の大切な目的の一つである。

④ スタッフ間で情報を共有して対応を統一する

　患者は,欲求を抑えられなくなるとスタッフを操作しようとする。患者に振り回されることなく効果的なかかわりを提供するためには,スタッフ間で情報を共有し,対応を統一することが必要である。また,基本的な対応として,多職種協働チームで「依存症病棟対応の基本指針」(表2)に基づいた対応を常に心がける必要がある。

⑤ スタッフ自身が安心して気持ちを吐き出せる場所を確保する

　スタッフも患者とかかわる中で,対応に疲れて陰性感情を募らせる場合がある。また暴言・暴力を受け,自責感や恐怖心を感じることもある。これらをひとりで抱え込まないよう,安心して悩みや気持ちを吐き出せる場がなけ

表2　依存症病棟対応の基本指針

| 1 | 患者ひとりひとりに敬意をもって接する。 |
| 2 | 患者と対等の立場にあることを常に自覚する。 |
| 3 | 患者の自尊感情を傷つけない。 |
| 4 | 患者を選ばない。 |
| 5 | 患者をコントロールしようとしない。 |
| 6 | 患者にルールを守らせることにとらわれすぎない。 |
| 7 | 患者と1対1の関係作りを大切にする。 |
| 8 | 患者に過大な期待をせず，長い目で回復を見守る。 |
| 9 | 患者に明るく安心できる場を提供する。 |
| 10 | 患者の自立を促すかかわりを心がける。 |

田原淳子：自分らしく生きることを援助する看護，精神科救急，10，pp.12-15，2007．

ればならない。スタッフ自身が心身ともに健康であり余裕を持って柔軟に対応できて初めて，患者にとって望ましい看護を提供することができる。

## おわりに

　処方薬依存症は，症状の緩和，つまり治療目的に医師から出された治療薬という特性から，違法薬物とは異なり断薬や治療の動機づけが難しい。そのため，治療関係作りがより重要であり，患者の苦痛に共感しながら，表面的な症状のもとにある内面的な問題（対人関係障害）に焦点を向けたかかわりが求められる。動機づけがある程度進んだ段階では，処方先の医療機関の協力を得るための連携も必要である。そして，自助グループなどにつながり続けることを促しつつ，粘り強く患者の回復を信じて見守ることが大切である。

**参考文献**
1）成瀬暢也：公的病院からみた物質関連障害の治療の現状と課題，日精協雑誌，27（3），pp.29-35，2008．

### Ⅲ 精神科病院・クリニックにおけるアディクション事例　　事例⑱

## うつ状態に覆われるアルコール問題

――専門クリニックでの回復――

　日本では1980年代から，大都市圏にアルコール専門クリニックが開設されはじめ，アルコールに依存した人の受診行動が今までよりもはるかに容易になった。それは，クリニックの多くが駅近くの街中にあって交通の便がよいこと，夜間の診療が行われているところも多く，地域で生活している患者にとっては買い物や仕事の帰りなどに気軽に立ち寄って受診できること等が関係している。また，精神科病院ではなく，ベッドを持たないクリニックという呼称が，イメージ的にも受診行動を起こさせやすいといえる。しかし，アルコール依存症者の飲酒上の言動は，家族を含む周囲の人たちに多大な迷惑をかけており，周囲の人たちは一時的な隔離を期待することが多い。それが現実であり，一見クリニックでの治療は困難なように見えるものである。そのような状況にあって，アルコール専門クリニックは当初（多くを）期待されていなかった。しかし，多くの人の回復が専門クリニックの治療効果を証明するようになり，クリニックは名実ともに，アルコール依存症治療の一翼を担うようになった。

　しかし未だ，アルコール依存症というと回復の困難な病として精神科の中でも敬遠されている。一方で，良好な経過をとり回復していく人が確実にいる。本稿では，うつ状態を呈して保健師からクリニックを紹介され，そのクリニックで良好な経過をとり，回復していった事例を紹介する。

## 事例概要

○Dさん，45歳，男性。
○妻と中学生，小学生の子どもとの4人家族。

**抗うつ薬を服用しながらの飲酒**

　Dさんは大学生時代からの酒豪で，公務員として就職後は毎日飲酒をしていた。28歳で恋愛結婚をしたが，その後も晩酌を欠かしたことはなかった。当時はまだ飲酒しても問題を起こすことはなく，酒豪ということで職場でも通っていた。

　しかし35歳前後から時々二日酔いで仕事を休むようになり，42歳頃から「元気が出ない」と仕事を休むことが多くなった。そこで職場の紹介で大学病院の精神科を受診し，「うつ病」と診断され抗うつ薬を服用するようになった。大学病院の医師は，アルコールのことは「適量ならかまいません」と断酒を求めることはなかった。Dさんは医師の「適量なら飲んでもよい」という言葉から，抗うつ薬を服用しながら飲酒をしていたが，職場の健診で肝機能の異常を告げられた。妻は一向に回復しない夫に疑問を抱き，保健所に相談に行った。そこで保健師から「アルコールを飲んで肝臓も悪いならば，アルコール依存症の専門医に相談に行ったら」と勧められた。しかし妻はアルコール依存症の治療に対し半信半疑で，Dさんも「アルコールは関係ない」と相談に行くことはなかった。

　それから1年くらい経っても変わらない夫を見て，妻は改めて保健師に相談した。二度目の妻の相談に保健師は，妻の了解の下，その場でアルコール専門クリニックに「大学病院でうつ病の治療を受けているが，アルコールに問題があるのではないかと思うので相談に乗ってほしい」との電話を入れ，妻がDさんを説得しての受診となった。

**うつ病か？　アルコール依存か？**

　来院したDさんのインテークを筆者がとることになった。Dさんは「2年くらい前からうつがひどくて大学病院の精神科にかかり薬を飲んでいるのですが，一向に改善しないので保健師さんに勧められてきました」とアルコールのことは何も考えていないように明快に語った。筆者はそのイメージから，うつ病とは思えなかった。一緒に受診した妻は「肝臓が悪いと言われています」とDさんの表情をうかがいながら口を挟んだ。筆者は妻が「うつ状態のことよりもアルコールのことを問題にしたい」のではと思うとともに，保健師からアルコールの問題があることを聞いていたので，この問題をDさんから聞いてみようと思った。そして「奥さんは肝臓が悪いと言っていますが，お酒を多く飲むのですか？」と聞いてみた。

　　Dさん：そんなに飲みません。晩酌だけですよ。
　　筆者：毎日，どのくらい飲んでいるのですか？
　　Dさん：ビール1本と焼酎を2杯です。
　　筆者：肝機能が悪くなっていると奥さんが今言っていましたが，どうなのですか？
　　Dさん：そんなに悪くありませんよ。
　　筆者：では，奥さんにアルコールのことを聞いてもよろしいですか？
　　Dさん：いいですよ。

　筆者はDさんの飲酒量に疑問を感じるとともに，肝機能の結果を知りたいとの思いから問いかけてみたが，意外にも簡単に了解がとれたので妻に聞いてみることにした。

　　筆者：奥さん，ご主人の言っていることで間違いはありませんか？
　　妻：結婚以来20数年，飲まなかった日はないと思います。最初は問題のない飲み方でしたが数年前から酒量が多くなりました。今は私に隠れて飲むので量はわかりません。

筆者：そうですか，隠れて飲んでいるのですか？
妻：仕事に行った日は，飲んで帰ってきます。そして家に帰ってまた飲みます。休日は朝から飲んでいます。
筆者：仕事に行かないこともあるのですか？
妻：うつ状態が激しくなり，仕事を休むことがあります。そんな時は決まって前の日に深酒をしています。うつが激しくなってからはうつにとらわれてしまい，酒のことを考えることはなくなっていましたが，保健師さんに言われて少し考えるようになりました。
筆者：死にたいなどとは言いませんでしたか？
妻：何度か言いました。行動は起こしたことはありませんが。

　うつの問題や自殺企図をにおわせる発言にアルコール問題が完全に隠れてしまい，妻はアルコール以外の問題の改善を優先していたことがわかった。そのような状況で職場に相談して，大学病院の精神科を受診し，うつ状態と診断され薬（抗うつ薬）が処方された。アルコールのことは医師に簡単に聞かれただけで，「少しくらいなら飲んでもかまいません」という言葉を大義名分にして，Dさんは抗うつ薬を服用しながらアルコールを飲み続けていた。
　しかし精神科受診から2年を経て，会社の定期検診で肝機能障害があることを指摘され，妻が保健所に相談に行き，保健師との面接の段階で今度はアルコール問題を指摘された。そしてアルコール専門クリニックを紹介されたが，Dさんはアルコールを飲めなくなるのではないかと考え，クリニックの受診を躊躇していた。しかし，一向にうつ状態の改善の兆しが見えず，妻が改めて保健師に相談し再度クリニックを紹介されて来院したという。
　そのような経過での来院であったが，詳しく話を聞いていく中で筆者は，Dさんは「アルコールによるうつ状態かもしれない」と思った。なぜならうつ症状が苦しいから飲酒するのではなく，大量飲酒をした後にうつ状態が激しくなることがあるからである。うつとアルコールとの相関を感じた筆者は，「アルコールとうつとの関係も考えられます。まずアルコールを断つことが必要と思います」と伝え，アルコール依存症の治療の必要性を話した。

Dさんは不思議そうな表情をみせた。

　Dさん：アルコールでうつになるのですか？
　筆者：アルコール性のうつ状態があります。しかし，いずれにしても，アルコールを飲みながら抗うつ薬を服用しても改善はしないと思います。まずアルコールをやめて，薬の効果がどれだけあるかを確かめることが大切だと思います。
　Dさん：そうですか。酒を飲まないことでうつ状態が改善する可能性があるなら酒をやめてみます。

　Dさんはまだ疑問があるようであったが，アルコール依存症の治療を受けることとなった。

**デイケアへの参加**

　Dさんは診察の結果，アルコール依存症と診断され，治療の場を大学病院からアルコール専門クリニックへ移し，アルコール治療を試みることになった。Dさんは職場に3か月の休職を要する旨の診断書を提出し，クリニックの治療方針である，毎日のデイケアに参加をすることになった。

　初めてデイケアのグループミーティングに参加した時，Dさんは自分の語る順番が来るとゆっくりと顔を上げ，小さな声で「うつなので」と司会をしていた筆者の顔を見た。筆者はそれが現在の気持ちを訴えているものと思い，了解した表情を示し次の人に回した。その後もグループミーティングではパスという状況が続いていたが，うつ状態を優先してグループミーティングの参加を控えたのではアルコール依存症の理解が深まらないことから，ミーティングでは話したくなければ話す必要がないことを受け入れ，改善を待つ姿勢をとった。

　2週間が過ぎた頃グループミーティングで，Dさんは「うつとアルコールが関係していることがわかってきたように思います」と語った。その後Dさんは断酒も継続し，「クリニックに来ると安心するんですよ。家にいるよりもいいですね」と語るようになった。それからDさんは表情もより明るくなり，

ほかの人との交流も多くなっていった。そして「自分はアルコールでうつになっていたと思います。自分にはアルコールがよくないのがわかりました」と，アルコールとうつとの関係を認めるようになった。

そして断酒が2か月続いた時，Dさんは「前の医師はアルコールのことは何も言わなかった。クリニックではいろいろと教えてもらえる。断酒をすればうつも治るかもしれないと思うようになった」と語り，その後「アルコールが自分のうつに影響していることを確信した」と言うようになった。そして薬物（抗うつ薬）の服用の継続について医師に相談し，薬を減量してみることになった。また，デイケアのメンバーに自助グループである断酒会を紹介してもらい入会し，3か月のデイケアを終了して職場復帰した。その後は2週に1度は受診し，断酒会に参加するようになった。そして，5年が過ぎた現在も断酒会に通い，断酒が継続する中で抗うつ薬を服用することもなく社会生活を送っている。

## 事例のまとめ

Dさんや妻はもちろんのことだが，大学病院の医師もうつとアルコールの関連を考えていなかった。また，「うつ病」という診断があったため，Dさんも妻も否認をしやすい状態にあったが，うつ状態が改善しないことから保健師への相談，アルコール専門クリニックの治療につながり，デイケアのグループミーティングに参加することで断酒につながったのである。本人だけでなく，家族への支援も重要で，事例の妻も初めは家族教室の中で夫のことを「うつ状態が激しくて」と語り，インテーク時や診察時に同席して聞いていたはずなのに，なおうつ状態にとらわれ，その改善をアルコール問題よりも優先していた。妻は家族教室に参加していく中で，ほかの家族の「うちの人も同じです」「夫は自殺未遂をしました」などの発言に，「皆さんと同じなのですね。根底にアルコールが影響を与えているのですね」と述べ，Dさんのうつ状態はアルコールが原因であることを疑わないようになった。そしてアルコール依存症を理解した妻のかかわりは，Dさんの回復に少なからず影響を与えたと思える。

## 看護・援助のポイント

うつとアルコールの関係は、アルコール依存症者の多くがうつ状態を呈することからも、その関係性の深さがうかがわれる。「飲酒時のうつ状態」「断酒後のうつ状態」「うつ病を患っている人がアルコール依存症になる場合」などと、アルコール依存症とうつの関係にも状況の違いがある。次のようなことを考えながら、援助者はケアをしていく必要がある。

❶ 飲酒することでうつ状態

「飲酒時のうつ状態」は、事例のDさんのように、アルコールでうつ状態を呈し、抗うつ薬を服用しアルコールを常飲してきた人である。飲酒を続けながらのうつの治療で状態の改善が思わしくなく、抗うつ薬の増量につながったと思われる。そのような中で良好な経過で回復したDさんの事例は、職場から病院、保健所からクリニックと、アルコール専門クリニックにつながるのに2年を要している。しかし、それはDさんがアルコール依存症を受け入れるのに必要な過程であったのではないかと思われる。その間の職場、家族、地域とのかかわりで、Dさんはアルコールをやめなければ社会から受け入れられないことを理解したと思える。それを素直に出せる場がクリニックであり、その治療形態はDさんが受け入れられるものであったのであろう。抗うつ薬を服用するのであればアルコールの常飲は避けるべきである。多くの疾病と同様、アルコールを常飲しながらの治療は、うつ病の長期化や遷延化を招くことになりかねない。

❷ 断酒することでうつ状態

「断酒後のうつ状態」は、考えてみると当然といえるかもしれない。彼らの飲酒時の言動は、多くのトラブルを家庭や地域で起こしている。朝からの飲酒、欠勤、家族や地域の人たちへの暴言・暴力、失職、泥酔での路上寝など、数え上げればきりがない。それは世間体などなくしたかのような理不尽な言動であり、普通の人たちには容認できるものではない。そのような状況での

クリニックへの通院は，しらふで生活の場に居続ける治療であり，入院と違い生活の場の変化がない。断酒により身体的，精神的に回復してくると，しらふで自分を振り返ることができるようになる。そして振り返れば振り返るほど自分の取ってきた理不尽な言動が少しずつよみがえり，記憶が希薄であることに気づき，周囲の人たちの目を気にするようになり，うつ状態を呈していくことになると思われる。

また，それまでのアルコールの力を借りて現実から逃避してきた生き方から，しらふでの生き方に変換しなければならない。当然，生き方を変えるということには戸惑いや不安が伴うとともに，今までの生き方を否定することになる。過去の生き方の振り返りは気の沈むものであり，この時期に自殺が起こることも少なくない。

❸ うつ病からアルコール依存

「うつ病を患っている人がアルコール依存症になる」場合もある。気分の高揚を求める中で酒量が増加しアルコール依存症になった人たちである。アルコールの薬物としての利用と考えられるが，当然，断酒を継続しただけでうつ状態が改善することはなく，うつの治療も必要となる。つまり，アルコール依存症の治療とうつ病の治療を併用することが求められる。

❹ アルコール問題と自殺

さらに，「アルコール問題と自殺」の関係も無視できない。アルコールを飲んで起こる問題で自暴自棄となり，自殺を考えたとしても何の疑問もない。大量飲酒で起こるアルコール問題は，周囲の人たちに「何でこのようなことをするのだろう？ 言うのだろう？」とその言動に疑問を抱かせることが多い。周囲の人たちは大量飲酒者の不可解な言動に，その人の人間性を疑ったり，人が変わったように感じたりする。そのような周囲の人たちの対応を，本人は理解していないのではなく，わかっているのだが，アルコールにとらわれ，やめられないのである。多くの大量飲酒者は「やめられるものならやめたい」と思っている。そのような人たちの中に，自暴自棄となりうつ状態から自殺を試みる人がいる。大量飲酒者の自殺はアルコールによりうつ状態

を呈していても，うつ状態における自殺ととらえられていることが多い。筆者らの調査では，アルコール依存症として治療を受けている人の実に61.7%が自殺念慮の体験を有したと答えているし，自殺を試みて未遂に終わった人が29.6%もいるのである。よって，現実には，自殺者の中には大量飲酒者が相当数いるのではないかと考えられる。大量飲酒者がうつ状態で自殺を図った時，アルコールの側面から考えてみることも重要なことである。

2009年9月10日の朝日新聞朝刊で，国立精神・神経センター自殺予防総合センターの報告として，自殺について「アルコールが衝動性を高め，行動に移す危険性を高めている。今まで焦点が当てられてこなかったアルコール問題への対策が必要」と指摘されている。また，「職場の健康対策でも，うつ病だけでなくアルコール問題も含めたメンタルヘルス対策が必要」ともまとめられている。

## おわりに

アルコール依存症者の治療では，1度の入院・通院治療で再飲酒もなく良好な経過をとるというケースは少ない。何度かの再飲酒後に回復する人が多いのが現実である。しかし，アルコール専門クリニックで働いていると，Dさんだけでなく，再飲酒もなく回復していく人に出会う。そのような時，「アルコール依存症は否認の病なのか？」と疑問に思うことがある。あまりにもかかわりに苦慮する事例だけが一人歩きして，それがアルコール依存症という病の象徴のようになっているのではと思うこともある。

また，アルコール医療に携わっていると，飲酒をしながらうつ状態の治療を受けている人が受診してくる。大量飲酒者のうつ状態は，「まずアルコールをやめてみることから始まる」ということがアルコール専門医療では当然のことであるが，それ以外の治療現場では，未だうつ状態の治療がアルコール問題よりも優先されている。うつ状態とアルコールの関係は深く密接な関係であるが，多くの人がアルコールによる気分の高揚を優先し，うつ状態に対する知識が乏しいように思われる。

**参考文献**

鈴木健二：アルコール性感情障害，アルコール臨床ハンドブック（斎藤学・高木敏編），金剛出版，1982．

米沢宏：うつは気持ちのもちようではない，セールスマネージャー，9，2000．

松本桂樹・世良守行・米沢宏他：アルコール依存症者の自殺念慮と企図，アディクションと家族，17（2），2000．

世良守行・米沢宏編著：アルコール依存症の治療と回復―慈友クリニックの実践，東峰書房，2002．

長谷川行雄・世良守行編：アルコール依存症回復へのアプローチ―地域相談からはじまる道づくり，万葉舎，2003．

III 精神科病院・クリニックにおけるアディクション事例　事例⑲

# アルコールプログラムによる患者の変化

――入院中の依存症者へのケア――

　当院のアルコール病棟は男性のみを対象とした60床であるが，さまざまな生活歴，飲酒歴，家族関係を持つ患者が入院している。そのような中で病棟としては，患者に治療的な時間・空間・人間関係を提供することをモットーとしている。基本的に急性期は，離脱症状などの身体管理を中心にケアが展開されるが，急性期を脱すれば徐々にアルコールプログラムが導入されていく。プログラムにはミーティングを中心に各種メッセージ，ウォーキング，自助グループなどがあり，いずれも医師の指示を受けて参加することができる。このような過程において，入院当初は混乱した意識の中で非常に攻撃的であったり，要求が強かったりした患者も，離脱症状が治まってくると次第に落ち着きを取り戻し，病棟のルールや入院生活にも馴れ，穏やかな状態に移行していく場合が多い。入院患者同士の触れ合いはもちろんのこと，各種のアルコールプログラムに参加していく中で，アルコール依存症について学び，断酒への動機づけが高まっていく。

　ここでは，連続飲酒発作でアルコール病棟に入院してきた事例を通して，入院中の患者の意識の変化を振り返るとともに，看護援助の実際・ポイントを紹介する。

## 事例概要

- Eさん，45歳，男性。
- 同胞3名の次男として出生。両親ともに身体障害者で，父親は小学生の時に死亡している（父親にはアルコール依存症による精神科病院入院歴あり）。
- 35歳の時に結婚し，一児をもうけるも2年で離婚。その後は一人暮らしをしている。
- 短気な性格。

**連続飲酒発作から入院**

　Eさんは，15，16歳頃からシンナーの吸引があり，23歳まで覚せい剤の使用歴があった。15歳で初めてアルコールを飲用し，18歳頃から建築関係の仕事をしていた。習慣的に飲酒をするようになったのは24歳頃からであったが，問題飲酒とまではいかず，酒量が増加し始めたのは35歳頃からであった。仕事がうまくいかなかったり，妻と喧嘩すると飲酒し，朝から飲んでいたこともあったという。

　Eさんはある月の初め，仕事場で責任者ともめ，退職することとなった。アルコール量は増え，その月末には連続飲酒発作が約1週間続いた。この頃の1日の通常飲酒量は，ビール2本＋焼酎4合である。

　体調不良から，Eさんは翌月内科病院を受診し，アルコール性急性膵炎，多臓器不全で入院となった。その後順調に回復し，Eさんもアルコール依存症の治療を希望したことから，紹介にて当院のアルコール病棟への入院となった。この頃には，生活保護を受給するようになっていた。

**イライラし不満を訴える**

　Eさんは入院当初，断酒を希望しているとはいうものの，表情が険しく，

明らかにイライラしていた。離脱症状のためか易怒的で，医療スタッフの言葉尻をとらえては攻撃してくる姿勢も見られた。自己主張も強く，入院したことを「遊びに来たつもりだったのに入院になった」と否定的に言ったり，新KAST（久里浜式アルコール症スクリーニングテスト）を実施した際にも，「自分の意志で酒はやめられる」と言い放っていた。

**自助グループへの参加で変化が……**

　Eさんは生活保護を受給していたため，入院して1週間後に福祉事務所の病状調査があった。Eさんはその頃もまだイライラ感が強く，ささいなことに不満を訴え，時々大声を上げていた。しかし，入院して10日が過ぎた頃より，自助グループに参加し始めたことで，次第にほかの患者との交流も出てきて，笑顔が見られるようになった。その頃のミーティングでは「母子家庭に育ったが，しっかり育ててもらったと思う」と穏やかに発言した。

　入院して20日が過ぎた頃から，Eさんはミーティングにおいて「酒をやめようと思って入院してきた。仕事も家も何もないので，自分の気持ちをしっかりもっていきたい」などと発言するようになっていた。医師は「イライラ感は低下して断酒の意欲も出てきたようだ」とコメントしている。1か月が経過した頃には，ソフトボールのプログラムにも参加し，「酒は自分のガソリンだと思っていた。アルコールに対しては自分の気持ちを強く持つことが大切だ」との発言が見られた。

**自ら率先して意見を出す**

　2か月が経過する頃にはEさんは，「入院前の楽しみは飲むことだけだった。今は身体を鍛えることが楽しみ。退院を焦ることはないが，断酒の継続が必要だとわかっている」と言っていた。診察時には「退院後は病院のアルコールデイケアへ3か月通所し，その後就職を検討したい」と言い，診察時に医師からいつも話をしっかり聞いてもらったことに対して，「こんなに話ができたのは初めてだ」と語った。こうした医師とのかかわりが，Eさんの治療意欲によい影響を与えたものと考えられる。

　一方，看護師はEさんにどのように対応したらよいかわからない，話かけ

方が難しいと評価していた。しかしEさんは看護師から「身辺整理ができず，日常生活訓練の必要性がある」との指摘を得ると，看護師の指導を受けながら，少しずつベッドサイドの整理ができるようになっていった。また，従来病棟では，自助グループに参加する時に患者に持参してもらう「自助グループ参加確認表」を病棟で管理していたが，Eさんから自己管理したいと申し出があった。この件について病棟で話し合い，その結果Eさんのみならず，全患者が自己管理するという結論に至った。Eさんの意向に沿った結論であり，Eさんはこれを大変喜んだ。

そして，退院間近の相談員との個人面談では，「自分は入院した頃，酒なんか自分だけでやめられると思っていたが，勉強したり皆の話を聞いているうちに，やっぱり自助グループに行かなければならないと思うようになった。自分の夢は身体を治して仕事ができるようになり，母親孝行してあげることだ。そのために断酒したい」と語った。

### 事例のまとめ

若い頃からの飲酒習慣に加え，1週間に及ぶ連続飲酒発作の結果，アルコール性急性膵炎を発症し，内科病棟での身体治療の後に，依存症治療目的で入院してきたケースであった。離脱症状が改善され，プログラムに参加し医師や医療スタッフの支援を受けながら，Eさんは断酒を受け入れていったのである。

### 看護・援助のポイント

❶ スクリーニングテストの実施とアルコールプログラム参加への促し

新KAST（表1）は，アルコール依存症のスクリーニングテストで自己診断用のスケールである。当院ではこれを入院時に実施している。Eさんの入院時の新KAST得点は6点であった。その際には，「自分は軽症のアルコール依存症だから，意志の力で酒はやめられる」と発言していた。その後医師の

表1　KAST-M（新久里浜式アルコール症スクリーニングテスト：男性版）

最近6か月の間に，以下のようなことがありましたか。

| | 項　目 | はい | いいえ |
|---|---|---|---|
| 1 | 食事は1日3回，ほぼ規則的にとっている | 0点 | 1点 |
| 2 | 糖尿病，肝臓病，または心臓病と診断され，その治療を受けたことがある | 1点 | 0点 |
| 3 | 酒を飲まないと寝付けないことが多い | 1点 | 0点 |
| 4 | 二日酔いで仕事を休んだり，大事な約束を守らなかったりしたことがある | 1点 | 0点 |
| 5 | 酒をやめる必要性を感じたことがある | 1点 | 0点 |
| 6 | 酒を飲まなければいい人だとよく言われる | 1点 | 0点 |
| 7 | 家族に隠すようにして酒を飲むことがある | 1点 | 0点 |
| 8 | 酒が切れた時に，汗が出たり，手が震えたり，いらいらや不眠など苦しいことがある | 1点 | 0点 |
| 9 | 朝酒や昼酒の経験が何度かある | 1点 | 0点 |
| 10 | 飲まないほうがよい生活が送れそうだと思う | 1点 | 0点 |
| | 合計点 | | 点 |

判定
１．合計が4点以上
アルコール依存症の疑い群：アルコール依存症の疑いが高い群です。
専門医療の受診をお勧めします。

２．合計が1～3点
要注意群：飲酒量を減らしたり，一定期間禁酒をしたりする必要があります。
医療者と相談してください。ただし，質問項目1番のみ「いいえ」の場合には，正常群とします。

３．合計が0点
正常群

樋口進：成人の飲酒実態と関連問題の予防に関する研究（平成16年度総括研究報告書，樋口班），pp.1-6，厚生労働省科学研究費補助金健康科学総合研究事業，厚生労働省，2005．

指示に基づいて，アルコールプログラムへの参加を促していった。以下に，当院のアルコールプログラムの概要を紹介する。なお，プログラムの参加状況を示した「プログラム参加状況表」は，診察時に参考にされるのはもちろんのこと，必要に応じて家族や福祉関係者にも参照されている。

(1) ミーティング
●部屋別ミーティング
　大部屋の患者が，同室内の患者6人程度で行うミーティング。昼休みの30分間に行っている。司会はスタッフが担当し，あらかじめ週ごとのテーマが決まっている。患者自身の部屋で行うことから，よりリラックスした状態で話し合える。
●グループミーティング
　十数名のグループを三つ作って行われるグループミーティング。週1回ずつ行う。患者が司会をしてテーマも決める。たまに司会役を辞退する者もいるが，ほとんどの患者が経験している。
●院内断酒会
　毎週1回実施されている，大集団でのミーティング。各病棟・アルコールデイケア・外来から全体で50名程度の患者が参加する。テーマはスタッフが提示する。
(2) アルコール勉強会
　アルコール依存症とそれに関連したことをテーマに，週1回行われている。具体的なプログラムテーマは表2に示した。Eさんは，アルコール勉強会に積極的に参加し，発言も活発であった。
(3) 各種メッセージ
　自助グループなどからのメッセージを聞く機会も設けている。

表2　アルコール勉強会プログラム

| | |
|---|---|
| 第1回 | 依存症について考える |
| 第2回 | アルコールの働きを知る |
| 第3回 | アルコール依存症を知る |
| 第4回 | アルコール依存症からの回復 |
| 第5回 | 体験談発表 |
| 第6回 | 自助グループについて |
| 第7回 | ロールプレイ「上手な酒の誘いの断り方」 |
| 第8回 | 物忘れを防ぐ「頭の体操」 |
| 第9回 | 生活習慣を考える |
| 第10回 | ストレスとリラクゼイション |
| 第11回 | アルコールデイケアメンバー体験談発表 |

- ●AA（アルコール依存症のグループ）メッセージ：月3回
- ●NA（薬物依存症のグループ）メッセージ：月1回
- ●リブ作業所メッセージ：月1回
- ●GA（ギャンブル依存症のグループ）メッセージ：年1回
- ●EA（感情や情緒に問題のある人のグループ）メッセージ：月4回
- ●断酒会員の体験談：月1回

(4) 外部自助グループ

当院では，入院中患者が10回以上外部自助グループに参加することを目的としている。主として職員が，車で患者を送迎している。AAと断酒会のどちらに参加するかは，患者個人が選択する。Eさんは計40回参加し，参加状況は良好であった。

(5) アルコールデイケアへの参加

Eさんの場合は，1週間程テスト参加した。

### ❷ 生活習慣改善への援助，身体管理

ソフトボール，ウォーキングなどの参加を促し，自主的筋肉トレーニングなどの運動も積極的に導入するよう指導した。ベッド周りの整理がなかなかできなかったが，声かけ指導により改善を図った。

身体管理については，定期的な検査と内科診察によるフォローを行い，適宜確認した。

### ❸ 福祉との連携

Eさんのように生活保護を受給している場合には，福祉のケースワーカーと連絡をとって病状調査を実施する。患者本人との面談結果を踏まえて，退院後の方向性などを協議し合った。

### ❹ 退院時面接調査の実施

退院時には，看護師が個別に「退院時面接調査」を実施している。そのデータ（記載結果）は，その後の看護の参考にさせてもらっている。また，退院時には本人に「回復手帳」を渡して，治療継続の動機づけを図っている。回

復手帳とは「自己申告による回復手帳」と称し，当院が独自に制作したものである。自助グループとアルコールデイケアへの参加，抗酒薬の内服，外来受診の実際が1年間にわたって記録できるようになっている。自己申告の形になっており，診察時に持参して，その記録を医師やスタッフに確認してもらうという使用法が可能である。

## おわりに

　入院当初，易怒的でスタッフへも攻撃的であった患者が，薬の効果もあってか次第に穏やかになり，プログラムに参加していくことで「自分の意志だけで酒はやめられる」という意識から，アルコールデイケアや自助グループへの参加を受けいれられる意識に変化していった。アルコール依存症の治療は，本人が自分の飲酒問題，ひいては生き方の問題に気づき，自助グループの仲間とともに回復していくことが望ましいと考える。したがってそれを支援していくことが，看護職の大きな役割である。

　入院中の，飲みたくても飲めない環境の中での意識が，退院後社会に出てからもそのまま維持され，計画していた行動や断酒が実践されるとは限らない。だからこそ，退院後は是非アルコールデイケアや自助グループに参加してほしいし，外来通院も続けていってほしい。依存症者が断酒を継続して，一歩ずつ新しい生き方を確立していくことを期待したい。

Ⅲ 精神科病院・クリニックにおけるアディクション事例　事例⑳

## アディクション問題を抱えた看護師

——看護管理者の対応法——

　アディクションの問題を抱えている看護師は少なくない。喫煙，飲酒，現実に合法の範囲内の薬物乱用，買物依存症，恋愛依存症，ギャンブル依存症，共依存などが日常的に見受けられ，近年では違法な薬物乱用さえも視野に入ってき始めた（本稿では，いわゆる「合法ドラッグ」については薬事法の改正により違法として扱われることになったため，合法薬物依存症は「合法ドラッグ」を除く，処方薬等の依存を示すものとして扱う）。アディクションの問題を抱えている看護師が精神科看護師に多いというわけではなく，所属する部署には直接関係しない。しかし，一般的には，ストレスの多い病棟に勤務している看護師にさまざまな依存症が認められる傾向があり，その意味で，精神科の看護師は対人関係に関するストレスが多い分だけ，依存症も多くなる傾向は否めないといえよう。また，ICUや救急外来でもストレスは大きいため，同様の傾向がある。いずれの場合も看護管理者は，各々の看護師がアディクションを背景に持っているか否かを早計に判断することができず，困難な事例を抱えることが少なくない。とはいえ対象が患者であれば，それなりに対処の方法もあるが，看護師がアディクションの問題を抱えているとなると扱いが変わってくる。

　アディクション問題を抱えた看護師といった場合，二通りが考えられる。本人自身がアディクション問題を抱えている場合と，家族がアディクション問題を抱えている場合である。看護現場ではいずれが多いかといった明確な統計が存在するわけではないので，数の上では量れないが，どちらもそれほど珍しくないことであることは看護管理にあたる者なら理解していると思う。例えばアディクション問題として認識されていない場合でも，配偶者が酒乱，ギャンブルに手を出している，暴力があるといったことを

聞き及ぶことはあるだろう。また,本人がパチンコや競輪,競馬などのギャンブルで生活が苦しいとか,借金がある,酒を毎晩飲んでおり,翌日の勤務の際,酒臭いといったケースを抱えることもあるであろう。そうした看護師がいた場合どうしたらよいかということが,本事例で扱う内容である。ここでは,家族がアディクション問題を抱えている場合の事例は扱わないが,その場合は「共依存になりやすい看護師」である可能性が高いことを意識して,看護管理者は看護管理に取り組むべきである。

### 事例概要

○Fさん,25歳,女性。
○精神科病棟に勤務する看護師。
○家族は,看護師である母親（48歳）と会社員の兄（28歳）がいる。中学校の教師だった父親は,Fさんが16歳の時に肝臓がんで死亡している。

**患者の薬に手を出す**

　Fさんは,高校生の時から,医師または看護師になりたいと思い,猛勉強してG大学看護学科に入学し,卒業後はG大学病院の胸部外科病棟に勤務していた。しかし昨年退職し,H病院精神科に再就職している。勤務態度は良好で,特に問題もなく勤務していた。ただ,周囲の者が飲み会などに誘ってもなかなか参加せず,仲間づき合いは下手であった。また,患者に対する思い入れは強いがムラがあり,患者によって態度やサービスに差をつけるところがあることを師長,主任は観察していた。

　入職後3か月ほど経つと,夜勤時に不審なことがあったと同僚のI看護師から師長に報告があったため,Fさんの夜勤の際,他の看護師たちに注意を促していたところ,Fさんが患者の屯用薬（睡眠薬・向精神薬）を自分のナース服のポケットに入れていたのを別の同僚看護師Jが目撃して,師長に報告

してきた。師長がFさんに問いただすと，以前から同様の行為を繰り返しており，H病院に入職する前に勤務していたG大学病院でも，同様の行為が発覚して退職したという。麻薬や覚せい剤などの違法薬物を使用したことはないという。

　Fさんは元々，学生時代からストレスを感じやすく，友人関係など対人関係から来るストレスが強いために不眠があった。たまたま受診した近所の内科医から処方された睡眠薬と精神安定薬（向精神薬）を飲むと気持ちよく眠れたことから癖になり，不眠であるとか，神経がまいっている，あるいはうつだと訴えて，内科医から睡眠薬や精神安定薬（向精神薬）を処方してもらうようになっていった。次第に使用量が増え，内科医では処方されないような量を求めるようになり，精神科クリニックをハシゴして薬を入手していたが，なかなか出してくれないこともあった。しかし，卒業後就職してみると，目の前に睡眠薬や向精神薬があったので，病棟や患者の薬に手を出すようになったと告白した。

**否認と治療**

　師長は看護部長と相談し，Fさんの行動は犯罪行為（窃盗）であり，本来は警察に届け，解雇・退職させるところではあるが，同時に明らかなアディクション問題であり，単に退職させることでFさんの問題が解決されるわけではないことを確認した。そこで，精神科専門看護師（CNS）にも介入してもらい，アディクション（合法薬物依存症）の治療を受けさせることにした。また，病棟看護師には箝口令を敷いた。病院の勤務自体がストレス要因である可能性も否定できないため，休職させ，実際の治療は，薬物依存症のデイケアを行っているKクリニックに紹介し，通院するよう指導した。Fさんは自分が薬物依存であることを認めようとはしなかったが，違法行為をしたという負い目と警察に訴えられたら大変だという気持ちから，渋々クリニックに通うようになった。

　しばらくすると，Kクリニックを受診することによって，Fさんは自分が合法薬物依存症であることを自覚し，認めることができ，デイケアに参加することで自分と似たような合法薬物依存症の患者が存在することを理解でき

るようになった，と語った。そして，自身が抱えていた心の問題に向き合えるようになり，自分の問題点も見えてきたとして，3か月後には復職を希望してきた。Kクリニックの医師はまだ早いと留めたが，経済的問題もあると強引に職場復帰を希望し，医師にも認めさせた。看護部長はFさんから，もう通院していれば大丈夫というようにKクリニックの医師にいわれたと聞かされたため，職場復帰を認めた。ただし，所属病棟を異動し，CNSと師長が連携してサポートする体制を作った。看護部長は，夜勤なし，当面薬物を取り扱わせない，週に1回はKクリニックのデイケアへ通うという条件で，Fさんを復職させることにした。

**同僚とのトラブル**

復職後，Fさんは落ち着いているように見えたが，同僚とのトラブルが続き，CNSや師長も介入したが，同僚のFさんへの不信感を解消するには至らなかった。その後，同僚から「このヤク中が」という言葉を浴びせられたことから，「こんなところにはいられない」と師長に訴え退職に至った。Kクリニックへの通院もやめ，他院に就職したがやはり数か月もすると退職し，その後も転々としている。

### 事例のまとめ

師長，看護部長（ともに精神科看護師）は，Fさんの合法薬物依存症というアディクション問題に気づいたため，窃盗行為という違法行為はあるものの，警察に届け出たり，退職させるよりも，治療に向かわせるといった方策を選択した。窃盗であれば，本来は警察に届け出なければならないが，治療を優先した形である。

しかし，治療を優先させているわりには，比較的早期に職場復帰させたことの妥当性が問われるところである。3か月という短期の休職で医師はまだ早いという判断を下してはいるが，医師自身が本人のいう経済的問題という点を優先している。またFさんはKクリニックの医師の意見は復職可能というものであると看護部長に伝え，看護部長もその言葉を全面的に信じ込んで

しまったのである。

　Fさんは職場復帰後，同僚との関係が悪化したが，これは，アディクションを抱えている人がおおよそそうであるように，合法薬物依存症者が対人関係を悪化させ，孤独に陥りやすいという典型的な傾向そのものである。また，病棟を異動したとはいえ，同僚たちはどうして休職していたのか，どうして異動になったのかを詮索するのが常であり，逆にいえば，そうした面も含めたフォローをしなければならなかったところであるが，師長やCNSも含めて，フォローが十分できていたか疑問である。同僚の「このヤク中が」という罵声は，FさんにとってH病院を辞めるのに絶好の理由となり，この同僚自身がFさんにはめられたという見方すらできる。

　H病院を辞めた後のFさんが他の職場を転々としているのも，同様の手口を続けているということであろうが，このまま同じようなことを繰り返していれば，結果として訴えられることも有り得ることに留意しなければならない。

## 看護・援助のポイント

　この事例では，依存症患者の特徴をよく理解して，管理的な視点で介入する必要性があった。

(1) アディクションは否認や否定を伴うことが多いことに注意する

　アディクションを抱えているということは，嗜癖行動をどのような不利があろうともとろうとする傾向があるということであり，目的のためには手段を選ばないという点に留意する必要がある。そのため，嘘や否認，否定は日常茶飯事である可能性を理解しておかなくてはならない。本人がアディクション問題を抱えている場合は当然のこと，家族がアディクション問題を抱えている場合でも，家族の共依存的傾向，あるいは，家族の世間に対する羞恥心が働いて，否認や否定，嘘が生じることがあることに留意しなければならない。結果的に，管理者は病棟の患者に対する以上に，看護師への心理的距離が近くなるよう日頃から人間関係を構築しておく必要があり，それができていないと，表面的なかかわりのみで終始してしまう。

本事例では，Kクリニックの通院と職場復帰の件で，Fさんが必ずしも正直に話していない点に注意する必要がある。少なくとも職場復帰の件では，医師の本来の指導を否定して，Fさんの都合のよい報告を行っている点に注目してほしい。看護部長，CNSは，Fさんの否認の特徴をとらえて問題を自覚させ，自分の問題から逃げないように介入，アドバイスしていく必要があった。

(2) ストレス解消法としてアディクション問題を抱えている場合は，コントロール不能が問題であることを指摘する

本事例でも，アディクションがストレス解消法の一つであると本人は言っており，事実その可能性は高い。しかし，ストレス解消というのは本人自身でコントロールできて初めてストレス解消法といえるのであり，コントロールができない本事例のような状況ではストレス解消としての意義はないといえる。なぜなら，コントロールできないことによって不都合が生じたり，規則や法を破ることがあると，そのこと自体がストレスとなるからである。そのため，コントロールができない対処法はストレス解消法ではない。

(3) 欠勤，勤務態度，対人関係を観察する

アディクション問題を抱えている看護師は，当然対人関係の問題も抱えている。また，コントロールができないために，勤務態度にも悪影響が出てくることになる。欠勤や遅刻が多くなった場合は，何らかの問題を抱えている可能性があることを看護管理者自身も考慮しておく必要がある。

本事例では，勤務態度自体には変化が現れてはいないが，これは薬物を盗むために，表面的な勤務態度を良好にしておく必要があったからである。しかし，患者への思い入れと対応にムラがあったというように，好き嫌いがあった点には留意すべきであった。誰しも患者の好き嫌いは大なり小なりあるが，患者への思い入れが強い場合には，管理者はその看護師が対人関係の問題を抱えている場合があることを想定する必要があろう。また，職場復帰後は薬物を盗むこともできないため，同僚とのトラブルも増え，対人関係に問題があることを露呈している。

盗癖のある看護師が職員にいるということは，さまざまな面で問題である。特に，患者のものを盗むということ自体が看護師としてあるまじき行為であ

り，警察に届け出ることも視野に入れる必要があろう。その場合，師長，看護部長のほかに，事務長，病院長などとも十分に意思統一した上で行う必要があることに留意してほしい。また，その看護師自身の人権上の問題もあるので，単なる噂などを元にせず，十分な証拠を固めてから行うことが肝要である。もし放置していれば，さらに違法行為を繰り返し，本人自身にも悪影響を与え，より大きな事件・事故につながる可能性がある。

(4) 通院や自助グループへの参加を促す

看護師のアディクションについては，看護という仕事柄ストレスが大きいこともあり，ピアグループ，自助グループが地域によっては存在している。具体的なアディクションごとの自助グループへの参加も有効であろう。

通院は，精神科外来やメンタルクリニックなどの精神科系の診療所に通うことになるが，通院にしろ自助グループにしろ，そもそも自身が病気であることを認めることはそう簡単ではない。本事例では，Kクリニックには，本人の意思というよりも事実上の強制によって渋々行っていることに着目しなければならない。こうした状態では，通院の中断が起こる可能性は高い。自分が依存症であることを認めることができること自体が治療の第一歩となる。看護管理者はその点に留意した指導を行う必要がある。

通院にせよ自助グループへの参加にせよ，他の看護師にわからないようにする必要がある。無論，本人自身が他の看護師に自分の病気を言えるようになることは大きな一歩であり，否定する必要はないが，管理者から他の看護師に教えることは当該看護師の個人情報の保護にかかわることであり，不当に人権を侵害しないためにも厳に慎まなくてはならない。

最終的には，自分の病気を他人にも言えるようになるという状態が最も望ましい。ただし，本事例のような場合には，窃盗していた部分を他人に知らせる必要はない。あくまで，合法薬物に対する依存があったことを伝えられれば十分である。

(5) 他の看護師への影響，他の看護師からのクレーム，チームの対人関係コントロールに配慮する

アディクション問題を抱えているだけでも，その看護師はさまざまな問題を抱えているわけであり，対人関係が上手に取れないことに大きな問題を感

じている暇もない可能性はある。結果として，他の看護師への悪影響を本人自身がコントロールできないことが多い。そうした時に，看護管理者は状況をきちんと把握し，本人の負担とならないような言葉をかけながらそのことを伝えていく必要がある。

　本事例では，職場復帰後の対人関係が重要であった。部署を変えるということは，異動先の看護師から好奇の目で見られるのは当然であり，どうして異動になったのかを明らかにする必要がある。この職場復帰が短期間の休職後に行われたということは，前の病棟にはいられない理由があると推測できる。長期の休職で職場復帰した場合に病棟が変わるのはそれほど異常ではないが，短期であればそれなりの理由を看護管理者が示す必要がある。例えば，前の病棟でストレスを感じたので異動した，という形を取るのも一つの手であろう。この場合，元の病棟の師長にも言い含めておく必要がある。いずれにしてもケースバイケースではある。

(6) 巻き込まれない適切な距離を取る

　アディクションを抱えている看護師は，パーソナリティ（人格）障害でなくとも，ある程度の操作性を発揮することがある。本事例の職場復帰の経過でも，クリニックの医師，看護部長が巻き込まれている様子がうかがえるのではなかろうか。また，退職の経緯においても，同僚に対する本人の操作があった可能性が考えられよう。問題はどこまでが操作でどこまでが操作でないかを見抜くことであるが，基本的には当該看護師との距離の取り方に気をつけ，副部長も含めた他の管理者との情報などの共有により，巻き込まれていないことを確認しながら対処すべきである。

(7) 社会資源は提供しても金銭提供や特別扱いはしない

　本事例のように，アディクション問題を抱える看護師に，治療の機会を提供するといった社会資源の提供はよいが，金銭の提供や特別扱いは，結果として本人の操作性を喚起する可能性が高くなり，管理者の介入が無駄になる可能性も高くなる。アディクションは依存傾向が強いことから，特別扱いをされるということはその依存傾向に拍車をかけることにつながる点に留意されたい。

## おわりに

　アディクションを抱えた看護師が職場にいるときは，管理職はアディクションの特徴を理解した上で，アディクション看護の基本的な介入を実践すべきである。問題は，看護師が相手であるために操作性が患者のそれよりも巧妙である場合があることなどであり，そうしたやりにくさを考慮した上で，基本に則った実践を行うことが必要である。

　看護管理者はアディクションの問題を理解した上で介入していくよう求められるが，自分には対処できないと判断した場合，アディクション看護の専門家に介入方法を相談すべきである。精神科看護の専門家ではあっても，アディクション看護を専門としていないエキスパートナースは多数存在していて，対処できないこと自体は恥ではない。逆に，看護管理者は必要な資源をフルに活用して，さまざまな事態に対処することが基本であることを理解しておくとよい。

　精神科以外を専門とする看護管理者は，なおさらそうした意識を持って，アディクション看護の専門家からの助言を求めるべきである。

**参考文献**
信田さよ子：アディクションアプローチ—もうひとつの家族援助論，医学書院，1999.
清水新二編：共依存とアディクション—心理・家族・社会，培風館，2001.

Ⅲ　精神科病院・クリニックにおけるアディクション事例　　事例㉑

## 摂食障害者の回復に向けた支援

──生活訓練施設から地域につなげた困難ケース──

　摂食障害者の病態については，複数の嗜癖を持ち合わせやすく，人格傾向については，自己愛人格傾向や境界性人格傾向を兼ね備えている場合が多いことが，臨床的，学術的にも指摘されている。患者らは自我が脆弱で，自尊感情に乏しく，底つき感も希薄であったり，環境の変化に脆く，対人関係上の距離の取り方に問題を抱えやすい。複数の専門医療機関で入院治療を受けても，また，自助グループでの回復支援を受けてもなかなか回避行動が治まらず，挫折を繰り返してしまうことが多いとされている。

　アルコールや薬物の依存症ケースへの援助については，これまで「治療は医療機関で，回復は自助グループで」と言われ続けてきたが，摂食障害を抱えた本ケースでは，本人や家族の意向，医師の勧めもあって生活訓練施設に入所することになった。動機づけ面接が続けられ，地域のサービス（AA，福祉的就労の場，薬物依存症者のためのデイケアなど）へつなげる努力も重ねられた。12ステップにつながりづらい処遇困難ケースへの援助方法については，臨床的に動機づけ面接が有効であるという報告もあり，ここでは実際に動機づけ面接を試みた結果と，家族関係の調整や他機関との連携に関する考えを紹介したい。

## 事例概要

○Lさん，35歳，女性。
○診断名として，摂食障害，双極性感情障害，薬物依存症がある。
○家族は両親と弟がいたが，弟は肺がんで死亡している。両親は健在だが，母親は不眠などで治療中である。

**度重なる性被害**

　Lさんは生まれてまもなく新生児保育室へ預けられた。両親は不仲ではなかったが，幼少期からLさんは母親とは性格が合わなかった。寡黙で努力家の弟が可愛がられたのに対し，Lさんは極めてヒステリックで気分のムラが激しい母親に，事あるごとに暴力を加えられた。両親ともに仕事人間で，家族で夕食を囲んだ記憶はないという。小学生の時Lさんは，下校途中に性的虐待に遭い，以後男性不信に陥り，異性との適切な関係性が取れないようになった。その際の親の対応（親は心配するどころか本人の不注意を責めた）への不満が，成人した現在に至るまで維持されている。

　Lさんは母親の視線を意識しながら育ち，成績は常に上位を維持し，推薦で大学に合格。この頃から緊張の糸が解けたように過食・嘔吐が始まった。体重は一気に20kgもダウンし，精神科外来へ母親と一緒に受診し，結局大学には入学したが1年で退学。終始他人事のようなスタンスを取る父親とも関係が悪化した。この頃，M病院の精神科で正式に摂食障害と診断を受けるが，その後盗食も始まり症状は悪化した。20歳を過ぎて同窓会の帰りにレイプの被害に遭う。これを機に自殺未遂，リストカット，大腿部に包丁を突き刺すなどの自傷行為，過食・嘔吐，アルコールの大量摂取をするようになった。この頃，LさんはN心療内科クリニックに通院するようになっていた。

**破綻しては入院する**

　その後，N心療内科クリニックへ通院しながらも，Lさんは家出して風俗嬢になった。この頃は，男性との性的関係に自身の価値を見いだしていた時期でもあった。躁状態も出現し，O病院の精神科へ移り，入院中に知り合った男性と同棲生活に入った。多剤乱用（リタリン，有機溶剤，覚せい剤，アルコールなど）をしながら，所持金がなくなると自宅へ帰り飲酒，過食・嘔吐するという二重生活を重ね，一方で，破綻しては入院するというパターンが続いた。以後はP病院の精神科に移り，入退院を繰り返しながら一人暮らしなども試みたが，連続飲酒や，飲み屋で知り合った男性へ貢ぎ，所持金をすべてつぎ込んだことで生活は破綻した。体重は70kg台から100kg台を上下していた。

　当事者のグループや宗教団体に参加したり，病棟では直面化なども試みられたが，すべて途中で頓挫してしまった。またこの頃，Lさんは弟をがんで失い大きな衝撃を受けた。その後は処方薬を減量できず依存傾向は続いていたが，本人の自立への意思とLさんとの距離を取りたいという家族の希望もあり，弟の死から1年後にはP病院を退院し，生活訓練施設に入所した。

**生活訓練施設での生活**

　施設では入所当初から，Lさんは12ステップにつながりにくいケースとの見立てから，動機づけ面接を中心に据えた援助をする計画を立て，最終的には地域のサービス（AA，福祉的就労の場，薬物依存症者のためのデイケアなど）に，本人なりに参加できることを目標にかかわっていった。Lさんは，自分の病気（摂食障害，薬物依存症）について認めることができず，わずかな精神的ストレスにも立ち向かえず，また会食恐怖もあったために料理プログラムには欠席し続けた。

　生活支援の点から，金銭管理では担当看護師が通帳を預かり，「1週間渡し」を実施した。キャベツ中心の拒食期と一気食いの過食期が周期的に訪れ，時折衝動買いをしたこともあったが，破綻することはなかった。また，生活訓練施設内では性的トラブルを起こして誓約書を書いたり，作業所に体験入所

するにあたって必要とされる本人の生活史が，本人の事前了解を得て開示されたが，薬物依存症を理由に通所を断られたことから，担当看護師を逆恨みしたこともあった。AA会場でもメンバーに対して「嘘つきだ」と発言する場面があったが，担当看護師の支え（担当看護師がAA会場にいる本人を訪ねるなど）もあって，AAには3か月通い続けることができた。

　さらに女性の薬物依存症者のためのデイケアに関心を示したことから，主治医とも相談の結果，デイケア通所を開始し，3か月間の体験通所を終えることができた。しかしデイケアと同じ運営母体の女性の薬物依存症者のための入寮施設に入所する寸前に，デイケアスタッフとの対人関係上の問題を引き金に，夜間，施設から無断で外出して酒場でカラオケをして帰り，またそれをデイケアのミーティング場面で語ったために騒動になった。あわせて，向精神薬への依存傾向も改められなかったために女性の薬物依存症者のための入寮施設への入所は断念せざるを得なくなった。その後は，家族面接で調整が行われ，女性の摂食障害者のための作業所につながり，両親のもとへ退所した。

**看護師とのつながりは保たれる**

　生活訓練施設を退所後，Lさんは父親のセクハラ的言動に反応して拒食に入り，衝動買いがおさまらない状況がしばらく続いた。一方，退所後より女性の摂食障害者のための作業所へ通所していたが，その後，作業所の雰囲気やスタッフとの対人関係に対する不満が出るようになり，いったん通所を中断した。しかし今はそれも再開し，相談先となっている担当看護師との関係性も維持され，生活訓練施設へのショートステイを1か月に5泊程度利用している状況である。また生活訓練施設が行う退所者（OB，OG）への電話対応支援も利用し継続している。

### 事例のまとめ

　P病院の精神科病棟に入院していた時期は「否認の時期」で，回避行動として「処方薬への依存」や「怒りの爆発」「拒食」「過食」など不安定な状況

が続いていた。生活訓練施設入所後も状態は変わらず，施設という新しい環境に馴染めず，回避行動を続けていたが，担当看護師や生活訓練施設のスタッフが基本的信頼関係の構築に努めた結果，当事者のデイケア（女性の薬物依存症者のためのデイケア）へつながった。しかし，スタッフとの関係作りに失敗して，その同じ運営母体の入寮施設への入所は断念せざるを得なくなった。以後は家族関係調整が行われ，本人は女性の摂食障害者のための作業所につながって，週１～２回の通所となり，現在は生活訓練施設へのショートステイ（外来通院日に日程を合わせた）や生活訓練施設が行う退所者（OB, OG）への電話対応支援を利用し継続している。

## 看護・援助のポイント

### ❶ 動機づけ面接の導入

　援助過程は，①かかわりの始めから，AAにつながることができなかった時期（否認の時期），②AAにつながり，デイケア，作業所に通所していた時期（準備から行動の時期）に便宜上分けられたが，担当看護師は両時期ごとに，それぞれ，①過度の直面化を控える，②相手の訴えを受容する，③認知のズレ（目指す方向と現在の認識）を指摘して本人の気づきを促す，④必要と思われるアドバイスをする，⑤自己効力感を後押しする，という点に留意して面接を行った。また，ケースが「否認の時期」から「準備の時期」，そして「行動の時期」へと移行するのをとらえて，各時期にどのような特徴・傾向があるのかを注意深く観察した。加えて，ケースの人格傾向からして，担当看護師の対応の仕方によっては巻き込まれて，関係性を継続できなくなる可能性もあるので，面接はポイントを絞って１回15～20分程度で行った。

　動機づけ面接では，援助者側との相性も大きく影響する。相性の合わない関係性の中では支援は成立しない。これについては特に，援助者側が自己一致できる（「（入所者本人と）かかわれそうだ」「かかわることに意欲が持てそうだ」）という感覚が持てるか否かが結果を左右する。援助者が自己一致できないと，結局事態は行き詰まり，本人と援助者相互に悪影響が残る。その場

合は最初から，別の援助者と役割を替わったほうが得策である。

　本ケースでは，本人が援助者側との距離感をつかめないために，時として担当看護師の出方を試す傾向があった。しかし，これら一つひとつの試しにはいちいち反応しないで，援助者としては粘り強く本人の訴えを受容し，共感し続ける中で，基本的な信頼関係を構築することができた。本人が内面を開示し始めるのをじっと待つことも大切である。関係性さえできてくれば，これまで取り続けてきた不健康な回避行動の間違いに本人が気づき，気づいた結果として「チェンジ・トーク」（変わりたい方向や姿についての具体的な発言）が少しずつ増えてくるはずである。そうした中で本人の認知の誤差は，次第に埋まっていくであろうと考えた。

　動機づけ面接の経過であるが，「否認の時期」には，本人は自分の病気を受け入れられず，回避行動（性的トラブルや拒食，過食など）に走り，言語化できない苦しみ等を行動で訴えていた。それに対し担当看護師は，「受容や共感」「アドバイス」という形で本人に返し，基本的信頼関係作りに時間を費やした。その成果もあり，「準備」から「行動」の時期に差しかかる頃には，回避行動や言語化できないつらさが緩和傾向を示し，それと並行して「自己受容―欲求への具体的対処」ができるようになっていった。そしてそれに沿うように担当看護師は本人の「自己効力感」を推し進めるような発言を増やしていった。一方，施設が疑似家族の役割や機能を持ち，固定的な人間関係を展開する場であるのに比べ，地域のサービス（AA，福祉的就労の場，薬物依存症者のためのデイケアなど）は，新しい対人関係を構築する場であることを意味している。したがって，生活訓練施設から女性の薬物依存症者のためのデイケアに通所していた頃（地域に出始めた頃）には，自宅外泊を利用した通所機会が増えたこと，両親との軋轢，遠距離の施設への単独通所であったことなどが刺激やストレスとなったのか，自己像はむしろ揺らいでいた（「アイデンティティの拡散」）。

　地域へつなげる時には，援助者がタイミングよくAAの会場を訪れるなど，本人の回復レベルや速度を勘案した対応が求められる。本人は各発達段階で終えるべき社会的学習が不足しているため，認知・行動面の失敗が目立ってしまう。直面化を避けることは難しいが，基本的に本人ができているところ

を褒め，失敗は今後の方向性を見いだすための肥料と解釈して対応することが大切である。

### ❷ 家族への支援－連携

本人の状態が悪い時だけでなく，好転した時にも担当看護師から家族に連絡をとり，定期的な面接を行い，本人への対応の難しさを共有するように心がけた。病気は本人だけのものではなく，家族のものでもあるということを印象づける支援を行った。家族システムを，母親と本人を中軸とするトライアングレーションとしてとらえ，仕事人間で影の薄い父親との力動的なバランスを勘案し，家族面接が冷静に互いの立場を見つめ合う場になるように設定することが大切である。ここでは，家族を批難するのではなく，家族を味方につける努力を怠ってはならない。

### ❸ 地域サービスとの連携

本人が失敗しても，集中力を継続的に維持できない状態にあっても，いつでも待っていてくれる地域サービス（AA，福祉的就労の場，デイケアなど）や当事者，関係者の存在は，本人の回復にとって欠くことはできない。本人の了解の下，地域の関係機関と情報を共有することや，役割分担を明確化することも大切な支援のポイントになる。特に情報の集約先を決めることと，関係者のできることとできないことの相互の分担決めは，避けて通れない課題である。

## おわりに

本事例では，処方薬の減量については，本人と主治医との間で再三話し合われてきたが，本人の同意が得られず実現していない。回復像については，底つき感に裏づけられた認知・行動面の変化（回復）とはいえないが，摂食障害の症状に揺れながらも，問題行動がアルコールや薬物使用（合法非合法を問わず）にシフトすることはなかった。何とか自宅に戻り，生活訓練施設の担当看護師を相談先にし，当事者との関係を断絶させることもなく，自宅

を居場所として維持していることは評価できる。本ケースのような場合は，回復のありようを12ステップに照らし合わせた評価のみで推し測ることは難しく，「その人らしいレベルで健康を回復し，現実に対処できていれば回復軌道に乗っている」と評価して，その状態を維持していくことを最大限サポートすることが賢明な方策であろう。

**参考文献**
大澤栄・石川到覚・幸田実・高澤和彦：薬物依存症者の人格傾向に関する実証的研究，アディクションと家族，21（3），pp.304-311，2004．
生田憲正：摂食障害の発生要因，精神科治療学，10（4），pp.395-401，1995．
ウィリアム・R・ミラー・ステファン・ロルニック著，松島義博・後藤恵訳：動機づけ面接法，星和書店，2007．
岡崎直人：アルコール看護研究会2007年3月研修会「アルコール依存症の否認と動機づけ面接」資料，2007．
遠藤優子：第29回日本アルコール関連問題学会高崎大会基礎講座「アルコール依存症の家族システム」資料，2007．
大澤栄：摂食障害者の回復に向けた支援の実践，アディクションと家族，25（1），pp.45-51，2008．

## III 精神科病院・クリニックにおけるアディクション事例　事例㉒

## 薬物依存症から回復した精神科看護師ゆえの課題

——依存症者と援助者のはざまでのジレンマ——

　「依存症」と聞くと皆さんはどのようなイメージを抱かれるだろうか？病院の新人教育で同じ質問を投げかけると，専門職の看護師でさえ「自分勝手」「意思が弱い」「酒・薬を使って暴れる」などのネガティブなイメージをあげる。まだまだこの病気に対する正しい知識は浸透していないし，おおよそ社会的にこれぐらい非難を受ける病気はないであろう。依存症者は余儀なく，常にそのレッテルとともに生きていかなければならない状況にある。

　筆者は自分自身アダルトチルドレンであったし，父親はアルコール依存症で早くに亡くなっており，不本意ではあったが薬物の使用や飲酒，多くの犯罪行為に手を染めた過去を持っている。そうすることでしか自分を保てなかったり，生きることができない心の葛藤などを，実体験を通して知っている。したがって，他の援助職と比較して誰よりも，依存症者とその家族について思い入れが強いと自分でも感じている。時にはそれがあだとなり，依存症者サイドの視点から物を考えたり，ケアの中で巻き込まれたりと，よい距離が取れなくなることが多々あり，病棟スタッフやコメディカルに指摘を受ける。特に記憶に残っているエピソードとして，ダルクのスタッフに「あなたには医療従事者としてのかかわりをしてもらいたい。依存症者サイドではなくて」と言われたことがある。同じ回復者であっても，立場や職種が違えば担う部分も違うということを教えられた。彼らダルクのスタッフもまた回復者であり，日々自問自答しながら依存症者と接していることであろうし，だからこそ出てきた言葉であるように思える。

　今日，依存症は依存症枠でくくれなくなっていると言っても過言ではないほど，多種多様化している。リストカットや摂食障害，DVなど，スト

レス社会が作り上げた産物としてアディクションが蔓延している。社会問題にまでなっている依存症は人ごとではないし，誰しもがなり得る病気である。だから援助職は，その人の背景に何があるのかを見定めてアプローチすることが重要であり，いつもニュートラルポジションにいて，平常心でかかわることが大切である。

今回，入院から地域の自助グループにつながりクリーンを続けている事例を通して，依存症ケアのあり方を検討したい。

## 事例概要

○Qさん，33歳，男性。
○母親と妹の3人家族。父親は死亡している。

**友人に勧められて薬物使用**

Qさんは幼少期は特に問題もなく，父親や母親に暴力を受けることもなかったが，本人いわく，子どもの頃よりお調子者だったとのこと。父親は依存症という確定診断はついてはいないがアルコール問題があり，別居中の8年前に，風呂場で溺死している。このエピソードがQさん本人の心の中では消化できておらず，いつも自責の念と「自分がしっかりせねば」というプレッシャーがあったという。

薬物の使用は高校時代（17歳）で，友人に勧められて興味本位で使用したもののインパクトが強く，結果的にはまってしまう。大学を中退し仕事をするが長続きせず，職を転々としながらアルコール，大麻，ブロン，ウットの乱用を繰り返し，被害妄想と幻聴が出現したことから精神科の短期入院および通院治療となる。しかし，もともと家族の勧めによる入院だったためにすぐに医療中断となっている。その後も薬物の使用が続き，被害妄想により自宅で暴れ，警察介入により医療保護入院となった。

#### ダルクへの入所

　入院後も幻覚妄想状態が続き，薬物療法・隔離処置にて観察するが，処遇が改善した頃に無断離院し，薬局で薬を万引きするエピソードがあった。本人に入院継続の意志があったことから離脱期終了後，開放病棟に転棟となり，アディクションプログラムに参加した。同時に入院形態も医療保護入院から任意入院に変更された。

　プログラムに参加して依存症の理解が深まるにつれて，Qさんは「なぜ薬を使用してきたのか」「どのような時に使用してしまうのか」「本当の自分はどうなのか」を自分の言葉で語れるようになり，今までの家族との関係や，自分の行動を振り返ることができるようになった。この頃より院内のプログラムへの参加のみならず，自助グループ（NA・AAなど）にも看護スタッフとともに参加し，仲間意識を深めていくことを繰り返した。

　退院が近づくにつれてQさんからは，薬の再使用の不安や，金銭面の問題，家族との軋轢が語られるようになり，一方で，家族との面談を進めていくうちに，母親が何とかしなければならないという思いを持っていること，また，病院に入院すればQさんの薬物使用が止まるという万能感を持っていることがわかってきた。家族にはダルクや院内の家族教室に参加することで疾患を理解し，同じ依存症者家族と情報共有することを勧め，ソーシャルワーカーの協力を得ながら，地域のサポートを得ることも考慮した。Qさんの「家族から監視されている」「過干渉されている」のが軋轢になっているという部分に関しては，母子分離を図るために，家族から金銭的なサポートを受けてダルクに入所することに決定し，退院となった。

#### 医療から切れることなく……

　退院後はダルクを飛び出したり，再使用もあったが，自助グループと医療から切れることなく継続的につながっていたことにより，短期入院で生活リズムを改善し，連続使用に至らずに済んでいる。しばらくはダルクで生活していたが，今はステップアップしてダルクを出て，一人暮らしを開始した。金銭面では生活保護を受給していたが，今後アルバイト就労を始め，いずれ

生活保護を切っていきたいと考えている。家族との関係もうまく距離が取れており，母親の誕生日や母の日には「感謝の連絡」を入れているということである。

## 事例のまとめ

本事例は薬物依存症者の回復例の一つであるが，本人のモチベーションが高く，家族のサポートがうまくいったことで成功したケースであった。回復することがどれほど困難なことであるか，依存症のケアにかかわる医療従事者には周知の事実であるが，本事例も，回復にこぎ着けるまでに初回入院から3年以上の月日を費やしている。その間，病院・地域スタッフは諦めたり見捨てたりすることなく，起こった問題に対して本人とともに考えるというスタンスで対処してきた。またチームで情報を共有しサポートすることにより，巻き込まれの防止や一貫性を持ったケアの提供を行った。こうした継続的なかかわりを通じて本人は，新しい人間関係の構築や，信頼関係を築くことが可能になり，医療従事者も回復のモデルになり得たといえる。

## 看護・援助のポイント

依存症者は専門病院や精神科を受診する以前に，内科での受診や入院をすでに済ませているケースが多く，専門機関の扉を叩いた時には本人も家族もすでに疲弊状態にあるのをよく目にする。したがって専門機関に訪れた時の初期介入が最も大切であり，重要視してもらいたい。本人・家族が何を求めているのかを把握し，彼らのQOLを考慮しながら寄り添うことが必要で，本人と家族それぞれの回復をサポートするのが看護の役割である。一歩踏み出すのは本人・家族であること，依存症の回復には時間がかかり長期戦になることを忘れないでいただきたい。

❶ 全体像をとらえる

本人や家族からの情報収集は，ケアの第一歩として非常に重要である。そ

れぞれが同じエピソードをまったく別物のように語ったりすることが珍しいことではないので，本質を見極めるべきである．特に重要視しなければならないのは生育歴や生活歴・家族歴であり，その語りの中からさまざまなことを把握することができる．なぜ飲酒や薬物使用を繰り返すことになったのか（アダルトチルドレンであったり，両親が依存症であったり，虐待するなど），キーとなる事実を確認できることが多い．

### ❷ 人間関係の構築と語り

依存症は人間関係の障害であり，人間依存といっても過言ではない．したがって依存症者は，1対1の関係を強く望んだり，少し距離をおくと見捨てられ不安により心を閉ざしてしまうことさえある．このようなエピソードが，看護師を巻き込んだりチームを揺さぶる原因にもなり得る．しかし「本人の語りでしか変われない」というナラティブアプローチの原則を基盤に，まずは一人でも本当の自分を語れる関係性を構築することが，回復の第一段階である．その役割を担うのは看護師・医師・ソーシャルワーカー・コメディカルの誰でもよい．それぞれモデルになり得るということを念頭にかかわること，チーム内での情報の共有を欠かさないことが大切である．いつも（患者を）気にかけている，いつでも話を聞くスタンスができている，というメッセージを発信し続けていただきたい．

### ❸ 多職種との連携

依存症者の持つ「依存パワー」は激烈であり，時にスタッフを巻き込んだり燃え尽きを起こさせる．依存症の院内プログラムに多職種がかかわって運営しているのは，それを防ぐためであり，それぞれの専門職種がそれぞれの視点でアセスメントするためでもある．それがカンファレンスの材料になり，次のケアに生かされることになる．任せるべき部分をその道のプロに任せるのは，「放り投げ」ではなく「連携」である．

### ❹ 入院治療での限界を知る

長い人生の中で入院治療は依存症者にとってほんの瞬きほどの時間であ

る。退院後，社会復帰を念頭にかかわると入院治療の限界が見えてくる。おおよそ入院中にできることといえば，五つくらいであろう。①解毒（離脱期を乗り切る），②新たな依存（処方薬依存）を作らない，③教育（専門家による知識の提供），④動機づけ（自助グループへの参加や振り返り作業），⑤地域との連携（ダルク・マックや保健所，クリニックの紹介）があげれるが，これらのケアも入院期間中にすべて消化するのは至難の業である。このことから依存症のケアは，「点」ではなく「線」で行い継続性を持たせる必要がある。本人の気づきに合わせる忍耐力も必要となってくる。退院後のセルフケアを考えると，やはり自助グループの参加が効果的であり，入院中に必ずつなげておくべきである。

### ❺ 依存症者を信じる

再飲酒や再入院，離脱期のイライラからくる暴言やスタッフに対する「お試し行為」等，依存症者が信じられなくなり，徒労感を味わいやすいのは事実である。また，明らかに飲酒や薬物使用が不利益を与えているのに，なぜ依存症と認めないのかと理解に苦しむこともあるだろう。依存症は「否認の病気」といわれているが，回復者の話を聞くと「実は自分でも依存症とわかっていた」ということをよく耳にする。いつ本当の自分をさらけ出そうかと機をうかがっているのである。人への依存で生きにくさを乗り切ってきた彼らは，人の心を読むのに長けており，自分を信じていない人に心を開かない。したがって医療従事者は自ら自助グループに参加し，回復者を多く見て「信じる」ことを学び，依存症者が回復することを信じ続けてもらいたい。

## おわりに

筆者は当事者であり，家族でもあったので信じることができたり，「待つ」ことの重要性を知っているが，相手の気持ちがわかり過ぎる分，自分の過去と照らし合わせてしんどくなることもある。依存症者のケアは，援助者も自分と向き合い，相手を思いやることが原点であるが，一人で孤立せずチームでかかわることが何より重要である。そして，彼らがどうしたいのか？　そこ

に焦点をあて，彼らの主体性を尊重し，ケアそのものがイネイブリングにならないように気をつけることが大切である。人を変えることは難しく，過去を変えることはできない。しかし人は変われる力を持っているし，今から未来は切り開ける。依存症者の未来に向けての出発に寄り添い，その人の人生が変わる手伝いができたら最高だと考えている。今後も諦めないケアを継続させていきたい。

## サバイバーの声

## これまでの体験に感謝している

匿名男性（精神科看護師）

**自己紹介**

　私は東京都在住。20代前半から精神科看護師として働き，すでに50歳を過ぎた。特にアルコール関連の仕事をしていたわけではないが，アルコールに「溺死」しそうになった経験があり，今回の原稿依頼を受けた。
　33歳の頃から酒のない生活を始め，約6000日になる。ただ，連続ではなく途中100日ほど飲酒した。6000日というと，とても長いようでびっくりするが，実はこれを書くにあたってはじめて6000日も経っていることに気づいた。

**生まれ，育ち**

　私は北陸の田舎町に生まれた。両親と同胞3人の5人家族。男3人兄弟，兄とは6歳違い，弟とは2歳違いの次男として育った。父親は国鉄の保線区の仕事でよく転勤があった。かなり貧乏であったと記憶している。引越しの時の家財道具の少なさは，「三丁目の夕日」に出てくるオート三輪に全部が乗り，しかも家族が全員同乗できたくらいである。
　幼稚園には行けず，いきなり小学校。集団生活に慣れず，入学式の翌日に廊下に立たされた記憶がある。しかし，成績は小中学校を通していつもクラスで1～2番であった。父親から「国立高専に行け」と言われ続け，言われるままに入学。高専の4年生，19歳の頃，彼女との間に長男ができ，学校をやめて結婚。20歳で父親になる。生活のため学校を中退，妻の父親の元で配管業の仕事に就く。しかし，交通事故に遭い腰を痛め重労働ができなくなり，その後は仕事を転々とした。この頃，看護の学校に行き准看護師の免許を取得するが，その後なかなか進学の道が開けず，28歳で条件よく進学できる関西の病院に単身赴任する。1年後，家族を呼び一緒に生活をはじめるが，妻

との関係がうまくいかなくなり2年後に離婚。その後一人暮らしが続いたが，38歳で現在の妻と再婚し，故郷の北陸に戻る。7年ほどした40代半ばで縁あって関東の病院に転職し，現在，東京の精神科病院に師長として勤務している。

## 私の酒は

　私の初飲は15歳の頃，祭りで大人たちに勧められ，初めて酒を口にする。高専に入って友人たちと毎日ではないがたびたび飲酒した。19歳で結婚して仕事を始めてからは，ほとんど毎日晩酌をするようになった。その頃はまださほど酒には強くなく，友人たちと飲酒した後は記憶をなくすこともあった。自宅から30kmほども離れた街で飲んだ後車で帰宅したが，どうやって帰宅したかまったく記憶のないことも時々あり，車のドアに嘔吐の跡があったので，どうも吐きながら運転していたらしいと，翌日に気づくような状態であった。しかし20代後半にはかなり酒には強くなり，酔って他者に迷惑をかけることや意識がなくなるということはまったくなくなった。

　30歳頃，離婚問題に悩む頃から毎日の飲酒量が急激に増えた。日本酒に換算して5合から一升近く飲んだ。仕事から帰り夕食に5合程度。そのまま転寝してのどが渇いて起きたら追い酒。深夜，排尿に起きてさらに飲酒という生活が続いた。気持ちがつらいときは一晩でウイスキーのボトル2本半を一人で飲んだこともある。

　32歳で離婚。その後の単身生活ではさらに飲酒量が増える。自分ではわからなかったが，出勤してもかなり酒臭かったようである。休日も特にすることがないから朝からテレビを見て一日飲酒して過ごすことが多かった。

　この頃からずっと胃部の不快感，痛みがあり病院を受診するが「胃炎でしょう」と胃薬をもらっていた。ある日，突然激しい痛みで入院。診断は急性重症膵炎。約4週間の入院で絶対に酒は飲まないように言われ退院したが，退院当日からすぐに飲酒。当然の如く1年後に再発した。病状は膵液が体内にもれ，無気肺，胸水，腹膜や腎臓を溶かし，呼吸状態も悪く6L／minで酸素吸収を受けた（CRPが42mg／dL）。この時，いくら頑張っても息ができないということがとてもつらかった。主治医によると，死の危険がかなりあったといい，私も夜中に主治医が何度か見に来てくれたのを虚ろな意識の中で覚

えている。「ああ，俺はもう死ぬのかもしれない」と感じたが，なぜか死の恐怖はなかった。しかし，その時も約4週間で退院。今度酒を飲むと死ぬかもしれないと言われたが，結局断酒できず，以前と変わらない量の飲酒を続けた。「今度再発すれば死ぬ」と言われていたのだが，どうしてもやめられなかった。主治医には「もう飲んでいません」と嘘をついていた。

**手術の衝撃とさらなる死の実感**

半年後のCT検査で膵尾部にのう胞ができているのが見つかった。主治医からは「たぶん今は良性。でも，悪性に変わらない保証はないですよ。早めに切ったほうがいいですね」と言われ，しばらく悩んだが，結局2か月後に手術を決心した。でも酒はやめられない。入院前日には「これで最後の酒」と言って，フランス料理を食べてワインを1本空けた。手術でテニスボール大ののう胞を切除。このときも約4週間で退院した。

退院後は大事な人との約束と見守りがあって，酒は飲まずに済んだ。「今度こそ本当にやめよう」と決心し，職場での忘年会，歓送迎会などには2年間，まったく参加しなかった。2年経って，ようやく飲まない生活に自信がつき宴会等にも参加するようになったが，他人の飲酒を見ているのは羨ましかったり，悔しかったり，決していい気分ではなかった。ウーロン茶で周囲にあわせ，ある程度は盛り上がれるのだが，周囲の人とは逆に，1時間ほどで疲れてテンションが下がる。周囲はその頃から最高潮のテンションになるから，あと1～2時間も付き合うのが苦痛でたまらなかったのだが，断酒は続けた。もともと何事もコントロールの悪い私は，酒もそうだがタバコも結局やめるしかない。

**スリップ**

7年ほどして酒のない生活が当たり前で楽になっていた頃，父親が胃がんで亡くなった。その通夜の時，「あんなに酒好きで大酒のみの親父の通夜になぜ飲んでやらない」と兄弟と親戚に執拗に勧められ，「もう7年も飲んでいないし，ちょっとくらい飲んでも葬式が終わったらまたやめればいいか」と通夜と葬儀にビールを飲んだ。それが甘かった。葬儀の終わった後もやめられ

ない。常に死の不安はあって，仕事を終え帰宅する時は「今日こそはやめる」と決心して帰る。帰宅途中の車の中でものどの渇きに似た欲求で飲酒したい気持ちはあるが，何とか我慢していったん帰宅はできる。しかし，帰宅して夕食前になると渇望は強くなるばかりで，いてもたってもいられなくなる。結局，「今日だけ……明日からは絶対飲まない」を毎日毎日繰り返した。この時はすでに再婚していて，妻に「いつまで飲むつもり！ お父さんの弔いはもういいでしょ」と酒をやめるように言われ続けるが，言われれば言われるほどのどの渇きは強まった。「やめた，やめた」と言いながら隠れ酒は続いた。毎日毎日，朝は「今日こそ絶対飲まない」と決心して仕事に出るのだが，夕方の強い渇きには抗えない。やっと断酒できたのは100日ほど経ってからだった。それからもう10年になる。

今は酒の臭いさえ不愉快であるし，父の命日には酒をお供えし，料理酒として日本酒も常備しているが手を出すことはない。ただ歓送迎会などに出席して周囲が酔い始めると，徐々に不愉快な気分になるのが自分でもわかり，絶対に二次会に参加することはしない。

**私の心の内には**

20代の頃，とても寂しい気持ちになり浮気をするようになった。仕事でも上司に些細な注意を受けるととてもつらい。そんなことが続き，大学の臨床心理士にカウンセリングを受けるようになった。月に2回，2年ほど続けた。また毎日，夜眠る前に今日あったことや，自分の古い過去について想起した。

続けているうちに一番古い記憶として映像的に鮮やかに思い出されたのは，弟が母親のおっぱいを飲んでいるところに私がもう片方のおっぱいに吸いついたら母親が「お前はもうだめ！」と突き放したこと。そして，3～4歳の頃，母親が近所の働く母親の子を預かっていて，年齢も近いその子とはいつも遊んでいたが，母親がいつもその子にはおいしそうなおやつを与えるが私には与えなかったり，別のものを与えたりした記憶である。当然，その子の母親がおやつとして置いていったものだが，当時の私にわかるはずもなく，嫉妬と羨望と寂しさを感じたことを思い出す。

成長の過程でも両親の注目は兄や弟に集まり，3人兄弟で真ん中の私は，

両親の関心を集めることにかなり腐心したと思う。学校の成績は常にクラスで1～2番。お使いなどは進んでする。高校の頃には，両親が共働きだったため，私がほぼ毎日夕食を作った。両親に褒められることが嬉しかった。

高専の頃，付き合った女性との間に子どもができた。双方の両親の激しい反対にあったが押し切り，19歳で結婚した。24歳で2人目の子ができた頃から，心の苦痛が始まった。妻の関心が子ども中心になり，私の独占できる女性の愛情がなくなったからだろう。また，社会人になって友人たちとの距離が離れたからだろう。人は小さな頃は両親や家族とべったり近く，また，友人とも学生の頃までは，とても近い。しかし，成人し社会人になる頃にはみんな離れていってしまうように感じた。見捨てられたという感じで，孤独と不安。取り戻すために必死になる。大事な人への過剰なサービスや浮気や仕事の頑張りや……。

30歳の頃，そんな自分に自分なりの自己分析的解釈で，そんな行動や考えが問題と気づいたが，思考では理解できてもどうしても言うことを聞かない自分に苦しんだ。人間，頭でわかるということとできるということはまったく別の次元のことだと感じた。わかっている，わかっているけどできない，無理にこうするのがよいということをやってしまうと後で強い不安感に見舞われる。離婚の時，そんな気持ちが耐えがたく，酒で自分のつらい気持ちと時間経過を誤魔化し，酒に強かった自分が酔うまで飲んだ。見捨てられ不安だ。ようやくこの呪縛から解放されたのは40歳近くの頃かと思う。

**私の思う飲酒の根本**

生きるものすべて，動植物すべては生存という平衡状態を維持するために，不快情動を避け快情動に向かう。植物にしても日陰を嫌い，太陽の光を求めるのは本能行動といえる。高等な生物になればなるほどその不快情動からの回避行動は発達複雑化し，学習対象となり，それをコントロールするものは反応，本能から思考，感情というレベルになる。人間はその最たるもので，その回避行動を発動させる上で，中心的な役割を果たすのが感情であると考えられている。感情が障害された人は，社会で正常な回避行動が取れず自分を守れないことが事実として確認されている。このことが薬物使用や飲酒に

深くかかわっていると私は考えている。

　最も極端な例をあげると，例えばベトナム戦争からの帰還兵の多くに，薬物使用者やアルコール依存症者が見られるという報告がある。極めて間近で仲間が殺されたり，自分自身が敵を殺したり，残酷でとても大きな苦痛を体験し，心に深く癒えない傷を残す。思考レベルでは，戦争とはそういうことだと理解できても，感情はそんな簡単なわけにはいかないだろう。避けがたい，耐え難い不快から逃れるために薬物やアルコールに頼ってしまうことは，多くの人は容易に理解できるだろう。一つの生存への適応行動といってよい。

　しかし，恋愛や家族や仕事に悩む人たちの苦痛は多くの場合，戦争のそれほど理解されない。一般的な社会的価値観では当然であるかもしれない。しかし，戦争体験者でも適応できている人もちゃんといるわけで，逆にほんの些細なことと考えられることに適応できない人もいる。つまり，その個人個人が感じる苦痛というものは，比較できないものである。

　私の苦痛というものも私個人のものであり，社会や他者から評価したり判断できるものではない。何か対策を打たないと生存が脅かされるような，体の中心部から突き上げるような不安，それを避けるために酒があった。ただしその時は，酒自体が私の生存を最も脅かすものであることに気づいていない。気づいた時点で酒をやめようと考えるが，その時はもうすでに酒をやめることが耐えがたい苦痛になってしまっていた。精神依存も身体依存も始まっていた。

**アルコールに溺れた経験者としての看護師**

　私は，アルコール依存に関しては一度も診断されていないし治療も受けていない。しかし，私の飲酒はアルコール関連問題で入院してくる患者のそれとなんら遜色なく，精神科看護師として自らを見れば，立派なアルコール依存と判断する。アルコール依存の支援にはサバイバーである者が最もよい支援者になれるというが，私はアルコール病棟では働きたくない。それは，あまりに患者側に立ってしまうことが多く，自分自身が色々な面で苦しくなるからである。

　この本の読者は援助者中心と聞いているので，私の基本としている依存症

者への支援の基本を3点ほど述べ，皆様の支援の参考になればと思う。
① 前述したように，戦争帰還兵で同様の体験をした人でも感じ方とその反応は大きく違う。また，日常生活のちょっとしたつまずきがとても大きな苦痛となる人もいる。苦痛と感じる度合いはその人の価値観，感受性で大きく変わる。アルコール依存になる人の原因のすべてがこのような苦痛によるものではないと思うが，多くの場合は不快情動からの回避などの適応行動だと考える。支援者の私たちは，彼らの苦痛の本当のつらさはわからない。自分の人生体験や感性，価値観から想像しているだけである。だから，支援する相手の本当の苦痛をまったく同じように感じることは，不可能であることを知ってほしい。ただただ酒に頼らなければ生きていけないほど本当につらいことがあったということ，また，アルコールにどっぷりつかり，家族からでも本人からでも医療機関を訪れた今は，実につらい状況にあるということを知ってほしい。それを自分が同じようには感じられないということを知ってほしい。完全に共感したり理解したりはできないが，本人にとってその苦痛は耐え難いものであることをしっかり受け止めることが大切だと思う。
② お互い（相談者と看護師）の動機と利益を確認すること。本人が否認の状態にあっても，問題があるから医療機関を訪れたということを確認したい。家族や会社の上司だけが困っているのでもよい。そして私たちは，必ず本人自身に利益をもたらす存在であることを患者に伝えたい。その利益が何であるかを双方で見つけること，納得できるものを見つけることが大切である。そして私たちは患者に，「あなたたちに利益をもたらすだけでなく，実は自分たち自身の利益のためでもある」ことも伝えたい。例えば，私たちは「職業としてあなたたちを支援することで報酬を得ている」こと，また「少しでもあなたたちの役に立てることが私の喜びである」ことなど，私たちの動機と利益を伝えることも大切だと思う。
③ 優れたコーチ，訓練士になることが重要。私の体験から，「頭で理解できることと実際にできることとは違う」ということをしっかり理解することが必要である。色々なことで「これはこうすればできる」というのはわかる。しかしそれは，「実行できる」「続けられる」ということではない。例

えば，プロ野球の選手になるのも，一流大学に入るのも，イメージでは可能だ。猛練習，猛勉強すれば可能性はある。ただ，現実はそうは簡単にはいかない。たぶん必ず依存症者の回復もそうだろう。本人であれ，家族であれ，どうすればよいかはわかっている。ただ解決に向けてこつこつ積み重ねるという強い苦痛を伴うことができるかどうかが，回復できるかどうかの最も重要なポイントである。先ほどの例でも，たぶん気の遠くなるような練習量，猛勉強があり，その過程には必ず挫折が起きる。その時にいかに継続できるためのコーチになり，適切なアドバイスを与えられるか。それが依存症者に限らず患者を支援する精神科看護師にとって大切なことだと考えている。私は現在，専門として依存症者にかかわることは少ないが，精神科看護においても最も基本で重要なことだと思う。

**最後に余談**

最近は脳科学が発達し，精神疾患の多くが「脳の障害」として解明されてきた。依存も快情動発現システムにおけるドーパミンシステムのA10神経系やオピオイドシステムなどでそのメカニズムが説明されてきている。では，その障害を修正すれば依存は治るのかというと，そうではないと思う。人間は生きるためにさまざまなことに依存して生きている。食べることも信仰もすべて依存のうちと考えている。ただ害ある依存で病気といえる状態にまでなる時は，すでに釣り糸がお祭りしたように周辺の状況は複雑に絡み合っており，薬物治療などで簡単に解ける段階ではない。

また，WHOの健康の定義で述べられている通り，私たちには三つの健康（生命）がある。身体的，精神的，社会的な生命であるが，依存は，病的になるとこの三つのうちの一つかすべてを害し，いずれかの命を奪う結果になることはいうまでもない。私は確実にその三つともをなくす寸前だったが，長い年月をかけて，回復者として生まれ変わった。今は十分満足できる生活を送っており，それまでの体験に感謝できるようになった。

編集・執筆者一覧

## 編集

**松下年子**（まつした・としこ）
　埼玉医科大学保健医療学部看護学科教授

**吉岡幸子**（よしおか・さちこ）
　帝京大学医療技術学部看護学科准教授

**小倉邦子**（おぐら・くにこ）
　埼玉医科大学保健医療学部看護学科講師

## 執筆（執筆順）

**松下年子** ……………………………………………… 第1章・第2章・第3章Ⅱ事例⑬
　前掲

**関さと子** …………………………………………………………… 第3章Ⅰ事例①
　さいたま赤十字病院看護部看護係長

**永井健太** …………………………………………………………… 第3章Ⅰ事例②
　国際医療福祉大学看護生涯学習センター特任助手

**小倉邦子** ……………………………………………… 第3章Ⅰ事例③・事例④
　前掲

**井上寛隆** …………………………………………………………… 第3章Ⅰ事例⑤
　埼玉医科大学短期大学看護学科助教

**戸賀沢亮子** ………………………………………………………… 第3章Ⅱ事例⑥
　埼玉県立富士見高等学校養護教諭

**岡藤智美** …………………………………………………………… 第3章Ⅱ事例⑦
　さいたま市岩槻区保健センター保健師

**加藤典子** …………………………………………………………… 第3章Ⅱ事例⑦
　さいたま市保健福祉局福祉部国民健康保険課主幹

**尾﨑美恵子** ………………………………………………………… 第3章Ⅱ事例⑧
　埼玉医科大学短期大学看護学科講師

**半田清美** …………………………………………………………… 第3章Ⅱ事例⑨
　さいたま市こころの健康センター保健師

**与儀恵子** …………………………………………………………… 第3章Ⅱ事例⑩
　荒川区福祉部高齢者福祉課高齢者保健サービス係長

**大越扶貴** …………………………………………………………… 第3章Ⅱ事例⑪
　淑徳大学看護学部看護学科准教授

**菅野由喜子** ………………………………………………………… 第3章Ⅱ事例⑫
　日本労働者協同組合（ワーカーズコープ）連合会健康管理室長

**大川和男** …………………………………………………………… 第3章Ⅲ事例⑭
　独立行政法人国立病院機構下総精神医療センター看護師

| | |
|---|---|
| 重黒木一 | 第3章Ⅲ事例⑮ |
| 　東京アルコール医療総合センター相談部長 | |
| 星野かおる | 第3章Ⅲ事例⑯ |
| 　所沢慈光病院看護師 | |
| 成瀬暢也 | 第3章Ⅲ事例⑰ |
| 　埼玉県立精神医療センター副院長 | |
| 生山佳寿美 | 第3章Ⅲ事例⑰ |
| 　埼玉県立精神医療センター看護部看護師 | |
| 油橋史彦 | 第3章Ⅲ事例⑰ |
| 　埼玉県立精神医療センター看護部看護師 | |
| 渡辺由紀 | 第3章Ⅲ事例⑰ |
| 　埼玉県立精神医療センター看護部看護主任 | |
| 田原淳子 | 第3章Ⅲ事例⑰ |
| 　埼玉県立精神医療センター看護部看護主任 | |
| 井浦澄子 | 第3章Ⅲ事例⑰ |
| 　埼玉県立精神医療センター看護部看護師長 | |
| 世良守行 | 第3章Ⅲ事例⑱ |
| 　慈友クリニック看護師 | |
| 片平春枝 | 第3章Ⅲ事例⑲ |
| 　秋元病院アルコール病棟保健師 | |
| 日下修一 | 第3章Ⅲ事例⑳ |
| 　獨協医科大学看護学部准教授 | |
| 大澤栄 | 第3章Ⅲ事例㉑ |
| 　北海道文教大学人間科学部看護学科教授 | |
| 大橋尋紀 | 第3章Ⅲ事例㉒ |
| 　美喜和会オレンジホスピタル看護部看護師長 | |

（所属・肩書きは執筆当時）

## 事例から学ぶ アディクション・ナーシング
―依存症・虐待・摂食障害などがある人への看護ケア―

2009年11月20日 初 版 発 行
2012年12月10日 初版第2刷発行

編　集………松下年子・吉岡幸子・小倉邦子
発行者…………荘村明彦
発行所…………中央法規出版株式会社
　　　　　　　〒151-0053　東京都渋谷区代々木2-27-4
　　　　　　　代　　表　TEL03-3379-3861　FAX03-3379-3820
　　　　　　　書店窓口　TEL03-3379-3862　FAX03-3375-5054
　　　　　　　編　　集　TEL03-3379-3784　FAX03-5351-7855
　　　　　　　http://www.chuohoki.co.jp/
印刷・製本……サンメッセ株式会社
装　幀…………齋藤視倭子
装幀イラスト…横田ユキオ

ISBN978-4-8058-3236-3
定価はカバーに表示してあります。
落丁本・乱丁本はお取り替えいたします。